主编 夏 伟 叶 颖

副主编 李一飞 张语嫣

上海市第七人民医院转型发展十年记

心梦大同

学科
人才篇

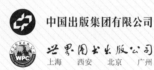

中国出版集团有限公司

世界图书出版公司

上海 西安 北京 广州

图书在版编目(CIP)数据

筑梦大同:上海市第七人民医院转型发展十年记.
学科人才篇/王杰宁总主编;夏伟,叶颖分册主编.——
上海:上海世界图书出版公司,2023.6
ISBN 978-7-5232-0367-5

Ⅰ.①筑… Ⅱ.①王…②夏…③叶… Ⅲ.①中西医
结合-医院-人才培养-上海 Ⅳ.①R199.2

中国国家版本馆CIP数据核字(2023)第082685号

总主编简介

王杰宁，教授、研究员，博士生导师，上海市第七人民医院院长，上海中医药大学、上海市中医药研究院健康管理与产业发展研究所所长。

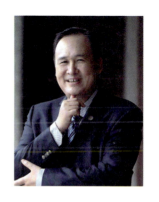

1986年毕业于第二军医大学军医系，先后获得医学学士、社会医学与卫生事业管理学硕士。曾任解放军309医院普外科医师；1989年调任第二军医大学附属长海医院医教部参谋、质量管理办公室主任；1996年任第二军医大学训练部临床管理处副处长、处长。2005年任浦东新区社会发展局卫生处副调研员、副处长；2010年任浦东新区卫生局中医药发展及科教处处长；2012年调任上海市第七人民医院院长。在七院任职期间，与医院党政班子一起，带领全院职工完成从一家二甲综合医院到三甲中西医结合医院的转型升级，并成为上海中医药大学附属医院。

现任中国康复医学会医康融合工作委员会主任委员；中国康复医学会健康管理专业委员会第一届委员会副主任委员；上海市中西医结合学会副会长；上海市中西医结合学会管理专业委员会主任委员。

《筑梦大同——上海市第七人民医院转型发展十年记》

组织委员会

名誉顾问　沈远东　郑　锦　张怀琼　孙晓明　范金成　李新明　李荣华

名誉主任　王　山　徐玉英

主　　任　王杰宁　成　就

副 主 任（按姓氏笔画排序）

　　　　　刁　枢　李　剑　林　研　夏　伟　高晓燕　盛　丰

委　　员（按姓氏笔画排序）

　　　　　马慧芬　叶　颖　邸英莲　陈　奇　陈　铭　陈娇花　金　珠

　　　　　金咏梅　姚晓阳　益雯艳　黄　凯

编写委员会

名誉总主编　徐建光　胡鸿毅　白　云

总　主　编　王杰宁

副 总 主 编　林　研　李　剑　夏　伟　叶　颖　马慧芬　陈娇花　卜建晨

　　　　　　王　晨　陈桂君　司春杰　邵红梅　李一飞　张语嫣

编　　　委（按姓氏笔画排序）

　　　　　王　枫　庄　承　庄少伟　刘胜珍　刘甜甜　孙建明　李　宇

　　　　　李四波　李林霞　李莎莎　李晓华　吴绪波　邸英莲　宋　旭

　　　　　张红文　张晓丹　陆志成　陈　奇　陈　铭　陈挺松　范　伟

　　　　　林功晟　金　珠　金咏梅　周　颖　赵　滨　姚晓阳　徐　顺

　　　　　徐震宇　益雯艳　黄　凯　曹　凤　盖　云　韩文均　谢　斐

　　　　　雷　鸣　路建饶　翟晓翔　颜红柱

《学科人才篇》编委会

主　　编　夏　伟　叶　颖

副 主 编　李一飞　张语嫣

编写人员（按姓氏笔画排序）

王　枫　叶　颖　庄　承　庄少伟　孙建明

李一飞　李四波　李林霞　李晓华　吴绪波

宋　旭　张语嫣　张晓丹　陆志成　陈挺松

陈娇花　范　伟　金咏梅　周　颖　赵　滨

夏　伟　徐　顺　徐震宇　盖　云　雷　鸣

路建饶　翟晓翔　颜红柱

总　序

在漫漫历史长河里，十年只是弹指一瞬。但对于中国来说，过去十年是党和国家事业发展进程中极不寻常、极不平凡的十年。十年中，我国的经济实力、科技实力、综合国力跃上新台阶，民生福祉达到了新水平，已建成世界上规模最大的教育体系、社会保障体系和医疗卫生体系。党的十八大以来，国家对卫生与健康工作给予了高度重视，积极统筹规划，不断完善卫生健康政策，深化医药卫生体制改革，提升医疗卫生服务质量。国家战略与人民需求高度统一，顶层设计与基层力量互动推进，将"健康中国"建设引向了新高度。推进"健康中国"战略，传承创新发展中医药，是新时代医疗卫生工作的基本方针。在"健康中国"行动中，为满足人民群众多层次、多样化的健康服务需求，中医"治未病"的独特优势和重要作用不可或缺，围绕全生命周期维护、重点人群健康管理、重大疾病防治，以及普及中医药健康知识，实施中西医综合防控，发展中医药事业被摆在了前所未有的高度。国家不仅制订了中医药发展规划，而且实施了中医药传承创新工程，中医药事业展现出蓬勃的发展生机，中医药作用得到进一步彰显。

为推动中医药事业的改革发展，"十二五"期间国家中医药管理局批准设立"上海浦东国家中医药综合改革试验区"。上海市浦东新区在强化中医药医疗服务和产业化体系建设、推动中医药服务能力提升、优化产学研一体化建设方面开展了许多有益的改革探索。按照国家中医药发展的要求，上海市及浦东新区对上海市第七人民医院的建设和发展制订了规划，予以积极支持。2011年，上海市浦东新区人民政府发布《浦东新区中医药事业发展"十二五"规划》，明确在浦东新区区域医疗机构的整体布局中，将上海市第七人民医院建设成为三级中西医结合医院，上海市及浦东新区支持七院成为上海中医药大学附属医院。当时，本书的总主编王杰宁同志担任浦东新区卫生局中医药发展及科教处处长，参与了"十二五"规划的设计；2012年4月，他从设计者转变成建设者，正式担任上海市第七人民医院院长。在院党委的支持下，他带领全体员工在短短一年间完成了由综合医院转型为中西医结合医院、二级甲等医院升级为三级甲等医院的历史任务。七院的发展获得新机遇，自此进入快速提升期。2015年，七院又成功成为上海中医药大学附属医院。

在王杰宁院长的带领下，七院人团结一致，齐心协力，七院顺利通过国家三级甲等中西医结合医院评审，医疗、科研、教学工作迈上新台阶，交出了一份医院高质量可持续发展的优秀答卷。七院综合实力不断提升，连续5年登上全国中医医院百强榜；国家公立医院绩效考核成绩逐年提高，2021年度全国中西医结合医院"国考"排名第三，总体评级"A+"，其中，医疗质量维度和持续发展维度得分高于全国同级同类医院得分均值。同时，七院的发展形成了一套独具特色的从二级综合医院转型发展成为三级中西医结合医院的系列经验，这是一个可推广的实例示范，也是国家中医药改革试验区在浦东新区创新发展的重要成果之一。

虎年岁末，我非常欣喜地收到这一套4册的《筑梦大同——上海市第七人民医院转型发展十年记》书稿，它全面总结了七院这一段难忘的发展历程。十年间，七院努力探索一条具有浦东特色的中国中西医结合医院转型发展之路；创新和凝练出"大健康、大康复、大智慧"的发展理念，并形成了全院学科发展共识；构建了"六部五中心"的学科梯次发展格局；建立了"三星"人才及后备干部有序衔接的医学人才培养体系；通过发扬医康融合学科特色和建立健康管理研究所，推动了研究型医院建设的创新高度；医院定位于上海中医药大学附属医院，提级升能，教学相长，成效显著；注重中医内涵建设和运营管理，医院综合实力不断提升，走出了质量效益可持续发展道路；"患者信赖，员工幸福，社会责任"的医院文化理念深入人心。书稿还分享了七院愿景目标的制订，做强中医特色、实现跨越式发展的建设思路和经验。书稿内既有严谨认真的改革思考、重压之下的努力坚韧，也有风趣幽默的文化生活，读来令人振奋，又不乏趣味。

这十年，不仅是一家医院追赶超越的十年，也是一位优秀的医院管理者带领全院医务工作者，怀揣守护人民健康的医者初心，共同奋斗，跬步积累的十年。

栉风沐雨，薪火相传；踔厉奋发，笃行不怠。传承创新发展中医药事业，注重用现代科学解读中医药学原理，走中西医结合道路，践行中国式现代化的要求，是时代赋予当代中医药人的使命和责任。面对社会老龄化和重大突发传染病的挑战，期望七院能够继续夯实医教协同、科教—产教融合的现代化研究型医院建设，创新全生命周期和全疾病过程的中医药研究，培养和打造一流的中西医结合临床人才队伍，在推进中医药现代化和国际化的进程中做出新贡献，实现新跨越！

祝愿坐落于浦东新区大同路上的上海市第七人民医院，秉持初心，步稳行远，匠心筑梦，再创辉煌！

陈凯先

中国科学院　院士

上海中医药大学　原校长

2023 年 1 月

前言

　　学科建设和人才培养是医院发展的一项综合性、长远性工作，是全面提高医院学科内涵、人才素质、学术能力和整体水平的根本和基础，是医院各项事业发展的"龙头"。医院的生存和发展有赖于医疗技术的不断创新和医疗水平的不断提高，而医疗技术的创新和医疗水平的提高又有赖于学科建设。学科内涵和人才素质是决定综合性医院生存和发展的重要因素，并直接反映出医院的整体水平、学术地位及在医疗市场上的综合竞争力。上海市第七人民医院（以下简称"七院"）由二级甲等综合性医院转型发展为三级甲等中西医结合医院的十年来，把集中力量建设高质量、有特色的优势学科作为医院建设中的战略性任务。在王杰宁院长的带领下，医院经过两轮学科评估和两个"五年学科规划"，建立了七院的学科发展目标、战略规划和建设方案。通过加强对本院内部人才的激发与培养、积极引入学科发展所需人才、搭建人才成长的综合平台，形成了引与育协同的系统、长效、完善的人才培养、使用、上升机制及相对应的激励政策，促进医院"本土"人才和引进人才入院后学习工作的积极性和创新性，以人才培养和引进为突破口，让"名医、名科、名药"带动医院中西医结合特色发展，形成可持续发展的后备力量，从源头上解决人才短缺的问题。

　　《学科人才篇》回顾了七院十年来学科建设和人才培养的实践过程和成果。本书共分八章，第一章结合了七院转型发展之初的学科情况，描述了学科建设的概念、现状并进行分析；第二章和第三章回顾了两轮学科评估，以及根据学科评估结果制订的"十三五"和"十四五"学科发展规划；第四章从全院整体上总结了学科建设成效；第五章和第六章分别叙述了重点科室和特色科室的发展历程和成效；第七章总结了七院人才培养体系的多种模式和路径；第八章是七院人才培养体系中的员工个人的心声，道出了在七院人才培养模式下他们的成长经历和感悟。

　　本书总结了七院这十年如何建立了优势学科群和科学的学科梯队，以及创新的人才培养体系、人才培养平台和人才培养环境，形成良性可持续发展的基础和关键，以期为读者起到启发和借鉴作用。

　　由于作者水平有限，书中难免存在不足，敬请广大读者批评指正。

编委会

2023年1月

目录

第一章

潜心探索，学科建设"十二五"

在上海市第七人民医院（以下简称"七院"）转型发展之初，大多数科室对学科和学科建设的概念、如何做学科建设处于一种懵懂状态。为了扭转这种局势，王杰宁院长制订了中层干部培训计划，邀请国内知名的医院管理、学科建设、医院运营专家进行授课，培训对象为全体医院领导、中层干部和业务骨干，每个月固定在一个周末进行培训，至今已持续10年，把学科建设的理念深入植根到医院员工的大脑里，为进一步推进学科评估和学科建设奠定了理论基础。

第一节　理论学习理概念

一、学科的概念

在我国，比较权威的关于学科的解释有3种：一是认为学科是"学术的分类，指一定科学领域或科学的分支，如自然科学中的物理学、生物学、社会科学中的史学、教育学等"；二是认为学科是"按照学问的性质而划分的门类，如自然科学中的物理学、化学，社会科学中的历史学、经济学等；或指学校教学的科目，如语言、数学、物理、生物等"；三是认为"学科是相对独立的知识体系"，并规定"学科应具备其理论体系和专门方法的形成，有关科学家群体的出现，有关研究机构和教学单位以及学术团体的建立并展开有效的活动，有关专著和出版物的问世等条件"。虽然上述解释提法各异，但从根本上都说明了学科是对人类所积累的知识的分类，而大学由于承担着人才培养、科学研究和服务社会等使命，作为构架大学基本要素的学科则还具备了人才培养的组织形式、知识创新的学术共同体等功能。

对"学科"一词的解释尚存在不同意见。但学科本身应具有两重含义：第一主要是指知识体系或学术分类；第二是指为培养人才而设立的教学法科目。通常意义上所讲的学科建设者中的学科既具有第一重含义中的特征，又包含第二重意义，特别指高等学校或研究部门为培养高级专门人才而设立的教学科目。

二、学科建设的概念

"学科建设"是我国在高等教育实践过程中形成的一个新名词。20世纪80年代初，南京大学曲钦岳等一批高校校长们对我国大学的学科结构问题进行了理论研究和实践改革，提出了学科建设的概念。1985年中共中央颁布了《关于教育体制改革的决定》，提出了"有计划地建设一批重点学科"，至此有关学科建设的讨论逐步展开。目前，学科建设本身没有一个权威的概念，下述提法比较符合目前学科建设的实际情况，即"学科建设是指学科主体根据社会发展的需求和学科发展的规律，结合自身实际，采取一切必要的、可行的措施和手段，促进学科发展和学术水平提高的一种社会实际活动"。

目前国内外有关专家已经对研究型医院开展了深入研究，但对于研究型学科的研究尚处于探索阶段。根据研究型医院建设经验及医院重点学科建设发展的客观规律，认为研究型学科是能够创新和引领技术进步和发展的学科。其内涵有以下几个方面：一是要具有解决重大疑难疾病的临床优势和引领行业发展的技术创新能力。研究型学科是以临床为基础的学科，要求具备完善的硬件支撑平台，能够解决临床上的疑难复杂疾病，疑难重症患者比率显著高于其他医院同类学科，能够引领技术创新发展，形成技术操作指南，占领临床学术制高点。二是要具有国内一流的学科带头人、一支稳定的研究团队，有国际竞争实力的学科研究方向。有关学科建设点已经形成意义重大且具有特色的学科发展研究方向，其中至少有一个研究方向处于学科前沿，有国家重点基础研究发展计划（"973"计划）、国家高技术研究发展计划（"863"计划）、国家自然科学基金重点项目、国家杰出青年科学基金等国家重点重大项目支撑，具有较强的国际竞争实力。三是要能够培养出高素质的人才和产出高等级的科研成果并将成果转化应用临床。学科水平的标志是产出，研究型学科要有标志性的产出作为支撑。要求学科能够培养出高质量的博士和硕士研究生，产生有影响力的学术骨干；还要产生具有自主知识产权的高等级科技成果，并将其转化到临床，提高临床诊疗水平，促进学科向着良性循环发展。

学科建设是医院的长期发展建设规划。从研究型学科的概念及内涵分析，研究型学科建设的内在要求主要体现在：第一，依靠质量取胜。由单纯的数量型向综合型转变，由粗放式向精细化转变，由终末质量向过程质量转变，集中优势医疗资源对临床诊疗技术进行改进创新和对疑难危急重症患者进行救治，形成鲜明的技术品牌和优势，增强医院的核心竞争力。第二，依靠创新牵引。以管理方式的创新为保障，带动临床医学技术水平的创新，以此来推动学科发展由过去的经验习惯型向现在的科学规范型转变。第三，依靠人才支撑。以更大的投入和更多的资源来培育一批临床与科研兼优的学科（术）带头人和骨干，以坚实的人才智力来支撑学科的可持续发展。

三、学科评估的概念

学科评估是对学科建设成绩的阶段性评价和总结，也是衡量一个学科带头人是否合格的尺子。全面和科学的学科评估可以帮助医院管理者摸清医院学科建设的现状，总结学科建设和发展的经验，找出差距，制订切实可行的学科建设规划，推动医院学科建设。也可作为上级主管业务部门评审、遴选重点学科和卫生资源投入重点选择的依据。

学科评估是推进学科建设的有力手段和有效方法。研究型学科建设发展需要通过一套科学系统的评价指标来进行评价指导，通过评价指标体系对研究型学科的综合实力进行客观评价，实行动态的规范化管理，从而使医院的医疗、教学、科研等整体水平得到全面、健康、协调、持久的发展。目前国内学科评价体系主要分为国家级、军队级和省市级重点学科评价体系，国家级重点学科评价体系侧重于宏观指导，军队级学科评价体系侧重于部队服务和战斗力生成，省市级重点学科评价体系的区域代表性较强。3种评价体系对于科研部分的评价相对比较一致，都注重对科研项目及科研成果数量获得的评价。以上学科评价体系未能很好地体现出研究型学科的建设理念和方向，对研究型学科建设指导性不强。因此在医院操作层面还需要构建针对性的评价体系，以保障研究型学科的建设发展。

上海是最早实施医学领先专业建设计划的地区之一。1994—2004年上海实施了医学领先专业建设计划，领先和特色是其计划建设的标准：三级医院重点学科要求达到国际领先或先进；二级医院特色专科达到市内同领域领先水平；一级医院特色项目学科达到辐射和示范作用，保持和发展原有优势和特色，通过建设争取形成新的增长点。这一标准对推动上海医学科技事业发展起到了积极的作用。

在医院学科建设中，如何正确评估医院各学科的综合实力，如何制订评估标准和权重系数，如何选择评估的方法和手段等都是医院学科评估的重点和难点。建立和实施医院学科评估，对医院学科进行及时有效的跟踪管理，以保障学科建设的健康发展，是一个亟待解决的重大问题。

第二节　体系初建作导向

2013年七院完成转型，升级为三级甲等中西医结合医院，为了尽快改变二级医院学科运行模式，改变既往二级医院重临床、轻科研的状况，充分利用"十二五"的发展机遇，建立学科发展的科研评估体系，七院进行了历史上第一次学科科研评估，对全院所有临床科室进行评估，初步明确医院学科建设的目标。建立了以观念创新为先导，以重点学科建设为龙头；以科研队伍建设为基础，以科研项目为抓手；

以规章制度建设为保障，以科研基地建设为平台；以科研资源整合为重点，以产学研结合为方向的科研保障体系，从而完善竞争机制、激励机制、评价机制、组织管理体制；注重特色，促进交叉，发挥人才优势和综合潜力，提高医院各学科的科研成果质量和数量，力争医院学科科研水平的超常规和跨越式发展。

一、态势（SWOT）分析法

针对当时七院各个学科科研薄弱的问题，如何快速提高各个学科科研能效，成为院领导和科室主任高度关心的问题。为此，对医院整体科研现状进行了SWOT分析。

1. 优势（S）

（1）医院实施了顶层设计，有较完整的科研框架体系、组织结构和管理制度。尤其是科教兴医三年行动计划的实施，在科研方面予以较大的财力、人力和物力投入。

（2）建立了独立的科研管理体系，配备分管领导和科研管理职能部门，科研管理工作的团队人员以青年为主，由临床专业、管理专业的人员组成，年龄结构、学历层次合理，对科研工作有热情和创新精神，科研管理质量的提升有很大空间。

（3）医院提供了经费保障，每年有固定的财政投入和预算。

（4）医院设立了院级培育重点学科/专科建设项目，为提升学科建设奠定了一定的基础和经验。

2. 劣势（W）

（1）学科基础较薄弱　学科建设缺乏系统性，科室梯队建设不够科学，距离国家级和省市级重点学科建设水平尚有较大差距。

（2）科研型人才少，科研意识较弱　科研工作和科研成果积累少，具备申报区市级人才培养计划资格的人员较少，尤其缺乏申报高级别培养计划的人员。

（3）科研系统性知识把握不够　对高质量项目申报书和论文的撰写、成果申报等技术掌握不够；成果转化意识薄弱，例如多数项目完成后，专利申请和成果登记比例低，科技成果奖申报少。

（4）科研支撑条件尚需进一步建设　缺乏实验硬件，省部级及以上科研项目多倾向于基础研究，项目的实施需要实验平台支撑，目前缺少实验室。

3. 机会（O）

（1）七院已成功通过国家中医药管理局组织的三级甲等中西医结合医院的评审，医院的医、教、研工作必将会全面推进。医、教、研是医院综合实力的体现，科研水平的提高能够促进学科的建设、人才队伍水平的提高，促进临床技术的创新，快速扩大医院的影响力，拓展医疗的辐射范围，提高教学的品质。

（2）中医药处于快速发展复兴阶段，政府投入高，医院已转型为中西医结合医院，能够利用中医药领域资源的平台，这将有利于七院获得中医类学科/专科、人才培养和科研项目，中医药成果转化的资金支持，有利于中医药实验室建设的政策和资金支持。

（3）七院正积极筹备申报成为上海中医药大学附属医院，医院成为附属医院后，将获得更大的科研支撑平台，将具备获得教育主管部门等科研基金的支持。

（4）七院已制订了人才战略规划，将大幅度增加人才培养和引进方面的投入，有利于提升医院科研水平的整体高度。

4. 威胁（T）

（1）内部意识形态上的威胁　多数员工仍习惯于二级医院医疗业务为工作全部内容的心态，没有转变为医、教、研协同发展的意识，尚不能适应三级医院学科建设的工作节奏，威胁着医院的快速发展。

（2）内部技术能力的威胁　七院尽管已经转型为三级医院，但多数科室的医疗服务仅限于常见病、多发病，对于解决疑难危重疾病的能力尚不足，人才队伍和学科水平与传统的三级医院尚有一定差距。

（3）外部人才资源的威胁　传统三级医院的人才"虹吸"效应、七院的地理位置和规模导致对人才的引力不足。

（4）医疗机构的资源挤对　知名品牌医院纷纷在浦东新区建设分院、周边民营医院的建立、区属各家医院的快速发展等，均对七院造成了不同程度的资源挤对。

二、科研评估建体系

为了改变学科建设中科研过于薄弱的问题，在SWOT分析的基础上，七院制订了与绩效挂钩的科研评估体系，鼓励和激发全院人员的科研积极性。科研绩效在一定程度上体现了科研能力，其牵涉诸多相关因素，结合实际、突出重点，选取科研项目、科研论文、科研成果、专利和专著作为一级评价指标；二级指标逐级细化，科研项目根据项目级别和到位经费设置不同的量化系数，如：科研论文划分SCI论文、核心期刊和普通刊物，科研成果划分为国家级、省部级、局级和区级，专利按申请与授权的不同设置，共分3种。

1. 指导思想

（1）受益人员呈金字塔形分布，使奖励范围最大化，激励更多人参与科研。

（2）奖励金额呈倒金字塔形，使数量较少的高质量、高水平的科研成果获得高额度奖励，使数量较多的低级别、低水平的科研成果获得低额度的激励奖，从而激发更多的人参与科研，并促进高水平科研成果的产出。

2. 考评细则

（1）科研项目　参与评分的科研项目是指以七院为第一单位申请的各级课题。科研项目共分6个等级，国家级为第一等级，省部级、局级等依次类推。

计分公式为：科研项目分=$\sum(P_i \times N_i + Q_i \times M_i)$。其中，$P_i$为i类项目系数；$N_i$为i类项目数；$Q_i$为i类项目经费对应的分数；$M_i$为i类项目年到位经费数（见表1-1）。

表1-1　科研项目系数

项目类别I	项　目　类　型	P	Q
A	"973"计划，"863"计划科技支撑计划，国家重大专项，国家自然科学基金重大、重点杰出青年基金项目，面上青年和青年项目	100	1.0
B	上海市科委重点项目、上海市自然科学基金、上海市医学领军人才、上海市科委科学带头人计划、浦江人才计划、启明星计划及其他学科带头人计划等	60	0.8
C	上海市卫健委课题、上海申康医院发展中心重点课题和局级人才计划	40	0.8
D	横向课题、校级课题、平台类项目	20	0.5
E	各类基金课题	10	0.5
F	院级课题	6	0.3

（2）科研论文　论文发表第一单位必须署名为"上海市第七人民医院"。科研论文划分为SCI论文、核心期刊A类（中文核心）和核心期刊B类（中文核心之外的统计源期刊），非统计源期刊不计入评分体系。

计分公式为：$20x+12y$=分值。其中，x为系数，y为影响因子值（IF，计小数点后一位），如无IF值的期刊，$y=0$（见表1-2）。

表1-2　科研论文计分系数

论　文　类　别	X值
SCI论文	1.0
核心A类	0.5
核心B类	0.1

发表论文往往会有多位作者，医院根据第一作者、通讯作者及其他排名作者的区别计分。国内期刊作者只计第一作者和通讯作者，各计50%。SCI论文共分6种情况，其中多于2名（含2名）作者的计分方法见表1-3。另外，发表的SCI论文如非第一作者单位的，第二作者单位按20%计分，第三作者单位按15%计分，第四作者

单位按 10% 计分，第五作者及以后排名按 5% 计分。如七院有多名作者，则各作者平分分数。综述、短篇论著、病例报告、摘要等按同类科研论文的 25% 计分。

表1-3　SCI论文计分

	2名作者发表论文计分法		3名作者发表论文计分法		4名作者发表论文计分法		5名作者及以上发表论文计分法	
	第一作者同时为通讯作者	通讯作者非第一作者	第一作者同时为通讯作者	通讯作者非第一作者	第一作者同时为通讯作者	通讯作者非第一作者	第一作者同时为通讯作者	通讯作者非第一作者
C	80	50	70	50	60	50	60	50
T1	20	50	20	30	20	25	15	30
T2	/	/	10	20	10	15	/	/
T3	/	/	/	/	10	10	/	/
Tn	/	/	/	/	/	/	$25/(m-2)$	$20/(m-2)$

注：C为通讯作者，Tn为去掉通讯作者后平为n的作者，m为作者总数。

（3）科研成果鉴定及获奖　科研项目凡申报科研成果并通过鉴定的，每项计30分。科研成果共分8个等级，其中国家发明奖一等奖、国家科技进步奖特等奖和国家自然科学奖一等奖为第一等级，每项计400分，最低为区级成果奖，每项计40分（见表1-4）。各完成人的分值分配可参考表1-5。此外，七院作为第二完成单位的项目享受上述

表1-4　成果获奖计分表

	国家发明奖	国家科技进步奖	国家自然科学奖	国家教委科技进步奖	上海市科技进步奖	其他省部级科技进步奖	中华医学科技奖	上海市医学科技奖	其他（校级成果奖）
特等奖	/	400	/	/	/	/	/	/	40
一等奖	400	300	400	160	160	160	160	100	/
二等奖	300	200	300	100	100	100	100	60	/
三等奖	200	160	200	60	60	60	60	40	/
四等奖	160	/	160	/	/	/	/	/	/

表1-5 科研成果奖分值分配表（%）

第一完成人	第二完成人	第三完成人	第n完成人
40	25	15	20/（m-3）

注：m为总人数。

相应分值的50%，第三或第三以下完成单位的项目享受上述相应分值的20%。

（4）专利 专利包括发明、实用新型、外观设计专利等，是科技创新的实质内容，能体现技术含量的高低。申请国内发明专利每项30分，申请国外发明专利每项60分；被授权国内发明专利每项150分，被授权国外发明专利每项400分；申请实用新型专利和外观设计专利每项15分，被授权专利每项40分。专利发明人根据不同排序的分值分配参照表1-6。

表1-6 专利分值分配表（%）

排 名	2名发明人计分法	3名发明人计分法	4名发明人计分法	5名及以上发明人计分法
T1	80	70	60	60
T2	20	20	20	15
T3	—	10	10	—
Tn	—	—	10	25/（m-3）

注：Tn为排名为n的发明人，m为发明人总数。

（5）编写专著及译著 著作包括专著、教材、译著、科普著作等，能反映编者的学术水平。对于专著和教材，主编每书40分，副主编每书20分，编委每书15分，参编每书10分；译著和科普类出版物按专著类相应级别的0.6倍计分。

3. 量化标准

根据上述计分后产生的科研绩效分为原始分，可以独立反映该科室或个人的科研水平。但是，由于各科室人员在数量、职称水平及类别分布上各不相同，因此对科室科研实绩的影响也不同。为客观评价个人、科室的科研绩效，消除以上因素对评估科学性的影响，我们对各类型科室、各系列不同职称人员进行量化换算（见表1-7）。

各部门计算出科研绩效原始分总分后，根据科室性质、职工职称和人数的不同，量化系数计算出最终的部门标准分。

科室科研绩效标准分计算公式为：

表1-7 量化系数表

各类型科室的量化系数			
中心实验室	临床科室	医技科室	职能部门
1.2	1.0	0.8	0.6
各系列职称人员的量化系数			
正 高	副 高	中 级	初级及以下
1.2	1.0	0.8	0.6

标准分=科室科研绩效原始分÷科室量化系数

÷科室当量人数（科室当量人数为该科室每人当量人数之和）

个人科研绩效标准分计算公式为：

标准分=本人科研绩效原始分÷所在科室量化系数÷本人职称量化系数

三、筑巢引凤建平台

完备的科研平台在促进医院学科建设、提升医疗水平、吸引人才等方面具有重大价值。各种重要的医学研究成果主要来源于有关部门立项资助的医学科研项目，进而由其产生科研论文、专利、专著、新药等科技成果。科研平台的缺少，导致科研项目无法顺利开展，就不能形成预期成果，也就无法推动人才进步和医院学科的前进。因此，一些人才在成才后，因为科研平台的缺失而不得不选择调动到更好的大医院，导致医院培养的人才不断流失。

在七院刚刚完成转型升级为三级甲等医院时，医院的医疗业务出现用房相对紧张的情况，王杰宁院长仍然下定决心打造科研平台，引进专业科研人员，助力学科发展。建设了中心实验室（基础研究）和转化医学部（应用研究）两个主要的科研平台，为科学研究和人才培养提供了硬件保障。

第三节 梳理问题划重点

在医院转型发展初期，医院在性质上从西医医院转变为中西医结合医院，在七院的学科调研过程中发现，整个医院的医务人员仍然是原来的人员，诊疗模式也是一如既往，一些学科带头人对学科建设要素的概念及其之间的关系仍存在认识上的误区，调整观念后梳理重点总结如下。

1. 把握好临床主攻方向与科研方向的关系

科学发展的无限性决定了任何一个学科都有很多发展方向。任何一个学科组织也不可能在所有的学科方向上争创一流，必须做出选择。有些科室在主攻方向选择上还存在误区。一方面是学科主攻方向不固定，没有形成稳定的方向；另一方面是科研方向太多，不集中，不能围绕主攻方向形成合力。此外，一些学科方向不能够根据学科发展进步而进行适应性调整。所以，在确立具体的学科主攻方向上，一是要深入到学科的前沿，具有前瞻性的眼光，放眼世界。只有超前的思路和发展方向，才能保证学科领先性和竞争力。二是要考虑主攻方向的可行性，即要站得住脚，要紧密结合工作实际，否则即使是再好的学科方向也没有实际意义。

2. 把握好学科规划与工作计划的关系

在调研和论证的过程中，有些科室对学科规划还没有清晰、全面的认识，将规划与工作计划相互混淆，以具体工作计划代替规划，而未形成长远的规划概念。规划相对时间要长远，一般为5年，甚至更长；计划则是对未来一段时间之内的工作进行合理的总结和梳理，时间较短。计划要围绕规划进行建立，没有规划的计划缺少前瞻性和系统性，没有计划的规划则往往难以达到目标。只有正确厘清规划和计划，才能有效地持续地推进学科建设。

3. 把握好科室发展与全院发展的关系

科室是构成医院的基本单元，科室的发展与医院的发展密不可分。在发展学科建设时要全程贯穿医院战略，以医院战略为导向，跳出本位主义，跳出所在专科，基于全局态势作针对性的部署，基于整个战略去创新。如重症医学科、检验科、影像医学科等平台科室，发展的重点方向与重点临床科室的发展方向息息相关；临床科室要与医院的中西医结合性质、康复的特色发展方向一致。每个学科建设要做好统筹考虑，使临床科室与平台科室的优势能协同发挥，加速医院的发展。

4. 把握好中西医结合与中西医组合的关系

在学科建设调研的过程中发现，在应对疾病时，部分科室在治疗方案和治疗理念上，不能将中医和西医优势互补，而仅仅是形而上学地将中医与西医在形式上组合，而不是在本质上结合。所以应在疾病诊疗过程中，充分发挥中医药在"治未病"中的主导作用、重大疾病治疗中的协同作用、疾病康复中的核心作用，辨证论治，以患者为中心，做到中西医结合。

5. 把握好临床治疗与康复的关系

七院是一家以康复为特色的三级甲等中西医结合医院，如何建立"大康复"的理念，在各个临床科室推进医康融合，充分发挥早期康复和全程康复的作用，降低患者病后防复率和致残率，提高患者病后回归社会的能力，是持续提升医院特色品牌的关键。

6. 把握好科室主任与科室成员的关系

科室主任需要民主与集中相结合的方式引领科室的发展。既要体现全科人员的想法，凝聚全科人员的智慧和力量，又要明确学科建设是"一把手"工程、"龙头"工程和系统工程。学科带头人是第一责任人，需要发挥以下8个方面的作用：① 学科定向，对学科方向的定向作用；② 队伍凝聚，对学科队伍的凝聚作用；③ 资源统筹，对学科资源的统筹作用；④ 环境优化，对学科环境的优化作用；⑤ 人才示范，对人才培养的示范作用；⑥ 科研指导，对科研过程的指导作用；⑦ 效率提升，对工作效率的提升作用；⑧ 结果提纯，对工作结果的提纯作用。

7. 把握好聘请外院专家与提高自身水平的关系

作为一家刚刚转型发展的医院，柔性引进外院专家，可以在短期内弥补学科建设高端人才不足的现状，可以加速学科发展。但在调研的过程中发现，有些科室外聘专家来从事医疗指导，是单纯依靠外聘专家，注重业务增长指标，忽视了对自身业务水平的带动和提高。充分发挥外聘专家在特色技术培养和人才队伍建设方面的作用，才是学科建设之本。

8. 把握好当前与长远的关系

当前与长远是辩证统一的，互为条件，相辅相成。"当前"是前提与基础，"长远"是愿景和蓝图，只有更好地统筹两者的关系，才能准确识变、科学应变。医学技术的发展速度往往超出人们的预计，因此在确立中长期学科发展目标的时候，要着眼长远，为技术的进步和理念的飞跃预留一定空间。只有把握好当前与长远医学技术的关系，才能使学科建设走上正确发展之路。

9. 把握好外延与内涵的关系

外延与内涵是相互关联的，因此，既不能孤立地理解，也不能片面地看待。外延是"范围"，内涵是"属性"；外延包括内容和形式，内涵包括质和量。如部分科室仅仅考量门急诊人次、出院人次、医疗费用等规模上的指标，关注就诊人群病种结构上的改变、费用结构上的调整，在此基础上，更要注重内涵的调整，以及对自身发展可能产生的影响。

10. 把握好继承和弘扬的关系

继承和弘扬是一个辩证统一问题，但要防止两种错误倾向：一种是片面地强调所谓历史的连续性；另一种是片面地强调所谓发展的对抗性。对于新就任的科室主任，在确立自己的主攻方向和发展特色的时候，要充分考虑科室的发展历程、历史积淀，对于已有的特色、基础要加以保护和继承，不能为了一味地创新而放弃既有的优势。

（夏　伟）

第二章

守正创新，开篇布局"十三五"

　　2015年3月30日，国务院办公厅正式发布《全国医疗卫生服务体系规划纲要（2015—2020年）》，明确了2020年全国医疗卫生服务体系资源要素配置主要指标，指出要坚持中西医并重方针，以积极、科学、合理、高效为原则，做好中医医疗服务资源配置。上海市卫生计生改革和发展"十二五"规划也明确提出了要在2020年建成与上海经济社会发展水平相适应的基本医疗卫生制度、与国际化大都市功能相匹配的医疗与公共卫生服务体系，实现基本医疗卫生服务优质、均衡，医学科技水平和创新能力明显提升，人口质量和居民健康水平进一步提高，建成亚洲医学中心城市。

　　上海市浦东新区"十三五"卫生计生事业发展规划要求完善卫生计生服务体系，加强医疗卫生服务机构的内部管理和外部监管，促进区域卫生事业健康、可持续发展。而浦东新区人口增长速度和人口老化速度高于上海市的平均水平，使浦东新区卫生计生服务需求的增长速度可能高于上海市的平均增长速度，对卫生计生服务的发展提出了挑战。

　　七院在"十二五"期间，实现了由二级甲等综合性医院向三级甲等中西医结合医院的重大转型，并经国家中医药管理局评审，于2013年9月获准成为三级甲等中西医结合医院；2015年8月经过评审，成为上海中医药大学（非直属）附属医院，进入了全新的发展时期。经过"十二五"学科建设的探索，七院已成为集医疗、科研、教学为一体，以健康管理、康复为特色的三级甲等中西医结合医院。

　　在"十三五"期间，作为一所全新三级甲等中西医结合医院，七院的发展机遇与挑战同在。因此，为进一步明确医院学科人才建设的指导思想、发展目标、主要任务和保障措施，提升医院综合服务能力，形成中西医结合的医疗服务特色，王杰宁院长抓住时机，邀请第三方专业团队、医院管理专家和各个学科领域的顶尖业务专家对全院的学科建设进行评估和学科建设规划指导，最终形成了《上海市第七人民医院"十三五"学科发展规划》，为七院的学科发展做出了顶层设计，也为各个学科的发展指明了方向。

第一节　集思广益定目标

一、学科评估盘家底

为了科学地制订"十三五"学科发展规划，七院邀请第三方专业团队于2015年4月启动了对各个学科进行评估的工作，历时3个多月，从医院各科室的基本运行数据、科室自评、现场调研访谈等多方面收集资料，对各个科室的学科基础，人才梯队，医疗、教学、科研等方面的工作和成果以及发展预期等，进行了学科评估工作。

首先，由第三方专业团队针对各个科室的医疗收入、人才队伍、医疗工作、教学工作、科研工作等基本数据进行汇总分析，并通过两个维度进行横向比较，一是与浦东新区各区属综合性医院的数据进行比较分析，二是与全国第一方队的中西医结合医院进行比较分析。

其次，在对医院基本运行数据整理分析的基础上，确定进一步的数据需求，成立调研组，对全院各科室进行现场调研及访谈。访谈历时40多个工作日，走访了全院每个临床医技科室，访谈对象300多人次，对访谈记录进行了总结和梳理，并结合各个科室自评表，完成对全院各科室的科室文化、人员队伍、医疗业务、科研教学和科室发展意愿与方向的评估。

总体评估结果显示，七院自转型发展以来，各个科室在医疗方面的发展比较显著，但在教学和科研方面，实力和成果都相对薄弱，属于从二级医院到三级甲等医院的转型期的共性问题。此外，医院在中医科研项目和科研成果方面的不足，也正是中西医结合医院的建设和努力方向。

二、科学论证订规划

科室是医院的基石，科室的发展定位影响着医院的发展方向。在完成了对各科室的学科建设情况评估之后，组织科室首先制订自身的发展规划，巩固前期成果，趁热打铁，结合内部和外部的因素来明确自身定位，从宏观层面厘清思路，找准发展趋势，准确找到"十三五"的发展和目标。

（一）培训先行

在转型发展前，各个科室仅仅是围绕医疗业务开展工作，对学科和学科建设内涵掌握不足。为了深入推进学科建设规划的制订，医院特别邀请了医院学科建设领域的专家对各科室的科主任、副主任、学科骨干进行了"学科建设与发展规划"的讲座。从学科建设的含义、意义、理念、基本方式、基本原则等方面来全方位地讲述学科建设，为各个科室制订学科发展规划提供了理论指导和方法学。

（二）科学规划

在专家培训之后，首先，各个科室编制科室学科建设规划书；其次，专家对各科室的规划目标进行论证，由于这是七院首次制订学科发展规划，大多数存在思路不够清晰、目标不明确、目标与实际有所偏离等问题。经过不断的修改、论证、再修改、再论证，再调整，在三轮专家论证后，最终形成了医院学科建议的发展规划。

1. 第一轮论证——专家集中论证

（1）论证专家构成　2015年8月，邀请12名专家对各科室的规划书进行论证。同时编制了打分表，从规划书撰写情况、现场汇报情况和现场问答情况等方面对科室的规划书及汇报进行打分。

专家成员中，有5人为国家和上海市重点学科的带头人，3人为科研管理专家，2人来自卫生行政部门，2人来自高等院校。

（2）论证结果及建议　专家打分的结果采用等级累积积分的形式，根据规划书撰写情况和个人汇报情况以及现场问答情况，分别给予A、B、C、D 4个等级的评定。同时，针对各个科室形成了专家综合意见。例如：有些科室基本符合学科规划的要求，但要在教学力量和科研成果等方面有待加强；有些科室存在不同程度目标偏离现状的问题，规划目标需要调整；有些科室存在思路不够清晰的问题，需要大幅度修改；有些科室存在态度问题，规划书填写不完整，需要重新拟制规划。同时对于有业务交叉较多的科室，建议进行资源配置重组，例如骨伤康复、神经康复、康复治疗室在业务范围上有很大的交叉，并且在人力资源上可以优势互补，有集中形成合力的可能性；男性病科与泌尿外科在中医妇科的业务范围上有交叉，医院需要进行引导，使其进行良性竞争或合作形成合力，而不是产生冲突。

2. 第二轮论证——学科专题论证

（1）专题论证的组织　在2015年8月和9月，医院组织各个学科领域的同行、专家对各个学科进行专题论证。总共邀请专家80多人次，专家共提供意见及建议近300条，为学科在"十三五"期间的人力、设备等资源配置提供建议。

（2）论证结果及建议

① 政策方面。《全国医疗卫生服务体系规划纲要（2015—2020年）》提出，在县级区域依据常住人口数原则上设置1个县办综合医院和1个县办中医类医院。在地市级区域依据常住人口数，每100万～200万人设置1～2个地市办综合性医院（含中医类医院）。到2020年，我国千人口床位数要达到6.00张（为指导性指标），每千常住人口执业（助理）医师数达到2.5人，注册护士数达到3.14人，医护比达到1：1.25，每千常住人口公共卫生人员数达到0.83人。按照公立医疗服务体系承担70%服务量来确定公立医疗服务体系与非公立医院之间的资源比例关系，将公立医

院床位标准确定为每千人口3.3张，并作为约束性指标进行管理。

在浦东新区的500余万人口中，高桥镇人口占20万，加上外来务工人员，七院的直接服务人口是80余万，辐射人口110余万。依照此纲要计算，目前七院作为上海浦东新区北部唯一一家三级医院，在床位数量、卫生技术人员数量方面还有提升的空间和必要性。

② 卫生资源分布与卫生服务需求。根据社会统计年鉴相关的学术文献，上海市外来务工人员两周患病率为14.7%，两周就诊率为7.8%；浦东新区人口的两周患病率为30.39%，两周就诊率为15.46%，住院率为9.34%。以此估算，高桥镇当地人口年就诊人次约为80.6万，外来人口年就诊人次为142.3万，合计约223万。

高桥镇有5家社区卫生服务站、2家卫生服务中心，七院是该区域唯一一家三级甲等医院。2014年七院的门诊量为140万，与高桥镇的年就诊人次相比，仍有很大差额。

③ 出院患者病种构成分析。根据区域内出院患者病种分析，心脑血管病、骨折、缺血性心脏病、肺炎、慢性下呼吸道疾病、糖尿病、恶性肿瘤这七大病种连续3年都在出院患者数中排进前10。

④ 地理位置特点与医疗救治时效。浦东新区当时有三级医院仅曙光医院东院、东方医院、仁济医院东部，另有龙华医院浦东分院等。在七院服务范围内的人口，到其他三级医院就医的时间至少有20分钟。而在出院构成前10名的病种中，心脑血管病、骨折、缺血性心脏病这些疾病的救治，对时间又有着极高的要求。因此，脑血管疾病、心血管疾病、急救创伤这几类疾病的医疗服务需求是医院需要重点面对的，是医院的"刚需"。因此，在"刚需"奠定的病源基础上，针对心脑血管疾病和慢性肿瘤开展的健康管理与康复，也具备医院培育自身特色优势的潜力。

同时，作为一家中西医结合医院，传统医学是医院的必备要素，因此，将脑血管疾病、心血管疾病、急救创伤、康复和健康管理以及中西医结合作为医院的重点发展方向符合医院的现实条件和长远发展利益。

3. 第三轮论证——专家集中论证

第二轮专家学科专题论证后，经过汇总整理专家们的意见，各科室对各自的学科建设规划书进行了重新修改，再次邀请专家，进行了新一轮的集中论证，主要聚焦以下学科建设要素进行论证。

（1）建设目标 结合与同行的对比结果，确定自身发展定位，未来3年、5年内要实现的总体目标，要在同行中达到的地位、水平。

（2）主攻方向 概述本学科今后5年建设的业务主攻方向、目标、思路和预期取得的领先技术。

（3）临床医疗发展规划 ① 围绕主攻方向拟开展的新技术；② 制订业务发展目

标和措施，包括门急诊量、年出院人数、病种与手术等级比例、人均医疗费用、医疗质量等，及相应的措施。

（4）人员梯队建设（人才培养） 围绕主攻方向和临床特色（或亚学科发展方向），制订人才培养计划（包括学科带头人、业务骨干的培养规划和目标、培养方向和预期成效等）。

（5）科学研究 围绕主攻方向拟开展的科研研究。

（6）临床教学 包括建设目标、教师队伍、继续教育学习班和课程建设等，及拟采用的措施。

（7）其他 现有仪器设备、场地；及围绕科室发展规划需要添置的硬件支撑。围绕科室发展，在科室管理方面采取哪些措施。

论证专家经过集中讨论，参考各个学科的医疗水平、学术队伍、教学水平、科学研究、条件建设与管理、学科辐射渗透、可持续发展能力等方面的评估结果，结合医院的发展需求，最终形成了医院"十三五"学科发展规划。

第二节 分层发展作规划

一、指导思想

充分利用浦东新区作为国家中医药改革发展综合试验区，医院直接服务中国（上海）自由贸易区等契机，结合七院处于转型发展特殊阶段，围绕医院创建一流三级甲等中西医结合医院目标进行学科整合和规划。本着适应地区医疗服务需要及医院中西医结合特点，在全面学科评估基础上，按照"保障重点、兼顾一般、以点带面、全面发展"的原则，通过整合相关学科，构建学科群，成为医院重点发展方向；对传统重点学科巩固提升为国家级和市级重点学科；对于骨干学科与平台科室重点培育临床特色；扶持帮助薄弱学科，为下一步发展打好基础。

二、建设目标

优化学科布局、建立合理人才梯队、形成学科特色，使部分学科学术水平达到国内领先；全面提升中医和中西医结合学科水平，将医院建成国内一流的三级甲等中西医结合医院。

1. 学科建设

建设国家级重点学科/专科1～2个（争取新增1个），建设上海市级（含中发办）重点学科/专科7～8个（新增3～4个）。① 培育重点学科群5个，包括心血管疾病、脑血管疾病、急救创伤、康复与健康管理、传统医学示范中心。② 巩固国家级重点学科1个：肾病科；提升重点学科2个：男性病科和烧伤整形科。③ 培育普外科、妇产科、重症医学部、核医学科、超声诊断科、儿科等特色学科，以达到市级重点专科水平。④帮助扶持薄弱学科，以达到具有区域影响力的水平。

2. 科学研究

确立医院重点主攻方向，在脑血管疾病、心血管疾病、康复以及中西医结合诊治疾病等研究方向上形成系统性的科学研究与科研成果。

立项科技研究纵向课题200项以上，其中国家自然科学基金20项以上、省部级科技项目20项以上、市局级课题50项以上、横向课题50项以上。每年获科研和科技开发经费1 000万元以上。平均每年发表学术论文80～100篇，其中在国际期刊发表学术论文15篇以上、高影响力的学术论文3篇以上；主编医学教材或撰写学术专著25部以上，获得科技奖项3项以上。

3. 临床教学

获得上海中医药大学及其他医学院校硕、博士研究生导师资质100～150名；争取上海中医药大学硕士、博士学位培养点2～3个；在发展中西医结合（5+3+X）康复医学教育的基础上，承担2～3个临床学科的中医或中西医结合临床医学教学任务；取得西医住院医师规范化培训基地；成为西医医科大学的临床医学院，提高西医临床教学内涵。争取获市级教改项目1～2项，校级教改项目4～5项；发表教学研究论文50～70篇；获市级教学成果奖1～2项；满足一流三级甲等中西医结合医院的要求，达到综合性（医科）大学临床医学院教学水平。

4. 人才梯队建设

引进和培养高级职称人员正高50人、副高150人以上，博士学位人员占执业医师的20%、硕士学位占50%。入选国家级人才培养计划2人，省部级人才培养计划5人，市局级人才培养计划20人以上。建立海外培训基地5个，海外进修50人以上，促进医务人员及管理人员的国内外进修，中级职称人员完成进修比例达80%以上。

5. 学术交流与国际合作

完善中西医结合转化平台的建设；通过国家食品药品监督管理局的药物临床试验质量管理规范（GCP）评审，建成临床药物试验基地；主办或承办国际学术会议5～6次；专业学会主委单位和主办专业学术期刊零的突破；在国际学术进行学术报告或论文交流20次以上；实现国际合作项目5项以上。

三、规划内容

（一）学科建设

根据医院发展规划，结合各个学科特色，经过多轮论证，将医院各科室分成4个层级。

第一层为重点建设学科。以心血管疾病、脑血管疾病、急救创伤、康复医学与健康管理、中医和中西医结合5个方向为重点发展方向，具有比较雄厚的实力和基础，比较容易产生成果，包括心内科、神经医学部、急救创伤中心、康复医学部和传统医学中心。

第二层为巩固提升学科。部分科室具有一定发展优势和特色需求，有发展潜力。包括肾病科、烧伤整形科和男性病科。

第三层为培养特色学科。部分科室具有一定发展基础和患者需求，有培育特色的潜力。包括皮肤科、妇产科、消化内科、呼吸内科等。

第四层为帮助扶持学科。自身实力较弱或底子较薄，在同行业的竞争发展中不具有明显优势，包括肿瘤和介入治疗科、肛肠科、口腔科等。

1. 整合提升重点学科群

（1）心血管疾病　整合现有心血管内科、功能科、医学影像科、超声医学科和康复医学部，建立以心脏康复为特色的心血管疾病诊疗和疾病管理为一体的学科群。以心脏康复为依托，带动冠心病、高血压、心律失常等心脏常见疾病的诊疗，形成介入和中西医结合治疗手段结合、早期康复降低病残率、疾病管理降低复发率的临床诊疗特色。加大力度培养介入团队，包括人才引进、院内培养和院外进修等方式，构建合理的人才梯队。加强与其他中西医结合医院合作，制定中西医结合为特色的心脏康复诊疗方案，同时将申请开展心脏再同步起搏（CRT）、埋藏式心脏除颤器（ICD）、心脏电生理射频消融、先心病介入等诊疗操作资质。建成区级重点学科、争取市级重点学科立项。

（2）脑血管疾病　根据社会老龄化、自贸区从业人员工作压力大等造成脑血管疾病高发病率及黄金时间诊疗窗的特点，医院整合神经内科、神经外科、脑血管介入科、神经康复等组成脑血管疾病诊治学科群，联合重症监护、医学影像、介入和脑功能检查等医疗资源，发挥医院中西医结合康复、健康管理优势，在黄金时间溶栓、止血技术综合应用的同时，进行早期康复和全程健康管理，提升脑血管病抢救成功率、降低病残率，提高患者生活质量。继续探索神经内科和神经康复一体化管理模式，神经康复急性期介入，落实三级康复体系，形成诊疗特色。

（3）急救创伤　整合神经外科、胸外科、ICU和急诊内外科等科室组成急救创伤中心，集院内急诊急救、急诊危重症急救（EICU）、中毒、多器官功能不全、急性心血管危重症、创伤救治等急救功能为一体，建成浦东新区北片规模最大的，也是唯一的一体化急诊急救学科。

急救创伤中心将以中毒、心搏呼吸骤停、急性脓毒症、创伤等重点病种为研究方向，以多发伤、复合伤、严重创伤术前生命支持为切入点，加强临床科研规范建设，提高中西医结合临床科研水平和质量，全面提升重点病种研究的水平。建立完善的严重创伤救治预警系统和严重创伤救治信息平台，直接为国家自贸区、港区、重工业装备区，东海救援救助中心（救援直升机场）服务。

（4）康复与健康管理　构建一个辐射临床各科，以早期康复为重点、全程健康管理为核心，以中西医结合为特色的康复医学与健康管理学科群。学科群的建设将充分借鉴中医传统康复理念和康复技术，拓展康复综合治疗技术，探索中西医结合的康复诊疗规范和质控标准，全面提升医院康复医疗服务的水平和效果，形成较为完整的中西医结合康复诊疗体系和康复治疗特色，最终打造一个具有中医特色的全国级康复与健康管理中心。

康复医学在现有神经康复科、骨伤科、神经内科、康复治疗室、高压氧室等科室的基础上，辐射带动神经外科、产科、医学影像科等相关科室；医疗服务项目将包括神经康复、骨伤康复、心肺物理治疗、重症康复治疗、作业治疗、言语治疗、烧伤康复、产后康复等，建成具有区域影响力的重点学科。

健康管理将以院内体检、治未病为核心，通过医疗联合体的治未病、中医适宜技术推广普及；通过院内健康志愿者、健康七院服务品牌等辐射院内外人群；通过参与自贸区建设等将健康管理理念、标准化管理推向社会。

（5）传统医学示范中心　传承孟河学派、叶景华名老中医学术思想等医院中医资源，建设传统医学示范中心，以中医理论为指导，以传统医学科为建设平台，突出中医特色，开展医药一体化、一站式创新的服务模式；综合运用多种中医诊疗技术，提高中医药临床疗效，开展疑难和危重病的诊疗工作；将发挥中医中药内服、外治、穴位注射、针灸、康复养生等诊疗特色，建成集中医医疗、教学和科研为一体的基地；在自身建设的同时，帮助全院中医特色及内涵建设，培养中医药人才队伍建设。

2. 巩固提升重点学科

（1）肾病科　传承孟河学派精髓，以叶景华名中医从医60多年积累的肾病诊疗经验为基础，做强以中西医结合、内服外用一体化治疗为特色的肾病专科。在传承的基础上加强创新，开展新技术，对诊疗方案进行论证、优化，形成中西医结合特色治疗方案并推广；对叶老的方剂进行作用机制的科学研究。在现有优势病种基础上，积极拓展新的优势病种，新建风湿免疫专科。集门急诊、病房、血液净化室、腹膜透析室、中医治疗室、肾病研究室等专科诊断治疗为一体，建设以中医为主导、中西医相结合和中医外治为特色的国家中管局重点专科。

（2）烧伤整形科　将烧伤整形科建设成为在烧伤救治、皮肤软组织创面处理、烧（创）伤瘢痕的早期防治、整形美容等方面具有鲜明中西医结合特色和优势的中西医结合重点学科。在前期市级重点专科建设工作的基础上，突出中西医结合特点，发挥中西医结合创面处理、瘢痕康复等的特色优势，针对烧伤创面（颜面烧伤、手烧伤、烧伤残余创面）、烧伤瘢痕增生、慢性伤口等重点病种的难点问题，开展临床研究，不断提高科室的医疗内涵，并在此基础上成立医学美容科。

（3）中医外科（男科）　深入研究中医外科（男科）三大优势病种（不育症、性功能障碍、前列腺疾病）的诊治，争取将每个优势病种的治疗有效率提高10%～15%，并进一步深入以不育症为中心的基础及临床课题研究，同时提高性功能障碍诊治的有效率，缩短前列腺疾病的治疗周期。并将中西医结合为特色的辅助生殖技术，联合妇产科，在中医外科（男科）一站式服务的基础上，筹建生殖中心，开展中西医结合辅助生殖技术。

3. 培养区域医疗服务特色专科

培育14个临床骨干和平台科室为特色学科，以达到区级或市级重点专科水平。临床骨干科室包括普外科、妇产科、内分泌科、消化内科、呼吸内科、儿科、皮肤科等。在完成主要常见疾病的日常诊疗的基础上，发展中西医结合临床特色，在浦东新区北部地区有一定的影响力，培育形成医院的优势特色学科。

平台科室在协助疾病诊断、指导治疗和疗效评价上日益重要。医学影像科、超声诊断科、麻醉科、重症医学部、核医学科、医学检验科等科室，是临床科室的重要支撑，为临床科室诊断治疗提供支撑，功能定位为服务于临床。因此，对于这些平台科室，是医院发展过程中必不可缺的重要部分，培育平台科室的服务特色，体现医院品牌效应。

4. 帮助扶持基础薄弱科室

帮助扶持9个学科，以达到具有区域影响力的水平。包括肿瘤科、肛肠科、口腔科、眼科、泌尿外科、耳鼻咽喉科、病理科、感染性疾病科、营养科，按照循序渐进的原则，通过帮助扶持政策，保证其自身正常运转的同时，在发展中通过不断的积累提高自身实力，在"十三五"期间逐步形成区域内影响力。

（二）科学研究

围绕医院五大学科群的重点病种，以提高临床疗效和优化诊疗方案为目标，确立医院重点主攻方向，在脑血管疾病、心血管疾病、康复以及中西医结合诊治疾病等研究方向上形成系统性的科学研究与科研成果。力争在国家级重大项目、国际合作上取得突破，获得科技奖项3项以上。争取区卫健委支持，充分利用各种资源，创办学术期刊。成立专业学术委员会，主办或承办国际学术会议，扩大学术辐射影响力。加强肾病研究所和康复研究所的建设，并结合市级重点学科建设内容，新建立专业实验室，对每个研究所或专业实验室制订目标责任书，并纳入医院考核系统；建立制剂室，获得GCP资质，进行Ⅱ、Ⅲ期临床药物试验；将重点学科医教研的综合能力提升到上海市前列水平。

（三）临床教学

在上海中医药大学的领导下，积极向其他附属医院学习医学教育的经验，积极争取获得具有领先水平的大学附属医院的技术支持，建立相对稳定的合作关系。加速医院科教队伍的建设，配备一流附属医院的临床实训硬件，拥有上海中医药大学及其他医学院校硕、博士研究生导师100名以上，争取上海中医药大学硕士、博士学位培养点2～3个。在发展中西医结合（5+3+X）康复医学教育的基础上，承担2～3个一级临床学科的中医或中西医结合临床医学教学任务。取得中西医结合和西医住院医师规范化培训基地。争取获市级教改项目1～2项，校级教改项目4～5项；发表教学研究论文50～70篇；获市级教学成果奖1～2项，使教学水平达到一流三级甲等中西医结合医院的要求。

（四）人才梯队建设

1. 人才引进

设立人才建设基金，引进40名以上高端人才，补充学科和学术带头人，正高达50人，副高达150人，博士学位人员占执业医师的20%、硕士学位占50%，建成学术带头人和学术骨干结构合理的人才梯队。

2. 人才培养

为加大高级人才培养力度，争取立项国家级人才培养计划2人，省部级人才培养计划5人，市局级人才培养计划20人以上，其中包括西医人才培养计划和中医人才培养计划。为了保障顺利入选市局级以上人才培养计划实施，在加强人才引进的同时，将加强院内"三星"人才培养计划（即"北斗星""启明星""七院新星"的培养计划），建立人才储备库。

（五）学术交流与国际合作

巩固新加坡中央医院、中国台湾秀传医院、美国匹兹堡医学中心境外进修基地，加强与美国梅奥医学中心的学术交流和合作的深度与广度，拓展欧洲项目合作单位，促进医院各学科融入国际学术交流与合作的舞台中。每年组织国际学术会议，实现国际合作项目，完善中西医结合转化平台的建设，通过中管局三级实验室的认证；通过国家食品药品监督管理局的药物临床试验质量管理规范（GCP）评审，建成临床药物试验基地，为国际合作打下良好基础。

四、保障措施

1. 组织保障

充分发挥院学术委员会的作用，学术委员会下设学科建设工作小组，负责定期督查学科规划落实情况，定期总结学科建设中好的经验，供其他科室借鉴；及时发现并积极帮助科室解决学科建设过程中的各种难点和问题。科研处负责组织协调，遵循学科建设的内在规律，运用项目管理的方法，根据各层次学科的不同特点，有针对性地进行指导和帮助；并积极组织申报，并做好申报书指导、审核工作。同时规范项目过程管理，完善项目管理的奖惩措施。项目遴选注重应用性与系统性，为科技奖作孵化。应用性即围绕临床特色进行科学研究；系统性即每个学科的科技项目围绕主攻方向进行科学研究，项目的完成即可实现成果转化、科技奖申报。

2. 经费保障

学科建设经费是医院重要的基本建设经费之一，是实现学科发展的重要支撑和保障。学科建设需要大量的资金投入，特别是设备的投入，医院将通过校企联合、项目合作、人项目的申报等方式，多渠道筹集建设资金，并在学科建设项目上给予相应的匹配经费。继续探索匹配经费使用方法，医院统筹所有项目的匹配经费，主要用于科技平台以及与学科建设相关的软硬件建设。"十三五"期间每年投入人才引进与培养基金 2 000 万。

3. 制度保障

医院将完善各类规章制度，保证各类人员的行为更加规范和更有约束。改变和完善绩效考核与分配激励机制，根据科教工作的特点，科教的考核由每月的考核改为每季度考核一次，力求更能反映科教工作的实绩。建立良好的医务人员薪酬增长机制，引进人才的激励和考核机制、人才培养机制，稳定医疗卫生技术人员队伍，促进医疗卫生服务的质量与效率的提高，提高医务人员的枳极性与主观能动性。

4. 信息化建设

信息化建设是学科建设必不可少的重要支撑条件。医院将以患者为中心，以电子病历分级评价的6级标准建设应用系统，包括结构化门诊病历、实验室信息（LIS）、影像归档和通信（PACS）、手术麻醉、重症监护、护理管理等项目；完善各类信息知识库，形成良好的信息集成平台，为医院运营管理、病历管理和医疗服务提供支撑。医院的新住院大楼也将全面实现智能化，按照上海市及浦东新区的统一规划，建设远程会诊、转诊等平台，增加患者在医院内就诊时的信息化体验，如院内 WIFI 健康推送、手机 APP、微信就诊指导、各种线上线下预约、各种化验结果查询、住院患者预约运送、个人历次就医或健康体检查询分析等服务内容，全面提升患者就医体验。

医院的医院管理智能决策中心全面收集医院运营指标，建立以医疗服务流程为中心的、涵盖就诊前、就诊中和就诊后的临床数据中心为基础，满足各条线管理的实时监控、定期分析、危急或阈值报警提醒等需求；并争取和市、区数据平台分享其他医院数据，为医院医疗、教学、科教管理的评价、完善、考核服务。此外，医院按上海市三级甲等医院的信息安全要求，加强信息安全体系建设，建立内外网隔离的各种网络安全机制，以确保医院信息系统高效、稳定、安全地运行。

（夏　伟）

第三章

马不停蹄，励精图治"十四五"

　　七院在"十三五"期间呈现医教研协调发展的良好态势。基于我国现代医院管理制度改革和推动中医药传承创新发展的新要求，为适应浦东新区经济与社会发展新形势，深入推进医院高质量发展和转型升级，更好地满足外高桥区域人民群众日益增长的健康需求，根据《全国医疗卫生服务体系规划纲要》（2020—2035年）、上海市及浦东新区"十四五"卫生健康规划，并结合医院总体发展定位，制订了"十四五"学科建设规划。

第一节　五年总结定基线

　　"十三五"期间，七院按照"一体两翼"的学科人才布局规划与思路，紧紧围绕中西医结合特色，着重打造医学科学研究和医学教学的创新成果、创新平台、创新文化，有力助推了医院综合服务能力的提升，向创建一流研究型中西医结合学科品牌迈进，先后有9次专科入选"艾力彼"中国中医医院最佳临床型或研究型专科，医院综合竞争力达到"中医医院百强"第90位。

一、学科项目成倍增长

　　"十三五"期间，七院共获市、区级学科新立项25项，新获学科建设经费9 000余万元（不含专病专项），是"十一五"与"十二五"时期学科经费总和的近8倍。医院依托基地工作室引进了陆氏针灸等5个海派中医流派资源，发挥名中医辐射效应，有效推进肾病科、骨伤康复科两大市级以上中医优势专科建设。以中医优势病种培育为切入点，着力建设具有区域医疗中心职能的四大中心（胸痛、卒中、急创、传统医学），同时整合培育了中西医结合泌尿生殖、皮肤烧伤、健康管理、胃肠疾病四大医学部。

二、科研课题显著改进

　　"十三五"期间，共获各级各类课题137项（中医药类占48%），呈现逐年增长的良好态势，市级以上资助课题的比例提升，课题验收通过率连续保持在100%。"十三五"期间国家自然科学基金年申报量以30%的幅度递增，共获得15项，比"十二五"的首次"突破"有了显著进步。

三、人才四级体系形成

"十三五"期间，人才培养项目立项数量持续增长，获得各级各类人才培养项目共127项（中医药类人才项目占比41%），其中国家中医药管理局3人、上海市级4人、区卫健委22人。依托外聘10位中医名家组成专家库，培养中医传承人才82人。通过创新机制，柔性引进夏照帆院士、于恩达和白冲教授等学科领军人才团队，以及"双聘"引进上海中医药大学的中医药高端人才28名。

四、论文与科技奖持续突破

核心期刊论文从"十二五"期间的年均155篇快速增加到"十三五"期间年均300篇，中医药类论文占比61%；同期SCI收录论文从"十二五"期间的年均个位数增加到"十三五"期间的年均40篇，且高分SCI（IF ≥ 5）取得连续突破。"十三五"期间医院加强基础与临床医学科学研究和应用，获得上海市医学科技奖1项、上海中西医结合科技奖7项、浦东新区科技进步奖6项、其他科技奖2项，覆盖核医学科、内分泌科、肾病科、卒中中心、泌尿与生殖医学部、康复治疗科、中心实验室及耳鼻喉科。

五、研究与学术平台提升

成功创建Ⅰ期临床试验研究室—病房，依托GCP开展Ⅱ～Ⅳ期临床试验项目21项。依托中心实验室和生物样本库，建设中西医结合成果转化平台；成立叶景华名老中医传承工作室，入选上海市中医药循证医学研究分中心，打造中医药特色研究平台。与上海中医药大学、同济大学的10所二级学院共建中西医结合研究所等院校合作平台，实现成果共享。每年举办"大同国际论坛"和科技文化节，提升医院学术影响力和职工创造力。

第二节 横向比较找问题

七院转型发展以来，从自身纵向比较来看，医院的医疗、教学和科研等各方面都取得了显著发展，但医院学科建设资源如何配置，学科发展优先次序如何确定，尚需找准对标医院，对比分析，找准问题，以指导学科规划。

一、同类医院学科比较

在上海市4家中西医结合医院中，A医院拥有13个国家级重点（优势）专科，奠定了其在上海中西医结合医院中遥遥领先的地位；B医院也有3个国家级重点（优势）专科，其中有的专科闻名全国；C医院尽管没有国家级重点专科，但聚焦在一个学科方向上，获得了9个市级优势亚专科项目，展现了学科特色的优势。反观七院，只有肾病科（以名老中医叶景华为核心创建）1个国家级重点（优势）专科。如何有效整合院内外优质资源，进一步提升学科建设的高度和影响力，将部分市级优势专科打造为国家级重点（优势）专科，是七院高质量发展的必然选择。

二、区属中医医院CMI指数比较

2019年七院住院服务平均病种组合指数（CMI）为0.858 5，虽然在区属19家中医医院同类机构中排名首位，所涉及的病种组合数在所属机构分类中排第2位，但超过80%是低指数病例，说明住院收治疾病的总体疑难复杂程度尚不高。从实际指数单价排位来看，七院住院服务位居所属同类机构分类的第9位，处于中游水平（排位越高，说明指数单价越低、费用控制越优），特别是住院耗材与诊断类服务的实际指数单价偏离度较大，需要进一步加强规范管理和成本控制。

三、艾力彼医院综合竞争力评价比较

选择以艾力彼中医榜单中的中西医结合医院（各指标中值）、上海市区域内3家三级医院（1家中医、2家西医）为参照，经2017—2018年数据对比，发现不足之处表现在：① 在人才梯队上，行政管理职工占比偏高；高级职称医师，特别是正高医师占比低，硕博导总量相对少，博导数远低于对标医院。② 在资源配置上，每万人次急诊量配置的员工数较低、微创手术设备较少。③ 在医疗服务上，三四级手术占比低、住院总病死率较高且呈上升趋势，门诊与住院抗菌药物使用率、抗菌药费用占药费总额较高，门诊中药饮片处方比例不断下降。④ 在运行效率上，住院均次费用增长率较高，主要受药占比、检查收入占比和百元医疗收入成本较高的影响，每床出院量和住院收入较低，医师住院负荷较轻、每医师住院收入低。⑤ 在学术科研上，省部级以上科研项目、特别是国家自然科学基金与区域内三级医院差距明显，每百名医师SCI文章数、高分值SCI文章数及省部级以上科研奖励也有较大提升空间。

第三节　综合分析寻定位

学科建设是医院发展的基础和前提，只有不断地加强和完善其建设，才能保证医院的可持续发展；同时，学科建设也是一项系统工程，要注意内外环境的变化，需加强内外环境分析，才能做出科学可行的学科规划。

一、医院层面

1. 职能明确，战略目标定位清晰

作为全市卫生健康系统规划的 58 个医疗服务圈之一，七院承载着服务自由贸易试验区，守护长江口流域及上海东大门的重任，是浦东新区北片区域医疗中心，为外高桥区域内人民群众的生命健康安全保驾护航。"十四五"期间，医院将秉承"患者满意、员工幸福、社会责任"的文化价值理念，以国际化视野集聚整合多方资源，全方位做"浓"中医内涵，努力创建国内一流、上海有知名度的三级甲等中西医结合医院，逐步向医教研全面发展的大学附属研究型医院迈进，力争到 2025 年进入艾力彼全国中医医院百强排行榜前 50 位，全国中西医结合医院综合排名前 10 位。

2. 传承创新，特色品牌聚焦

首先要全面凸显"中西医结合"优势。医院以立志做"浓"中医、做"好"西医、做"实"中西医结合为引领，正打造极具转型示范引领效应的中西医结合医院，各学科需充分挖掘和利用院内外优质中医资源，下功夫打好"中西医结合"这张牌，借助弯道超车抢占学科创新的高地。另外，要集成做强"大康复"品牌。医院康复医学科是上海市重点专科，在区域辐射人群范围及康复医学界内都享有较高的影响力，全院正形成从重点人群康复向脏器康复、骨伤康复等多维发展的"大康复"格局。基于此，传统医学中心、针灸推拿科和康复医学科三大科室应将逐步发展成为医院临床平台型科室。

二、区域层面

1. 区位转型升级，机遇与挑战并存

世界正经历百年未有之大变局，站在浦东新区开发开放 30 周年的重要时点，习近平总书记对浦东新区提出了新要求："努力成为更高水平改革开放的开路先锋、全面建设社会主义现代化国家的排头兵、彰显'四个自信'的实践范例。"根据市委、市政府的要求，高桥作为《上海市浦东新区国土空间总体规划（2017—2035）》中明确设置的"地区中心"，也是全市打造转型升级示范区、高质量发展示范区、卓越城区建设示范区的 5 个重点区域之一，将持续深入贯彻新区"四高战略"，从区域功能统筹整合出发，形成"外高桥港 + 保税区 + 周边三镇"的一体化发展格局，在更大区域范围内实现资源共享、因地制宜、错位互补的港城联动发展。面对新时代下人民群众高品质生活的需求，给区域内唯一的三甲医院——七院带来了新的战略机遇与发展动力。但随着地铁轨道、过江隧道及环线等立体式交通设施的便利化，面临着

辖区内病源"用脚投票"的流失风险，对塑造更高层次的学科品牌与服务质量提出了新挑战。

2. 卫生资源供给趋增，市场竞争加剧

2019年浦东新区常住人口556.7万，户籍人口307.71万，由七院牵头的外高桥医联体覆盖高桥、高东、高行、浦兴、曹路5个街镇，6家社区卫生服务中心（合计床位443张），辐射区域面积104.07平方千米（占全区7.38%），服务常住人口约80万（占全区14.37%），其中户籍人口35.55万（占全区11.55%）。在重点服务人群中，孕产妇、0～6岁儿童和60岁以上老人分别占16.67%、5.41%和15.80%。2019年外高桥医联体全年区域内转诊上转10 000多人次，下转2 919人次。

在外高桥医联体周边，距离七院20千米的半径内，向西过黄浦江隧道有长海医院、岳阳医院和肺科医院等市级大型三级医院，区内东南面坐落着仁济医院、曙光医院、　妇婴、儿童医学中心、肿瘤医院东院和东方医院等高水平医疗机构，以及浦东新区公利医院和浦东新区人民医院2家区域医疗中心，还设置有民营医院3家、门诊部4家。根据新区卫生健康改革和发展"十四五"规划，长征医院未来拟搬迁至曹路地区，新增沪东区域医疗中心（东方医院托管），迁建凌桥和沪东社区卫生服务中心等。同时随着"一网通办"制度及"放、管、服"改革的纵深推进，预计自贸区内高端民办医疗机构的审批持更加开放政策，这将进一步加大区域内医疗市场的竞争格局。

3. 疾病谱特点鲜明，资源配置需匹配

2018年全国第六次卫生服务调查数据显示，浦东新区居民两周患病率为29.0%，女性高于男性。随年龄变化呈现"U"形分布，10～20岁年龄段两周患病率最低（4.5%），0～10岁两周患病率为10.9%，80岁以上两周患病率为51.8%。15岁及以上群体中慢性病患病率为47.75%，其中高血压患病率33.08%，糖尿病患病率10.38%，女性慢性病患病率高于男性。随着年龄增长，慢性病患病率也不断上升，65岁及以上老年人的慢性病患病率达到了78.90%。

浦东新区在两周患病的群体中，循环系统所占比例最高（超过50%），其次分别为内分泌代谢疾病及免疫性疾病、消化系统疾病、呼吸系统疾病、骨骼和肌肉系统疾病，医疗服务需要所对应的科室主要为心血管内科、内分泌科、风湿免疫科、消化内科、呼吸内科、骨科/运动医学科，此外还有重症医学科、肾内科、泌尿外科、妇科、男科、肿瘤科、皮肤科、神经内科、神经外科和急诊医学科。

同时，区域内主要的人群死因构成也是循环系统疾病和肿瘤。2019年浦东新区户籍居民全人群前5位死因依次是循环系统疾病、肿瘤、呼吸系统疾病、内分泌营养和代谢疾病、损伤和中毒，前5位死亡原因总计占全死因的90.61%。男性前5位死因依次是肿瘤、循环系统疾病、呼吸系统疾病、内分泌营养和代谢疾病、损伤和中毒，前5位死亡原因占其全死因的91.63%。女性前5位死因依次是循环系统疾病、肿瘤、内分泌营养和代谢疾病、呼吸系统疾病、损伤和中毒，前5位死亡原因占其全死因的89.39%。

因此，医院在制订学科规划的顶层设计时，应充分结合疾病谱考虑到服务区域内的医疗需求，进而进行学科建设资源配置，以达到供需平衡。

三、行业层面

1. 医改的纵深推进，促使学科内涵提升

2020年《中共中央 国务院关于深化医疗保障制度改革的意见》（中发〔2020〕5号）提出，"推行以按病种付费为主的多元复合式医保支付方式，推广按疾病诊断相关分组付费（DRGs）"，加上医用耗材零加成与带量采购的同步推进，将促进公立医院各学科之间从规模扩张、数量优先转为重视成本管控、内涵质量的良性竞争。2019年10月，中共中央、国务院发布了《关于促进中医药传承创新发展的意见》，提出要"彰显中医药在疾病治疗中的优势，加强中医优势专科建设，开展中西医协同攻关，到2022年形成并推广50个左右中西医结合诊疗方案"，这为七院发挥和巩固中西医结合优势，建立学科特色品牌指明了基本方向。此外，国家卫健委与国家中医药管理局联合印发《医疗联合体管理办法（试行）》（国卫医发〔2020〕13号）提出，"加快推进医联体建设，逐步实现医联体网格化布局管理"。从国内外医疗服务体系构建来看，无论城市的区域医疗集团，还是农村县域医共体，都是建立以家庭医生为基础的医疗联合体协同服务机制，而区域医疗中心作为医疗联合体的牵头主体，承担着技术平台支撑、为患者提供全面连续的就医链条的重要职责，应充分利用基层医疗卫生机构的资源优势提升学科内涵价值，参与社区疾病筛查、老年体检和多中心试验等，成为服务、利益和发展共同体，才能共同"网"住辖区内的病源。

2. 医院高质量发展，促使学科特色建设

学科建设作为提高公立医院核心竞争力的关键抓手，是落实健康浦东战略的重要部署。随着市场经济发展和卫生健康事业的全面改革，公立医院必须提高以技术含量为主的医疗服务质量，越是高等级的医院越重视学科实力。错位式发展成为学科建设的基本共识。从上海乃至全国著名三级医院的成长经历及未来规划路径可以看出，它们都是通过持续凝练学科方向、培育学科特色形成自身优势，以人才培养和引进为突破口，采取围点打援、以点带面的战术，逐步做到"人无我有、人有我优、人优我特"。面对医疗市场显著的信息不对称与"虹吸"现象，到2035年顶级大型医院优质资源的扩容与下沉，七院只能且必须走特色化、差异化的学科发展模式，才能在激烈的竞争中发挥区域引领和辐射作用。随着医院分科的日益细化亦需

要多学科融合共生。随着国内分级诊疗的推进，大医院将看小病的业务逐步还给基层医疗机构，从而全面实现担起科研重任、攻克医学难题的责任，多学科诊疗模式（MDT）正是大医院进行学科建设的终极目标。MDT作为医学发展的必然产物，以"一站式"学科为特征，打造疾病诊疗服务链，以及延伸出的专病中心，有利于医院资源整合，促进重点学科帮助弱势学科。未来需要真正打破医院学科间的壁垒，推动不同临床、医技科室之间开展多学科协作，促进临床和基础研究的集成攻关、成果共享，实现医生、科室和医院共同提高，这也成为提升学科建设的有效通道。

3. 新区引领区建设，促使学科智能化发展

上海市人民政府发布的《关于推进健康服务业高质量发展，加快建设一流医学中心城市的若干意见》指出，医院机构要服务于自贸试验区、科创中心核心功能区和科学城建设，到2030年浦东新区建设能引领中国、辐射亚洲及逐步与世界接轨的健康服务业态。以发展高端医疗为核心，引导社会办医疗机构向高水平、专业化、规模化的方向发展，同时支持社会力量投资设置医学检验实验室、病理诊断中心、医学影像诊断中心、血液透析中心、安宁疗护中心、康复医疗中心、护理中心、消毒供应中心、中小型眼科医院、健康体检中心10类独立设置机构，顶计这些健康服务业新业态的发展将给公立医院的外部生存环境带来深刻变革与冲击，其相关学科建设需未雨绸缪、主动适应。

首先，生物医药作为上海重点发展的战略性新兴产业，已形成以张江为核心，金山、奉贤、徐汇等园区为重点的"聚焦张江、一核多点"生物医药产业发展格局，未来聚焦上海国际医学园区将推进建设以恶性肿瘤精准治疗为专科特色的医疗服务产业链，打造"亚洲一流肿瘤中心"。特别是随着转化医学的兴起，医学与工程学、生物学、药学等交叉融合和贯通作为一种先进理念，将会被越来越多地提及和广泛应用，将有力提升学科的创新能力和竞争力。其次，浦东新区将继续深入推进"国家中医药发展综合改革试验区"建设，完善中医"治未病"服务体系，支持研究开发中医药健康服务产品，鼓励发展国际中医药健康服务、技术服务外包和国际教育培训，打造"海上中医"国际服务品牌。此外，还可借助自贸区、科创中心和"一带一路"战略的区位优势，发挥三者之间的联动效应，到2030年建成国际知名的国家中医药健康旅游示范区，形成若干特色明显的中医药健康旅游实体区域，建立集中医药产品、服务、技术与成就展示等于一体的文化商圈。

七院应借助先天优势和区位资源，在学科布局中充分把握和融入中医药健康服务业市场空间。同时，"十四五"期间新区将进一步完善全员人口信息、电子健康档案和电子病历三大数据库，建立健康医疗数据归口和共享机制，整合医疗、医保、医药等多类数据源，逐步构建"三医联动"数据共享平台，建设人口全覆盖、生命

全过程、健康全周期的人口健康数据资源中心，大力推进基于"互联网+"医疗服务的应用系统建设。在此基础上，随着云计算、大数据、人工智能等现代信息新技术的推广与应用，将积极建立基于共建共享的健康主题数据池，逐步建设浦东"健康云、医疗云、社区云、影像云、管理云、药品云"平台，构建人工智能部署下的面向公众的精准诊断和治疗系统，医院学科建设要积极顺应和引入信息化新技术，提升学科临床服务与科学研究的智能化、精准化水平。

第四节　扬长避短再规划

经过自身发展趋势、对标医院分析比较、服务人口疾病谱分析等科学论证，七院制订了"十四五"学科发展规划，为学科发展确立了目标和方向，具体内容如下。

一、指导思想

以服务于打造社会主义现代化建设引领区为方向，充分利用浦东新区作为中国（上海）自由贸易试验区、国家综合配套改革试验区、国家中医药改革发展综合试验区以及国家中医药健康旅游示范区的政策优势，立足浦东新区东北部区域、辐射外高桥保税区和长江口流域，紧紧围绕创建国内一流、上海知名中西医结合医院的目标，科学把握医院新发展阶段的形势要求与学科建设的客观规律，在全方位学科评估的底数基础上，强化对标分析，通过进一步做"浓"学科中医内涵，积极推动医院学科间交叉融合，优化学科层次与布局，带动医院医教研功能协同发展，支撑区域医疗中心整体能级的显著提升。

二、发展目标

通过分级分类的学科建设路径，推动并促进医院各学科定位更加清晰、人才结构更加合理、科教水平更加提升、临床特色更加鲜明、整合运行更加顺畅，整体打造形成"攀登一批、引领一批、巩固一批、培育一批、扶持一批"的学科布局体系。

我们的发展目标具体是：① 打造高峰攀登学科2个，即肾病科（风湿免疫科）与康复医学科。② 建设示范引领学科8个，包括医院三大中心（急创、卒中、胸痛）、三大整合部（胃肠、泌尿与生殖、健康管理），以及服务覆盖全院、需要做大做强的传统医学示范中心和针推科2个临床平台型科室。③ 巩固区域特色学科9个，包括辖区内具有一定影响力的内分泌科、儿科、脊柱外科、甲乳疝外科与皮肤与烧伤，未来传染病防控需要加强的呼吸内科和急诊与感控部，以及发展基础较好、需要做深做精的检验科、核医学科2个医技平台型科室。④ 培育提升学科11个，主要集中在肝胆医学诊疗部、血管外科、创伤骨科、关节外科等外科系统领域，有新功能需要糅合或拓展的麻醉科（疼痛科）与中医全科，以及需要做细做顺的药学部、护理部2个管理平台型科室和影像学、病理学、超声学3个医技平台型科室。⑤扶持薄弱学科3个，包括耳鼻咽喉科、眼科和口腔科，帮助它们逐步形成专科特色。具体建设指标如下。

1. 学科层次

到2025年，医院力争突破建设国家卫健委临床重点专科1项（由上海市临床重点专科提升）、国家中医药管理局重点学科/专科1～2项；建设上海市临床重点学科1项（与上海中医药大学共建）、上海市中医临床重点学科4项、上海市医学重点专科数达到12项及以上（含中医系列）；新增入选艾力彼中国中医医院最佳临床型或研究型专科达到10次；全院85%以上的学科立项达到浦东新区临床重点学科水平（含薄弱等系列）。

2. 人才结构

到2025年，通过人才招聘和高层次医学人才引进，使得医院卫生技术人员总量增长率达到30%以上，临床医师中博士学位人员占比达到19%，中高级职称人员占比49%。医院科研与教学专职人员数达到20名，新入选市级以上各类人才计划数20名，新入选市级以上各类学会委员数50名，新引进正高或省部级学术带头人15名。

3. 科学研究

到2025年，"十四五"期间共新增国家自然科学基金25项，新增省部级以上课题15项（不含"国自然"），新发表10分以上SCI论文5篇，新获省部级以上科研奖励2项，新出版医学教材或学术专著20部，新增校级及以上研究所或平台2个，新增科研成果转化10项，新增科研经费达到1亿元以上。

4. 教学带教

到2025年，力争新增招收研究生、规培生、实习生年平均增长10%，在院学生总数常年维持在300人左右，力争每年新增上海市优秀毕业生1名，上海中医药大学优秀毕业生1名。新增博士生导师5名、硕士生导师30名，上海中医药大学金牌教师3名、精品课程3门，每年立项教学课题6项及以上。

5. 临床业务

到2025年，通过学科建设带动临床新技术的引进与应用，预计门急诊人次数增长率将达到20%以上，出院人次数增长率30%以上，医院年度总收入超过15亿元，四级手术占比达到10%，医院总体CMI指数提升至1.0以上。

6. 中医内涵

到2025年，通过深化中医内涵建设，力争医院门诊中药饮片比例达到30%，门诊中药饮片使用率达到30%，出院患者中药饮片使用率达到70%，门诊中医非药物治疗使用率达到15%，出院中医非药物治疗使用率达到88%。

三、建设内容

（一）高峰攀登学科（2个）

1. 康复医学科

"十四五"期间以建成国家中医药管理局重点专科，以中西医结合康复技术为特色，建立传统康复与现代康复相融合的中西医结合"大康复"学科为目标，确立了心脏康复、神经康复、重症康复三大主攻方向。

根据临床病种结构及优势病种，拟增设20张病床，积极开展规范心肺运动试验和近红外脑功能测试技术，加强中西医结合心脏康复方向、中西医结合神经康复方向、中西医结合重症康复方向的临床研究课题。深入与上海中医药大学康复研究所的合作，开展心脏康复、脑功能机制、脑环路、膝骨关节炎机制等方面的基础研究。教学上探索物理治疗、作业治疗、言语治疗的二级专业分化的临床带教模式，定期检查教学质量，开展专项专题培训。培养2名康复医学学科带头人，推荐45岁以下优秀中青年骨干进入各级人才培养计划，选拔和培养专科内优秀中青年骨干为专科骨干。建立上海中医药大学附属第七人民医院康复研究所分中心，形成大学—医院—社区的康复研究服务网络。申办大康复模式、心脏康复、神经康复等方向的国家级继续教育学习班。

2. 肾病科（风湿免疫科）

"十四五"期间以建成影响和辐射上海东北部区域、医教研全面发展的上海市中医管理局肾病临床重点专科为目标，以肾衰病、关格病、消渴肾病为优势病种，确立了肾衰方和解毒泄浊中药结肠透析在慢性肾功能不全中的应用、中医外治在透析并发症中的应用两大学科主攻方向。

临床上拟增加40张床位，代管7张风湿病科床位和60张血透床位，将病房和透析室的诊疗区各扩大为1个楼面。重点开展"肾衰方和中药结肠透析延缓残肾功能衰竭""中医外治在透析并发症"技术的应用研究。开展院内制剂、中医技术的转化研究，探讨肾衰方、糖肾方等方剂以及结肠透析、经穴治疗、熏蒸等技术的作用机制和基础研究。在人才队伍建设上培养2名学科带头人，申报区级以上立项课题资助，在各学科带头人团队中培养2～3名业务骨干，支持其在5年内成为学科带头人储备人才。成立浦东新区中医肾病联盟，落实双向转诊机制。每年举办1次全国或市级继续教育学习班以研讨全国名中医叶景华教授学术思想为主要目的。

（二）示范引领学科（8个）

1. 急救创伤中心

整合重症医学科、胸外科、神经外科组成急救创伤中心，以建成国家级临床重点专科（重症医学科）和浦东新区学科群为目标，以创伤性出血、重症康复、创伤感染为优势病种，确立介入治疗创伤性出血、中西医重症康复、电针结合中药治疗创伤感染三大主攻方向。

2. 卒中中心

以建成国家高级卒中中心、上海市市级卒中救治中心、上海市重点专科为目标，以脑卒中、神经康复、神经退行性变疾病为优势病种，确立卒中救治技术、神经康复、神经退行性变疾病中西医结合规范化诊疗三大主攻方向。

3. 胸痛中心

以建成上海市领先的全国心血管疾病介入诊疗培训基地、国家级心脏康复培训基地、区级重点专科为目标，以胸痹、眩晕、心悸为优势病种，确立了胸痹的心脏康复为主攻方向。

4. 胃肠疾病诊疗部

整合消化内科、胃肠外科、肛肠科、内镜室组成胃肠疾病诊疗部，以建成浦东新区胃肠道肿瘤中西医结合治疗重点专病或重点专科、胃肠道及肛周疾病高桥区域诊治中心为目标，以胃肠道良性肿瘤、腹痛/胃脘痛、胃肠道恶性肿瘤、慢性便秘为优势病种，确立内镜筛查和胃肠道肿瘤中西医结合序贯治疗两大主攻方向。

5. 泌尿及生殖医学部

整合男性病科、泌尿外科、妇科和产科组成泌尿及生殖医学部，以将男科、泌尿外科建成市级重点专科，妇科建成浦东新区重点专科，产科建成浦东新区中西医结合促进产后康复治疗中心，中西医结合产后康复建成浦东新区重点专病或专科，中西医结合生殖医学科建成上海市中西医结合生殖医学重点专科、浦东新区中西医结合生殖医学重点学科为目标。以不孕不育症、前列腺疾病为优势病种，确立生精汤和益肾清利方院内制剂、微创生殖手术助孕两大主攻方向。

6. 健康管理部

整合治未病学科、营养科、体检中心组成健康管理部，以建成全国级健康管理示范基地、区域性中西医结合健康管理中心、重点病种研究示范中心为目标，确立区域人群健康管理模式、全生命周期健康管理、大健康产业发展为主攻方向。

7. 老年医学中心

整合传统医学中心、中医全科、肿瘤一科组成老年医学中心，以建成上海市中医重点专科、浦东新区中医老年病专科联盟牵头单位、浦东新区中医高峰高原学科为目标，以围绝经期综合征、老年共病、老年恶性肿瘤为优势病种，确立中西医结合诊疗技术、老年共病护理体系两大主攻方向。

8. 针灸科

以建成浦东新区北部乃至长三角的中医非药物诊疗中心为目标，以颈椎病、腰腿痛、肩凝证、膝痹为优势病种，确立脏腑病的中西医结合治疗这一主攻方向。

（三）区域特色学科（9个）

1. 内分泌科

以建成上海一流的中西医结合重点专科、优势专科平台和示范单位为目标，以消渴病、消渴病痹证、瘿病为优势病种，确立消渴病、甲状腺疾病、骨质疏松三大主攻方向。

2. 儿科

以建成市级中西医结合重点专科、区域性儿童哮喘诊疗中心为目标，以哮喘、肺炎、性早熟为优势病种，确立徐氏儿科特色疗法、性早熟的中药调理两大主攻方向。

3. 脊柱外科

以建成浦东新区重点专科，申报浦东新区北部医联体脊柱疾患区域诊治中心和脊柱微创中心，打造腰椎间盘突出症和颈椎病专病诊治中心为目标，以颈椎病、腰椎间盘突出症、胸腰椎骨折为优势病种，确立脊柱手术微创化、脊柱疾患骨伤康复一体化、MDT颈椎病和腰痛病专病诊治中心三大主攻方向。

4. 呼吸内科

以建成国家呼吸医疗中心、上海市重点专科、浦东新区重点学科为目标，以慢性气道疾病、肺部感染、肺癌为优势病种，确立慢性气道疾病肺康复、肺部感染病原体ROSE快速诊断、肺癌MDT团队建设三大主攻方向。

5. 皮肤美容与烧伤医学部

整合烧伤整形科和皮肤科组成皮肤美容与烧伤医学部，以建成七院特色科室为目标，以色素性皮肤病、皮肤老化及皱纹、整形及瘢痕、皮肤肿瘤为优势病种，确立皮肤年轻化、延缓衰老以及各类皮肤肿瘤切除、外伤美容缝合以及瘢痕诊疗一体化的两大主攻方向。

6. 急诊与感控部

整合急诊科和感染科组成急诊与感控部，以建成上海市中西医结合感染性疾病研究中心、区域内急诊与感控中心、浦东新区高峰高原学科为目标，以脓毒症、急性肾功能不全、感染性疾病为优势病种，主攻脓毒症的中西医结合治疗。

7. 甲乳疝外科

以上海市甲状腺疾病重点专科、浦东新区乳腺和疝外科重点专科、三级亚专科分科为目标，以甲状腺恶性肿瘤、乳腺良恶性肿瘤、腹壁疝为优势病种，确立甲状腺恶性肿瘤的中西医结合疗法为主攻方向。

8. 医学检验科

以建成浦东新区重点学科、区域检测中心、"精准医学"平台、病原微生物快速检测技术平台为目标，确立自身免疫性疾病诊治评价的生物学标志物及发病机理研究、病原微生物感染的快速诊断两大主攻方向。

9. 核医学科

以建成市级重点专科、区域核医学中心（浦东新区北部区域）、区级核医学研究所为目标，以心脑血管疾病、甲状腺癌为优势病种，确立心血管疾病、脑血管疾病、核素靶向治疗学三大主攻方向。

（四）培育提升学科（10个）

1. 肝胆医学部

整合肝胆外科和肿瘤二科组成肝胆医学部，以建成区域肿瘤中心为目标，以肝癌、胆管癌、黄疸为优势病种，主攻肝胆肿瘤方向。

2. 血管外科

以建成上海市颈动脉体瘤重点专病、浦东新区重点专科为目标，以颈动脉体瘤和下肢动脉闭塞为优势病种，主攻颈动脉疾病诊治、下肢动脉闭塞中西医结合治疗。

3. 创伤骨科

以建成浦东新区重点专科、浦东北部医联体四肢创伤疾患区域诊治中心，打造股骨转子间骨折、桡骨远端骨折专病诊治中心为目标。以股骨粗隆间骨折、股骨颈骨折、桡骨远端骨折为优势病种，确立老年髋部周围骨折康复、创伤疾患骨伤康复一体化、复合伤MDT特色诊治中心建设三大主攻方向。

4. 关节外科

以建成浦东新区重点专科、浦东新区北部医联体关节疾患区域诊治中心、运动医学中心、老年高龄股骨颈骨折手术康复一体化治疗示范点为目标，以肩袖损伤、半月板损伤、股骨颈骨折为优势病种，确立关节常见病、多发病的手术微创化、康复一体化、MDT专病诊治中心建设三大主攻方向。

5. 麻醉科

以建成国内有影响力的中西医结合麻醉（含疼痛）学科、市内先进的中西医结合麻醉（含疼痛）学科、区内领先的中西医结合麻醉（含疼痛）学科为目标，以中医药技术围术期生理机能调控、B超引导下的经腋路输液港植入术、可视化麻醉及疼痛操作为优势技术，主攻中西医结合防治老年病患者术后认知功能障碍方向。

6. 药学部

以建成具有区域示范效应的中西结合药学重点学科和上海市临床药学重点专科为目标，主攻中西结合临床药学服务机制、中药院内制剂成果转化、智慧药学内涵建设。

7. 护理部

以建成国家级重点学科、上海市重点学科为目标，围绕康复、中西医结合慢病管理、中西医结合危重症护理三大主攻方向，开展乳腺淋巴防治、卒中康复、心肺康复、烧伤康复。

8. 医学影像科

以建成区级重点学科、医院重点学科为目标，以缺血性脑卒中、睡眠障碍为优势病种，主攻缺血性脑卒中神经影像、睡眠障碍神经影像。

9. 病理科

以建成远程病理诊断中心、浦东新区重点学科为目标，以Fish分子病理检测、消化道肿瘤病理诊断和穿刺活检病理诊断为主攻方向。

10. 超声医学科

以建成浦东新区重点学科为目标，以甲状腺微小乳头状癌、甲状腺良性大结节、前列腺增生为优势病种，确立前列腺激光消融这一主攻方向。

（五）薄弱扶持学科（3个）

1. 耳鼻咽喉科

以打造涵盖科研提升、人才培养的优势专科平台和示范单位为目标，以喉喑病（声带息肉）、暴聋（突发性耳聋）、鼻渊（慢性鼻窦炎）为优势病种，确立突发性耳聋、过敏性鼻炎两大主攻方向。

2. 眼科

以打造涵盖理论创新、科研提升、人才培养、技术推广的优势专科平台为目标，以圆翳内障、胬肉攀睛、视衣脱离为优势病种，确立糖尿病相关眼病、儿童青少年视光医学两大主攻方向。

3. 口腔科

以口腔种植、牙周病、正畸为优势病种，确立口腔种植专科门诊项目、椅旁CAD/CAM即刻修复技术两大主攻方向。

四、实施路径与举措

（一）完善公共平台，推进研究型医院建设

"十四五"期间，围绕医院"以临床为主体，科研与教学为两翼"的战略方针，以形成临床指南或临床路径为目标，做实、做浓中西医结合研究型医院，推动医院向临床诊疗与医学研究并重转型发展。

1. 加强国家药物临床试验机构建设

完善临床研究质量保证体系，按照国家GCP规范强化临床研究的流程管理，建立基于风险管理的临床研究质量控制和项目管理系统，通过临床研究的互联网监察、稽查，实现临床研究质量管理的远程信息化。加强医院Ⅰ期临床研究室建设，提升Ⅰ期临床研究项目的信息化管理水平，深化临床研究病房内涵建设，将临床研究病房建设成为高质量临床研究示范病区，并作为规范化临床研究培训基地。加强与生物医药产业的合作交流，争取承接国际多中心临床试验项目。

2. 加强医院医学伦理委员会建设

提高伦理审查水平与效率，优化医院伦理委员会的操作规程。推动医院临床资料的科研利用。在受试者保护的基础上，使医疗资源最大限度地被研究者使用；在泛知情同意与临床工作的结合和实施、医疗数据共享方面进行探索；在符合我国法规并与国际法规相结合的情况下，与国内的伦理审查委员　起，共同建设公认有效可行的伦理实施操作指引，以推动我国大数据和临床剩余样本的科研再利用。探索如何将符合国内和国际法规的知情同意方式应用到临床科研先进科室推行，然后进一步通过跟踪管理和优化指导后，预期在全院逐步推广。

3. 加强医院CRU建设

配备专业技术设备，建立开放式技术服务平台，并引进精密仪器设备，提升技术服务水平。建立集中统一、条件合格、规范管理的专业模式生物动物实验中心，形成有中西医结合特色的实验动物使用服务体系。建立研究型实验教学管理平台，建立医学学术型研究生培养模式，培养科学素养与科研技能，加快科研产出。通过数字化建设设立"实验室信息管理系统"，实现科研信息网络化管理，提升软环境质量，提高实验室的管理效率，保证数据的溯源性、真实性。完善细化各类规章制度，包括实验室生物安全与应急预案、仪器标准操作规范、技术标准操作规范、计量管理制度。以项目为纽带，采用灵活的管理机制，引入企业等合作单位及PI，不断完善实验平台建设，助力临床研究。

4. 加强医院生物样本库和数据管理室建设

以重点病种建设为契机，加强建设中医临床生物样本库。从资源、信息、技术与培训及质量控制方面，完善运行机制，实现样本库信息的互联互通，同时加强样本库的安全机制管理，实现对生物样本的权限管理。建立并完善样本库的质量控制体系及工作制度。以医院信息化建设为基础，建成七院临床科研数据管理中心，形成慢性疾病中医药防治的大数据库，开展基于临床大数据挖掘研究。加强临床研究数据管理的信息化建设，探索实现医学研究数据在临床与科研之间的互联互通。加强数据管理系统建设，规范多中心临床研究的实施，如数据采集及数据管理，推动临床研究数据的集成及有效利用。

（二）提升循证能力，促进临床研究转化

1. 有效发挥中医药循证医学研究分中心能力

"十四五"期间，通过信息化软硬件系统购置、升级和改造等方面加强中医药基本循证能力建设。在人员培训方面，分层次、分类别、重点突出地设置培训课程，做到临床研究培训制度化、规范化和系统化；在培训内容上，涵盖临床研究规范化、临床研究设计思路与方法、循证医学、医学伦理学等；建设和完善循证中医药临床研究设计及评价技术规范，完成优势病种的中医药循证临床路径/指南的研究制定。加强高水平中医药循证医学研究人才梯队建设，建立临床研究项目质量管理及控制的人员队伍及其运行机制。

2. 积极增强中西医结合成果转化平台能力

加强临床研究成果转化专项经费投入，增进对外交流合作，进一步加强院企密切合作，积极开展生命科学前沿技术的研发与转化应用研究及临床评价研究。重视知识产权，探索建立与生物医药、医疗大数据、人工智能等相关专业的合作模式，形成开放、流动、竞争、协作的运行机制，促进专利的授权和转化，提升区域影响能力。以提高临床疗效为目标，促进临床基础研究与临床研究融合，努力建立中医特色的成果应用推广辐射平台，促进科技成果转化，构建衔接紧密、协同整合、服务临床、转化顺畅的医学科技创新体系。

（三）加快人才引进培养，优化人才队伍结构

1. 加强临床研究队伍和能力建设

通过制订完善科研人才队伍培养、考核、引进及首席研究员等体制机制，人才引进与培养相结合、临床与基础相结合建设一批梯队合理的临床科研人才队伍，全面提升医院临床研究水平。实行高门槛的准入制度、灵活务实的科学评价制度和严格的退出机制，根据学科发展规划设立严格的岗位聘任标准和考核机制，包括人才培养、学科队伍、学术成果、转化应用等。设立以项目为基础的科研人员编制、岗位考核评估与薪酬体系，完善医教研一体化考核分配制度，提高人力资源效率。同时积极争取各级政府支持，力争进一步解决人员编制，尤其是公益性科研人员编制和薪酬问题。在目前编制有限的情况下，坚持编制、待遇向优秀人才、关键岗位倾斜的原则。

2. 分类优化实施医院人才工程方案

坚持"因人制宜"的培养原则，从个人的发展规律和特点出发，对接需求、强化优势，积极培养国家级、省市级、校级与院级各层次各领域专长的高层次、复合型人才。积极打造中西医结合人才高地，推广中医药特色诊疗手段，体现中医特色优势，进一步推进学科人才梯队建设，特别是优秀青年人才和后备学科带头人建设，对院内的人才分类、分层培养，使各类人才形成合力。尤其是完善具有中医特色的优秀人才队伍建设，充分发挥医院名中医、高级中医师及各类传承型中医人才的积极性，构建良好的中医传统文化氛围。预计到"十四五"末，通过优化激励机制、调整结构分布，卫生技术人员数达到1 330人，占医院员工总人数的87%左右，其中执业医师数达到492人、注册护士达到646人，临床医师中高级职称人员占比49%，逐步形成素质优化、结构合理的人才梯队。

3. 建立一支"三合一"的专业化临床研究管理团队

"十四五"期间，探索临床研究中心"全流程归一"管理模式，充分发挥GCP专

业人员、伦理专业人员、医学统计分析人员"三合一"的专业化临床研究管理人员团队作用，实现涵盖项目设计、立项审核、质控管理和结题验收的全流程质量管理机制，规范并简化审核手续，提升药物和器械临床试验、研究者发起的临床研究的规范性和科学性，有效保障临床研究质量。

（四）丰富教师团队，提高临床教学胜任力

1. 巩固国家级教学基地建设，做实规培基地建设

继续夯实做好国家级中医住院医师、全科医生规范化培训（培养）基地。紧抓基地内涵质量，提升引领辐射作用，进一步推进美国心脏协会（AHA）心血管急救培训基地建设工作，发挥区域内教学培训功能，逐步打造医院教学基地品牌，提升教学影响力。完善住培管理体系、梳理临床教学构架、改进教学床位缺项、加强教学督导机制、开展中医内涵教学帮扶，对现有教学工作进行梳理与调整，不断丰富中医规培内涵。

2. 再造临床教学流程，提高临床教学水平

"十四五"期间，根据《关于进一步提升医院教学工作的指导意见》，细化《临床教学实施规范》《临床科室教学管理评价考核方案》等，严格参照制订的相关教学规章制度开展教学相关工作，规范教学查房、教学小讲课、理论课授课、见实习带教等各项教学工作，并予以推进落实。以师资队伍建设为主轴，创建高水平的教学团队，依托上海中医药大学的优质培训平台，以岗位胜任力为依据，选派骨干教师进行专业化培训。丰富和改革骨干教师培训形式，每年完成培训600人次。根据上海中医药大学的教学要求向世界各高等院校输送中医骨干师资，承担国际授课任务，传播中医药文化。

3. 加强核心课程建设，优化中西医结合临床教学模式

"十四五"期间，深化医院临床教研室工作内涵，努力做到上好一堂临床专业课、主编一部高水平的教材、打造一支有特色的教学团队，不断完善教研室综合考评体系和多元化的督导评价体系。坚持"以本为本"，夯实课堂教学，深化医教协同、院校联动，积极探索新形势下"5+3"一体化长学制培养模式，强调"早实践、多临床"的中西医结合人才培养理念。倡导现代教育信息技术的融入，探索MOOC课程、SPOC课程等混合式教学方法在临床教育不同阶段的应用与实践。注重临床教学积累，聚焦成果产出，鼓励研究生参与以成果为导向的创新创业类项目，争取新增1个博士点。

4. 探索建设模拟实训中心，提升竞争力

"十四五"期间，以医院科教大楼建设为契机，建设契合医学教育改革、满足临床实践需求，集"技能实训、医学演练、课程考核、教研质控"四位一体的中西医结合临床模拟实训中心。进一步开发、应用教育管理信息平台，丰富自主学习内容，

提高教学实效，严格考核方案，实现标准化、一体化临床教学与实训管理。同时加强模拟医学教育与示范带教科室的有机联动，建立具有学院特色的中西医结合实训团队，输出优质实训品牌课程，实现医学教育全过程的岗位胜任力培养。发掘更多新兴领域和多学科联合项目，更好地充实医院继续教育项目申报体系，填补空白领域，扩大医院影响力。

（五）加强深度协同支撑，优化学科建设与发展环境

1. 开展门诊特色服务，做强、做大特色中医学科

挖掘重点专家及特色科室，打造专家（特需）医疗特色品牌，结合中西医结合优势大力推广康复、传统医学、代谢病管理等特色项目。做好门诊传统中医学科的建设，鼓励西医类学科积极应用中医药方法，推进中西医学科在门急诊的运用，实施精细化、多样化的分时段预约服务，提高中医治疗效果，建立围手术期中医临床发展路径，大幅提高医院综合医疗服务能力。根据各科优势病种，以及临床各专科学科发展方向，规范专病门诊的设置及开展，进一步提升专病门诊的内涵，减少医疗资源浪费，为专科向重点学科发展打下坚实基础。同时以优势专病为基础，为MDT门诊奠定基础。

2. 加大专业设备投入，服务中西医诊疗需求

围绕学科建设与医疗服务需要，完善医院专业装备的配置，优先引进与医院功能定位、服务需求、特色人才、重点学科建设等相适应的专业设备，实现建设全国一流的以康复治疗为特色的中西医结合医院目标，预计"十四五"期间专用医疗设备总价值将达到7.1亿元。① 增加核磁共振、CT、PET/CT、DSA、手术机器人，建立杂交手术室、聚焦超声肿瘤治疗系统、检验超声等大型设备；② 以康复治疗为特色，计划采购脊柱功能测试训练系统、机器人步态测试评估训练系统、下肢机器人、下肢康复训练器、四肢联动训练、后置步态训练器等康复设备，提升医院康复治疗水平；③ 采购低频治疗仪、中频治疗仪、磁振热治疗仪、微波治疗仪、熏蒸机等中医治疗设备；④ 在中心实验室购置实时荧光定量PCR、高效液相色谱仪、激光衍射粒度分析仪等设备。

3. 大力推进信息化建设与智慧医院项目

信息化建设是学科建设必不可少的重要支撑，医院将推动医院信息化更新换代，与医学技术协同发展。"十四五"期间，继续以电子病历分级评价的6级标准建设和完善应用系统，信息化触角深入各个学科建设领域，应用互联网+、5G、人工智能等先进技术，迎合各职能部门与临床业务科室的智慧化需求，使得传统的学科建设方式与现代信息技术逐步融合。继续探索互联网医院新功能，整合用户需求，优化互联网医院就诊流程。完善各类信息数据知识库，形成良好的信息集成平台，为医院运营管理、病历管理和医疗服务提供支撑，同时严格按照等级保护2.0标准对现有

安全环境进行全面升级并加强，保障医院信息系统的安全可靠。推进智慧药房建设，优化药品保障流程，研发应用药房服务机器人，实时监控药品库存状态，利用机器视觉技术来替代人工调配药品，利用自主导航功能实现各个场景的自动化物流配送。

五、组织落实与保障

1. 成立学科办，提供坚强的组织保障

建立健全党委研究讨论医院重大问题机制，认真贯彻落实党委领导下的院长负责制，把党的领导融入医院治理各环节。在医院层面成立学科建设工作领导小组，下设办公室在科研处，出台《关于加强医院学科建设的意见》，并聘请由大型三级医院的临床资深专家和科研处、教学处和人事处处长等外部专家组成的学科建设专项咨询委员会，负责确定医院重大学科发展方向和集中优先支持领域，定期督查学科规划落实情况，发现并帮助科室解决学科建设过程中的各种难点和问题。

2. 以目标为导向，建立激励与约束机制

医院将多渠道筹集建设资金，进一步加大学科建设经费投入力度，同时对经费使用情况进行绩效评估。通过校院联合、院企联合、项目合作、大项目的申报等方式，积极组织和动员各级各类科研项目的申报，对立项科研项目经费进行不低于1∶1的匹配，医院统筹所有项目的匹配经费，主要用于科技平台以及与学科建设相关的软硬件建设，提升综合实力。完善学科建设的绩效管理与激励分配体系，探索将临床研究纳入科室绩效考核指标。

3. 加强文化建设，营造良好氛围

把学科建设与文化建设紧密结合，通过建设和融入医院精神文化，为学科建设构筑灵魂，以医院的发展目标规定学科建设的任务，以医院的办学宗旨把握学科建设的服务面向。医院文化建设中将进一步突出中医药文化价值观的优势和特色，注重秉承医院百年历史发展的优良传统，持续塑造独特鲜明的"大同文化"，以文化引领医院学科建设，持续改善医疗服务、创建服务品牌。医院将开展不同层次、不同形式的学科建设方面的培训，增强全院职工（尤其是科主任、学科带头人）对学科建设的管理创新、人力资源竞争和自我发展能力、人才资源可持续发展，信息资源提高效率和效益等理念的理解、认同，增强全体职工主动学习、积极参与学科建设的意识，充分发挥主人翁的能动性，健全科主任是学科建设第一责任人的制度，坚持高标准要求，一级抓一级，一级带一级，坚持中西医结合的办院方向，坚持不懈地加强学科建设和人才队伍建设，务求工作落到实处，取得实效。

（夏　伟）

第四章

春华秋实，十年建设结硕果

自2012年4月，医院转型发展的十年来，七院经历了"十二五"期间的学科建设三年行动计划、"十三五"和"十四五"期间的学科发展规划，医院紧紧围绕"做浓中医、做好西医、做实中西医结合"的发展理念，坚持以提高医学科研创新水平为主线，各项学科建设工作稳步推进，学科品牌得到新提升，高质量科研成果得到新突破，创新研究平台得到新拓展，科研体制机制获得新优化。

第一节 学科布局稳步推进

经过十年的转型发展，坚持中医内涵建设和学科人才发展，鼓励临床科研和成果转化，七院形成了中西医结合的大健康、大康复、大智慧的发展理念，并根据服务人口的疾病谱和学科发展基础，确立了具有学科品牌特色的六大发展方向（包括康复、健康管理、急救创伤、心脑血管疾病、肾病、代谢性疾病），根据转型为中西医结合的性质，结合国家发展政策和服务人口的医疗需求，建立了"六部五中心"的架构，向医、教、研协调发展的国内一流的三级甲等中西医结合医院奋进。

一、"五个一批"学科布局

"十二五"末期，七院经过充分论证，整合医院资源、科学规划发展，制订了"重点支持、巩固提升、培养特色、帮助扶持"——四类分层的"十三五"学科发展策略，打造了一批具有品牌服务效应的学科品牌；经过"十三五"的发展建设后，通过科学评估并制订了"十四五"规划，确立了整体打造形成"攀登一批、引领一批、巩固一批、培育一批、扶持一批"的"五个一批"学科布局体系。经过十年建设，七院新获上海市中医培育专科、上海市中医薄弱领域专科、浦东新区重点学科和学科群、重点专科、高峰高原学科等上海市级、浦东新区级学科、专科建设项目41项，获得学科建设项目经费超过1亿元。同时，大力开展中医传承基地建设，依托浦东新区海派中医流派分基地建设项目，发展医院海派中医特色，建设徐氏儿科、陆氏针灸、顾氏外科、石氏伤科、张氏内科五大海派中医流派浦东新区分基地工作室；以国家级、上海市级重点专科建设项目为基础，借势浦东新区中医人才引进计划，建立了沈宝藩国医大师、李佃贵国医大师、唐强省级名中医、何立群上海市名中医、陈跃来上海市名中医工作室。

二、确立"三大"发展理念

1. 大健康

2013年，国务院发布了《国务院关于促进健康服务业发展的若干意见》，该意见将健康管理与促进列入健康服务业的四大核心内容之一。我国"十三五"发展规划中提出了"大健康"建设，"大健康"理念与健康管理旨在完善相应的目标、原则、手段和方法。《健康中国2030规划纲要》指出，"共建共享是建设健康中国的基本路径""全民健康是建设健康中国的根本目的"，核心是以人民健康为中心，以改革创新为动力，预防为主，中西医并重，把健康融入所有政策，推动人人参与、人人尽力、人人享有，落实预防为主，推行健康生活方式，减少疾病发生，强化早诊断、早治疗、早康复，实现全民健康。

在"大健康"理念和国家宏观政策及战略目标下，七院作为全市卫生健康系统规划的58个医疗服务圈之一，承载着服务自由贸易试验区，守护长江口流域以及上海东大门的重任，是浦东新区北片区域医疗中心，为外高桥区域内人民群众的生命健康安全保驾护航。服务人群数量庞大且相对稳定，具备开展健康管理的实力和优势。因此，医院抓住健康管理发展的机遇，决定将"大健康"纳入医院的重点发展方向之一。

2. 大康复

随着人类疾病谱的改变、医学模式的转变和人们对健康需求的提高，康复医学在世界范围内日益受到重视，发达国家康复医疗服务体系建设已基本成熟，作为现代医学不可缺少的重要组成部分，正逐渐向多极化方向发展并向临床各学科延伸，呈现出良好的发展趋势。康复医学涉及领域也从最初的神经康复和骨关节康复逐步延伸到脏器康复、烧伤后康复、老年康复、儿童康复、残疾人职业康复等众多领域。

同时，关于推进康复医学发展的文件逐步颁布，《国务院办公厅关于印发国家残疾预防的行动计划（2016—2020年）的通知》，强调加强康复服务，推进疾病早期康复治疗，减少残疾发生，减轻残疾程度;《国家卫生健康委办公厅关于开展加速康复外科试点工作的通知》，强调要加强对医务人员和患者的宣教，将康复理念融入相关疾病的治疗；国家八部委联合发布了《关于加快推进康复医疗工作发展意见》，要求健全完善康复医疗服务体系，加强康复医疗专业队伍，提供康复医疗服务能力，推进康复医疗领域改革创新，推动康复医疗服务高质量发展。在这种背景下，七院顺应社会对康复医疗服务快速提升的需求，以及国家对康复医学发展的强力推进，将

"大康复"确定为医院的重点发展方向，进一步探索临床与康复深度融合的"大康复"学科发展模式。

3. 大智慧

现代化医院是一个功能多样又极度开放的社会有机体，不仅内部的层次和部门繁多、各种联系错综复杂，而且面向社会的外延也极其丰富，涉及政府、企业、社团、社区等几乎所有社会机构。因此，现代化医院对智慧化和数字化技术有着更为迫切和实际的需求。通过智慧化建设提升医院的管理水平、节约能耗、提高效率、优化服务，促进医院高质量发展，因此，医院将智慧化建设确立为医院的重大发展内容之一。

三、"六部五中心"学科群

1. "六部"

整合具有中医底蕴和西医特色的科室，培育中西医结合特色学科，建设具有中西医结合特色的"六部"。

（1）泌尿及生殖医学部　整合具有中医底蕴的男性病科、西医为长的妇产科和泌尿外科，打造具有中西医结合内涵的中西医结合泌尿与生殖医学部。

（2）皮肤与烧伤医学美容部　根据医疗美容的广大需求，整合具有中医底蕴的皮肤科、传统强势西医学科的烧伤科，打造具有中西医结合内涵的中西医结合皮肤与烧伤医学美容部。

（3）健康管理部　将西医为主的体检中心和中医元素的治未病科整合，并新建中医综合治疗区，建成中西医结合健康管理部。

（4）胃肠疾病诊疗部　整合以西医为主的胃肠外科、内镜室，中西医并重的消化内科及中医外科为主的肛肠科，建立中西医结合胃肠疾病诊疗部，开展胃肠疾病一体化序贯诊疗的医疗服务。

（5）肝胆胰及肿瘤综合诊疗部　由中西医并重的肿瘤二科和以西医为主的肝胆胰外科组建为中西医结合肝胆胰及肿瘤综合诊疗部，建成了以患者为中心的肿瘤综合治疗学科。

（6）急诊与感控部　为了高效配置资源、快速响应传染病防控，建立由急诊内科为主体牵头部门，整合感染性疾病科、发热门诊和职能科室医院感染管理科而成，确立平战结合疫情防控模式和中西医结合救治模式的学科特色。

2. "五中心"

以优势病种为切入点，建设具有区域服务效应和影响力的胸痛中心、卒中中心、急救创伤中心、传统医学示范中心和康复医学中心五大中心。

（1）胸痛中心　为患者构建从发病到救治的全程绿色通道，让患者在黄金救治时间内被抢救、得到有效救治，减少心脏性猝死发生率，提高心脏骤停救治成功率。七院于2016年成立了胸痛中心，并于2018年正式通过中国胸痛中心认证。

（2）卒中中心　为了打通脑卒中救治绿色通道，开启"争分夺秒，守护大脑"模式，七院建立了"卒中中心"，并在2015年取得中国卒中中心资质，2020年被授予国家卫生健康委脑卒中防治工程委员会"综合防治卒中中心"单位，2021年被授予中国卒中学会"综合卒中中心"单位。

（3）急救创伤中心　按照《浦东新区深化医药卫生体制综合改革试点实施意见》强化院前急救体系和优化创伤急救中心布局，建立了创伤急救中心，建立了绿色通道，优化了急救流程，极大地提高了严重创伤患者的抢救成功率。

（4）传统医学示范中心　原为中医科，始建于1955年，于2011年成立传统医学示范中心。在医院转型发展过程中承担起全院的传统医学传承、示范、引领的平台作用。

（5）康复医学中心　七院康复医学经过上海市医学重点专科、上海市浦东新区重点学科群、上海市浦东新区重点薄弱专科、上海市浦东新区中医护理示范病区等学科项目的建设，结合自身特色与中西医结合优势，将"医康融合"定位为医院发展品牌特色，旨在打造涵盖中西医结合康复医学理论创新、人才培养、技术推广的优势专科平台和示范单位，将康复医学科和康复治疗科整合为康复医学中心。

第二节　平台建设全面展开

七院转型升级为三甲医院后遇到了良好的发展机遇，临床各学科均走上了快速发展的道路，同时也遇到了前所未有的挑战。如何提高临床医生整体科研水平？如何使学科做大做强？同时，在医院升级为三甲医院后，也获得了更多国家、省市级、区级的科研项目，随着科研项目的增多，对科研仪器设备等的需求也大大增加。如果各科室各自为政，为完成科研项目而各自建立专属的实验室，这样既会造成一些小型科研设备的重复购置，又会造成一些大型、贵重设备因资金原因难以购置，同时也会造成一些设备的使用率不高，致使科研资源浪费。针对医院发展面临的这些问题，在医院刚完成转型发展的初期，医疗发展尚需大量经费的情况下，王杰宁院长下定决心，整合全院科研资源，打造一个全院科研实验资源共享的平台，促进医院的医学研究能力快速提升。

一、研究平台

1. 中心实验室

2013年3月，在七院转型初期，七院的研究平台——中心实验室成功创建。

2013年底，在以中心实验室为核心的基础上，成功挂牌成立了浦东新区中医药科技成果转化基地——中西医结合科技成果转化平台（国家中医药管理局批准）和上海中医健康服务协同创新中心转化医学研究平台（上海中医药大学批准）。目前中心实验室下设5个功能实验室，包括植物化学实验室、细胞生物实验室、分子生物实验室、免疫组化实验室和生物医学信息室，实现了以下功能。

（1）助力全院科研水平提升　由于医院刚从二级升为二甲，科研能力薄弱，且现有的科研工作也多限于一般临床资料的收集与分析，写一些经验总结或简单重复性的文章，不能规范化地开展医学前沿性和基础性的研究，使临床医生的经验转化为国内或国际标准。在新形势下，必须结合医院发展趋势和自身实际需要建设中心实验室。通过人才引进等方法，规范临床研究，大力开展基础研究，如开展细胞和分子水平研究等，紧跟科研前沿，结合医院的中医药特色，走一条具有自身特色的科研之路，从整体上提高科研技术水平，扩大医院知名度，并能为医院带来良好的经济效益和社会效益。

（2）规范医院科研人才培养　临床医务人员业务水平的提高，离不开基础和转化研究的支撑。学科要发展，人才是关键。加强人才培养和人才梯队建设，以及各学科高学历人才储备，对实验水平和科研环境提出了更高要求。中心实验室和转化医学研究所可以为他们提供良好的科研和成长环境，为医务人员业务水平的提高，施展其才华提供一个良好的平台，也为医院医疗水平的提高起到了推动作用。

（3）加速研究生质量提升　随着医院升级为三甲医院，并成为上海中医药大学附属教学医院后，将会承担越来越多的研究生培养任务。良好的科研环境是培养高质量研究生的重要前提。加强中心实验室和转化医学研究所的建设，使其拥有高素质的科研人员和精良的科研设备，对提高研究生培养质量具有重要意义。

（4）促进医学研究转化　将中心实验室与转化医学研究所合二为一，人才和设备资源共享，对转化医学研究的发展具有最高性价比。转化医学的核心是在基础研究和临床医疗之间建立一座桥梁，建立一种最直接的联系，缩短二者的距离，是将基础研究成果转化为为临床患者提供直接的治疗手段，强调的是从实验室到病床旁的连接。同时，又强调在临床医疗过程中发现问题，并进行科学的研究以解决问题，进而反馈到临床医疗实践中。毫无疑问，在这一过程中离不开规范的科学方案设计和实施。中心实验室和转化医学研究所拥有高素质科研人才和精良设备，对基础研究和临床医疗的相互转化具有显著促进作用。

2. 临床研究中心（CRU）

为深入贯彻《中共中央　国务院关于支持浦东新区高水平改革开放打造社会主义现代化建设引领区的意见》，推进实施《关于加强本市医疗卫生机构临床研究支持生物医药产业发展的实施方案》，全方位落实《浦东新区推进高水平改革开放打造社会主义现代化建设引领区实施方案》中关于"支持研究型医院建设发展、开展高质量药物临床试验和研究"的任务要求，为支撑研究型医院建设，医院确立了以转化医学为目标，制订了"一扩一改一展工程"方案，建设了能够实现从临床研究到基础研究，再到转化研究全过程的临床研究中心（Clinical Research Unit，CRU）。

（1）"一扩"工程　在院中心实验室周边，充分利用建筑空间进行扩建，扩建区域包含两个部分：一是新建全院生物样本库，建设全院性的生物样本信息服务平台。随着精准医学时代的来临，生物样本库作为转化医学研究的重要资源，是其发展的基石。生物样本库的重点在于生物样本的采集、存储、管理、全流程质控等管理。建立高质量的生物样本库对于探索新的治疗途径，开拓新的诊治手段，优化医药研发的资源配置都有极其重要的意义。根据各转化研究学科特色明确建库重点，为临床转化研究提供优质临床资源。二是新建全院动物房，以动物表型分析平台为特色，开展各种基因敲除小鼠表型分析、疾病动物模型表型分析、药物筛选及评价工作。

（2）"一改"工程　将总面积约5 000平方米的3号病房楼全部改造，融合上海中医药大学健康管理与产业发展研究所的高度，结合中国康复医学会医康融合工作委员会主委单位的优势，建设全新的中西医结合转化医学大楼：一楼功能区为名中医工作室、院士工作站、浦东工匠工作室、智慧中药房等；二楼、三楼功能区为至少有30张床位的智慧型和研究型病房；四楼功能区为区域健康大数据驾驶舱、区域医康养示范厅、院内制剂研发平台以及GCP机构和研究所的办公场地。

"一扩一改"工程建设完成后，作为七院的CRU，不断聚焦疑难危重症诊治、关注重大疾病研究，努力发展成为具有中西医结合特色的临床研究中心、多学科诊疗中心、大数据管理中心、生物样本中心、成果转化中心，以医学转化为导向，通过制订标准、建立规范，形成特色，打造品牌，推动医院发展的层次水平不断迈上新台阶。CRU为开放共享和设备齐全的科研平台，有利于提高科技资源的使用效率，实现研究型医院科技创新的跨越式发展，提升医院的核心竞争力。可贯穿于生物医药创新研发、成果转化、产品应用的各环节，是推动产业发展的重要力量，助力高水平研究型医院的建设。

（3）"一展"工程　为了扩大临床研究资源，高效地推进临床研究，七院积极扩展对外合作，并分别与多家高校、科研院所、企业签订了战略合作协议，推进医院的临床研究及产学研转的发展。

① 上海张江（集团）有限公司。在浦东新区加快引领区建设的背景下，为助力浦东新区打造自主创新新高地、助力浦东新区打造世界级生物医药产业集群，七院与上海张江（集团）有限公司双方决定，充分发挥各自领域的禀赋、能力、优势和影响，围绕"一个主题、三个对接、一个保障"，共同打造医企联动、医工交叉、医养融合的浦东样本。

"一个主题"，即聚焦康养主题，集成双方的科创资源、产业资源、场景资源、临床资源，共同打造智能康养产品、技术、服务、标准、模式的策源地、创新地和输出地。共同建立"园中院"+"院中园"的医康养开放创新中心，加速推动医工交叉创新产品的原型产生、概念验证和升级迭代，通过双向孵化与转化，打造具有影响力的医康养产业策源地；共同推动医康养大数据和应用场景的深度挖掘，赋能医康养的基础研究、临床研究和产品智能化的研发、展示和应用推广；共同推动医康养集成化、体系化的浦东实践探索，争取形成浦东样本、输出浦东模式。

"三个对接"，即围绕医企对接，在临床试验对接、设备设施对接、成果转化对接方面，助力供需资源的有效精准对接。促进临床试验对接，重点围绕康复、卒中、健康管理等优势领域，加速七院优势科室与张江优势赛道，在临床试验、科研合作、课题申报等多方面的合作；促进设备设施对接，重点开放张江体系的孵化器、公共技术服务平台、大企业开放创新中心等设备设施，赋能七院科研与教育实践；促进成果转化对接，重点在中医院内制剂、中医疗法等方面，加速成果开发与转化，争取"浦东研发、浦东转化、浦东制造"。

"一个保障"，即双方成立联合工作团队和机制，高层面推进、强团队配置，确保双方合作取得实效，逐步构建紧密合作的生态协同联合体。

② 上海市生物医药技术研究院。该院由原上海市计划生育科学研究所、原上海人类基因组研究中心和原上海生物信息技术研究中心3家单位整合而成。聚焦生殖健康、基因测序、生物信息技术领域的资源优势，努力打造生物医药领域国际一流的技术研发和转化的创新科研机构，成为上海生物医药领域重要的战略科技力量，以及上海生物医药技术创新的策源地和成果转化高地。七院与上海市生物医药技术研究院双方秉承"平等、友好、互利"的合作理念，就大数据研究、生殖医学相关临床与基础研究、院内制剂新药开发、转化医药产品研发、临床研究方案设计、科研培训、科研人才培养等方面开展合作，进一步增强双方科研实力，搭建产学研医结合的转化医学研发平台，为转化医学发展做出贡献。

③ 黑龙江中医药大学附属第二医院。该院是一所集医疗、教学、科研于一体，突出针灸、推拿、康复特色的综合性三级甲等中医医院，是国家首批重点中医院（现代化中医医院）建设单位、全国中医中风病医疗中心建设单位、黑龙江省针灸推拿康复医疗中心、黑龙江省中医精准康复中心。七院与黑龙江中医药大学附属第二医院本着"友好合作、共同发展"的合作理念，拟就康复学科建设、中医人才培养、科学研究等方面开展全方位的深度合作，形成院院合作的良性互动，进一步提升双方各项工作水平，提升双方医院的知名度，达到相互促进、共同发展、互利双赢的目的。

④ 上海傅利叶智能科技有限公司。该公司是一家集智能康复系列产品研发、生

产于一体化的创新型公司，也是提供智能康复一体化解决方案的平台型公司。为加强康复专业人才的培养，促进海外先进产品概念临床转化，七院和上海傅利叶智能科技有限公司本着"自愿平等、开放公平、优势互补、互利共赢"的合作原则，通过整合双方资源，打造针对神经损伤、运动损伤、慢性病、老年人等人群的康复临床转化中心，提高相关人才培训质量，建立和完善相关专业人才培训体系，促进智能化设备和系统研发与应用示范推广。

⑤ 华润三九医药股份有限公司。该公司是大型国有控股医药上市公司，主要从事医药产品的研发、生产、销售及相关健康服务，是中国主板上市公司价值百强企业，为第一批国家级配方颗粒试点企业。七院与华润三九医药股份有限公司本着"互相信任、共同发展"的原则，经友好协商，有意展开全方位合作，并达成4点战略合作意向：推进高水准的医学研究及成果转化；统合各自资源，在大健康产品研发及市场推广、医养结合商业模式创新、智慧化健康管理平台打造等领域全方位合作；加强高层次骨干人才和青年人才培养，加大人才培养力度，鼓励优秀人才和国外高水平的大学和科研机构建立长期合作关系，促进中医药国际交流合作；通过双方的强强联合，不断探索总结成果，为公立医院改革示范提供借鉴。

⑥ 鲁南制药集团股份有限公司。鲁南制药集团是集中药、化学药品、生物制品的生产、科研、销售于一体的综合制药集团，设有国家手性制药工程技术研究中心、哺乳动物细胞高效表达国家工程实验室、中药制药共性技术国家重点实验室、国家级企业技术中心等多个高位研发平台。上海七院与鲁南制药集团股份有限公司本着"优势互补、资源共享、互惠双赢、共同发展"的原则，在人才培养、产品创新、临床研究、院企管理等方面发挥各自领域优势开展深入合作，旨在减轻政府财政负担、促进人民群众的康复保健事业发展，并促使双方建立长期、稳定、紧密合作关系。

⑦ 上海康桥药业有限公司。该公司是一家有着百年历史的上海老字号中药企业，经济实力与科研实力俱佳，在大健康产业和文旅产业的融合发展方面积累了丰富的运营经验。双方秉持"互惠互利、平等自愿、诚信合作"的原则，经友好协商，七院与上海康桥药业有限公司以"平等、互利、诚信"的合作理念为基础，结合上海中医药大学"双一流"建设和高水平地方高校建设背景，结合医院高质量发展的建设目标，在上海中医药大学、上海市中医药研究院健康管理与产业发展研究所建设的基础上，就中医药健康产品的研发与生产、共建研究所、中医药科研等方面展开合作，实现互惠互利、合作共赢的双赢局面。

⑧ 纳索菲德（上海）制药技术有限公司。纳索菲德是专注于中枢神经系统（CNS）疾病创新药及改良型新药的产学研一体化制药科技公司，致力于填补行业空白、打造集群效应，持续开发CNS疾病创新药及改良型新药；同时与科研院所积极

开展"产—学—研—医"转化，带动产业技术升级，服务地方医药产业、经济及社会发展。七院与纳索菲德（上海）制药技术有限公司秉持"互惠互利、平等自愿、诚信合作"的原则，经友好协商，本着"友好合作、共同发展"的合作理念，结合上海中医药大学"双一流"建设和高水平地方高校建设背景，结合医院高质量发展的建设目标，就建设联合实验室、科研项目合作、人才培养等方面展开深度合作，形成医研所的良性互动，携手开创双方互利合作、共赢发展的新局面。

⑨ 深圳市曦嘉医疗科技有限责任公司。七院与深圳市曦嘉医疗科技有限责任公司就共建精准脑康复中心，在临床研究、科研课题及人员培养等领域开展长期合作，以提高脑疾病的精准康复和治疗效果、应用智能影像分析技术与科研成果产出作为双方合作的目标，充分发挥双方优势，在科学研究和人才培养方面，整合全球优质专家资源，在共建国际化脑康复科研基地，优化医院转化医学平台运作等多方面进行深入战略合作；双方共同维护对方品牌形象，建立品牌合作优势，配合在媒体或重大活动中宣传"战略合作"的理念，进一步提升合作双方的品牌形象。

⑩ 上海西门子医疗器械有限公司。该公司主要开展医疗仪器设备的研发、设计、制造、销售、租赁、安装、维修及翻新公司及集团公司产品，主要包括计算机断层扫描设备、心血管及X射线产品、超声诊断仪及其他医疗设备和零配件、自产产品零部件系统集成，并提供技术和咨询服务。七院与上海西门子医疗器械有限公司签订了包括智能医疗器械创新研发及概念验证、临床学科水平提升、医工人才创新能力培养、学术交流平台搭建、项目合作机制模式等的战略合作协议。

⑪ 上海银行股份有限公司。为加深与医药研究机构、高等院校、生物医药科技型企业交流融合，促进产、学、研合作交流，巩固、扩大和密切双方的全面战略合作关系，实现"银医"双赢目标，七院与上海银行股份有限公司自贸试验区分行根据国家法律、法规以及监管机构有关规定，本着"自愿、平等、互利、守信"的原则，以共同发展和长期合作为目标，双方通过各自所在领域的品牌影响力，借助相关产品业务板块的合作，配合做好健康管理和智慧发展品牌建设及市场推广工作。

3. GCP

为了更好地适应我国临床试验发展需要，提高医院临床试验的效率与质量，使药物临床试验机构能够更加规范地管理临床试验，各专业能够高质高效地完成临床试验，医院决定筹建GCP。经过国家食品药品监督管理局评审，于2017年5月15日获得国家药物临床试验机构资格认定证书。共有7个专业组通过资格认定，分别是心血管内科、神经内科、普通外科、中医内科（肾病）、中医骨伤科、泌尿外科、妇产科。2018年成立Ⅰ期临床试验研究室，含有I期研究型病房32张床位，大大地提高了临床创新研究内容的能力。2020年8月新增了肿瘤科、内分泌科、重症医学科3个专业组，具有GCP资质的专业组达到了10个，涵盖了大多数常见病、多发病和疑难危重疾病的临床研究领域。

通过GCP的建设，规范了临床试验的研究者、申办者和监察员的职责；对临床试验的全过程，包括试验方案的设计、组织、实施，受试者的人选，资料的收集、报告和保存，试验结果的整理、统计分析等都做出了严格而明确的要求；并规定了临床试验的监察和质量保证制度；要求申办者和研究者均要制订并执行标准操作规程。

二、学术论坛

1. 大同论坛

七院自转型发展以来，逐步成为以中西医结合为特色的三级甲等中西医结合医院。随着学科发展和学术成果的快速提升，医院亟须建立学术交流的平台，进一步扩大医院的学术影响力。2016年，在七院建院85周年院庆之际，王杰宁院长决定创建七院的学术品牌会议——大同论坛，并赋予大同论坛5个含义：中医与西医的大同、中国与国际的大同、临床与康复的大同、疾病与健康的大同及上海七院永远在"大同路"上（作者注：七院位于浦东新区大同路358号）。

首届大同论坛以"中西融合、铸梦大同"为理念，以"康复医学发展"为主题，论坛邀请了美国加州大学旧金山分校医疗中心康复医学主管、美国康复医协会主席加里·艾布拉姆斯（Gary Abrams）教授和英国利物浦约翰摩尔大学拉赫曼·哈立德（Rahman Khalid）教授以及十多位国内康复领域知名专家学者分享交流了国内外康复医学发展现状。首届大同论坛的召开标志着七院在国际学术上的新启程，开启了国际学术交流的新篇章。

第二届大同论坛以"医院发展与内涵建设"为主题，论坛内容涉及中西医结合医院的建设与管理、研究型中医院建设的思路与实践、智慧医疗助力医院发展、竞争力排名对医院的管理与提升等热点议题。上海中医药大学校长徐建光、美国哈佛医学院教授迈克尔·理查德·汉布林（Michael Richard Hamblin）等领导专家以及来自全国各地近200名全国医院院长代表出席了本次论坛。

第三届大同论坛以"中西医结合学科品牌建设"为主题，论坛内容涉及中西医结合医院的建设与管理、研究型中医院建设的思路与实践、智慧医疗助力医院发展、竞争力排名对医院的管理与提升等主题。大会邀请了中国科学院院士陈凯先、中国工程院院士夏照帆等国内外专家作了医院管理相关的学术报告，共500余名医院管理工作者和医务人员参加了会议。

第四届大同论坛以"中西医结合与发展"为主题，论坛内容涉及中西医结合医院的建设与管理、研究型中医院建设的思路与实践、智慧医疗助力医院发展、竞争力排名对医院的管理与提升等热点议题。中国科学院院士林国强、美国医疗管理学院董事大卫·法里克（David Farrick）、澳大利亚新英格兰大学助理教授大卫·斯图尔特·布里格斯（David Stewart Briggs）、复旦大学附属中山医院党委副书记李耘、成都中医药大学附属医院副院长高培阳及七院院长王杰宁，都针对学科建设主题做了报告，专家们或结合自身探索经验，或通过各自医院的发展历程，充分讲解了如何通过学科建设推动医院快速发展，全国各地300余名医务工作者出席了本次论坛。

第五届大同论坛以"智慧引领，科技赋能，创享康复未来"为主题，在北京和上海两地同时召开。主会场"综合医院'大康复'发展论坛"在北京国家会议中心召开；同时，分会场在七院学术会议中心同步开启，整场论坛持续3天。内容涵盖了"'交叉与融合'中西医结合康复医学科发展模式与探索""'以患者为中心'的临床&康复融合""强化综合，特色专科""区域康复医学中心的建设与引导作用""综合医院临床康复一体化的难点及解决方案""综合医院院内康复体系建设及发展模式讨论"等，为全场听众带来了最新的大康复学科前沿理念。整个论坛800余名医务工作者参加。

第六届大同论坛主题为"医康融合与高质量发展"，论坛由5个篇章组成，分别是序幕（中国康复医学会医康融合工作委员会成立会议）、起航篇（首届学术论坛开幕式）、攀登篇（"医康融合助力医院发展"主题报告）、逐梦篇（大同论坛启动式）、奔跑篇（"中西医结合医院高质量发展"主题报告）。全国众多康复领域专家及同仁汇聚于此，共同商讨具有中国特色的康复医疗发展模式，共同擘画医康融合高质量发展的宏伟蓝图！

第七届大同论坛以"医康融合增添新活力，健康管理赋予新使命"为主题，根据疫情防控要求，大会同步安排线上直播。美国国家医学院的励建安院士、中国康复医学会副会长唐强作了以"中国康复发展新理论"为主题的精彩报告；中国康复医学会副会长、上海中医药大学康复医学院院长单春雷作了"脑功能障碍康复的挑战、机遇与展望"主题报告。大会参与人员，在线峰值5 786人，大会邀请相关专家共同商讨康复医学、健康管理、数智医疗等发展热点问题，累计观看人次超过80 000人。

大同主论坛至今已举办7届，全院所有临床科室都分别参与举办了大同论坛分论坛，共已超过100多场次，线上和线下参与人员达到20万余人次，极大地提升了医院的学术影响力，奠定了七院大同论坛这一学术品牌的地位。在此基础上，又分别创建了"大同课堂""大同科技节""大同青年文明号""大同健康"等一系列具有七院特色的"大同"医院文化。

2. 医康融合

随着康复学科不断发展，世界各国的康复专家逐渐认识到单纯的医院或康复中心已难以覆盖从院内到院外康复的整个过程，社区康复和家庭康复的补充应运而生。

经过几十年的发展，国外已形成了健全的三级康复网络、完整的康复团队（包括了专科医师、康复专家、获得认证营养师、治疗师、社工、心理学家、精神科医生、修养治疗师、个案管理员、听力学家、职业顾问、牧师等）。康复领域专家对康复的认识也全方位地延伸到了康复机制、康复管理、康复评价、康复新技术等诸方面，多模式结合共同为人类健康服务也获得了极大的认可。近些年来，国内关于康复学科运动机制的讨论逐渐涌现，尤其是随着康复治疗师队伍的不断成长和扩大，康复治疗的范畴较之以往更为广泛，在三级综合医院"医康融合"的概念也应运而生。

七院在中国康复医学会的指导下，提出了康复医学和临床医学相融合的学科建设目标，充分发挥临床医生在康复医疗中的积极作用，在每个科室培养具有一定康复临床能力的协调员，与康复医学科各治疗部门形成多学科协作单元，共同开展康复医疗服务，探索综合医院康复医学和临床医学相融合的模式。七院基于多学科治疗的原则，以康复医学中心作为枢纽，以物理治疗、作业治疗、言语治疗、传统中医治疗为基础，康复工作者为纽带，与神经内科、神经外科、NICU、关节外科、脊柱外科、创伤外科、内分泌科、心内科、胸外科、ICU、消化科、泌尿外科、普外科、妇科、儿科、产科等临床科室形成康复协作组。协作组以相关科室患者为中心，提供专业的临床和康复治疗，形成专科化单元。全力打造了"全科康复、全程康复和全面康复"的医康融合学科发展模式，康复医疗服务不局限于康复科室，应当扩至全院，让患者在第一时间，在最便捷的场所，在治疗原发疾病的同时，接受康复治疗。康复医师、康复治疗师积极参与到康复多学科诊疗模式，并已将这一模式向其他医院推广，提高了三级综合医院康复医疗服务能力、节省了医疗资源、提高了效率。

正是在这种背景下，七院于2020年11月向中国康复医学会提交了设立"医康融合工作委员会"的申请，2021年3月25日正式获得了中国康复医学会批复成立，由王杰宁院长担任首届医康融合工作委员会主任委员。

3. 大同科技节

为贯彻国务院《"十三五"卫生与健康规划》，围绕医疗卫生体制改革要求以及健康中国建设的重大战略需求，贯彻落实习近平总书记在全国科技创新大会上的讲话精神，以临床及健康需求为导向，以核心技术突破为驱动，以医学人才打造为重点，以示范推广为牵引，加强医教研结合，着力提高品牌学科建设的核心竞争力，加快医学研究创新升级、聚焦临床急需重大需求、强化人才发展齐头并进、加速品牌学科实力培育，推动研究型医院建设进程的跨越式发展。七院从2017年开始举办大同科技节，至今已举办6届，每年跨时1个月。科技节内容丰富，涉及科技摄影、科技论文、金点子、成果转化等多种多样的科技竞赛和评选活动，极大地提升了全院人员的创新活力。

三、研究机构

在国家政策的引导下，很多大型医疗机构，以及社区卫生服务中心，也逐渐开展了健康管理服务。在大型医疗机构中，大多数是将原有的体检门诊、特需门诊和特需病房合并，调配补充必要的医疗设备和生活设施，选调和聘用医院在职或离退休的专家教授、管理和技术人员，进行医疗资源、人力资源、设备和设施、管理与技术等资源的整合与利用。但是由于对健康管理的认识片面，或是习惯于传统的医学诊疗服务模式，医疗机构往往擅长对疾病的检查、诊断和治疗，而对疾病的风险因素评估、健康规划、健康指导和健康教育等表现薄弱，对监测健康或亚健康的新技术或新设备认识或应用不足，致使健康管理服务不到位或发展受限。同时，中国大健康产业市场规模巨大。大健康产业包括医药、健康养老、医疗、保健品和健康管理服务，2017年健康产业就已达6.2万亿元的规模，近年环比增速均在10%以上。发展健康产业不仅有利于提高我国国民健康水平，有利于提升国民经济发展，有利于我国经济增长方式的转变，还有利于应对我国日益突出的老龄化问题。尽管近年来我国大健康产业保持持续、快速增长的趋势，但依然存在很多问题阻碍了健康产业的持续发展。首先，健康产业的发展日新月异，但很多法律法规的建设并没有跟上行业发展的步伐，很多技术因为缺乏有效的监管途径与监管手段，不仅不能为患者的健康谋福利，还引发了严重的社会问题。

针对国内现有健康管理模式所面临的境遇，建立健康管理的整体行业标准，健全政府统筹、财政支持、地方落实的健康管理体系成为当前后临床时代的迫切需求。整合资源、统筹兼顾是健康管理行业发展的大势所趋，也是国内健康管理产业必须跨过的门槛。2021年9月，七院健康管理与产业发展研究所成立。作为七院的首家研究所，它从健康管理的全局考虑，确定自身的发展定位：首先，基于浦东新区北部人口群体相对稳定的特点，在当前"互联网＋"大数据模式的背景下，向外拓展，与基层卫生机构、企业、学校等合作，以研究所为核心建设浦东新区北部的区域性研究型四级健康管理医联体网络，加快推进辐射区域内人口健康管理服务的高质量发展；其次，基于七院中西医结合的鲜明特色，实现既体现中医"未病先防，已病防变，病愈防复"的健康养生思想，又融合西医健康管理理念与方法，形成全周期干预管理的个性化健康服务模式，真正做到以人为中心，以健康为中心；再次，七院现有50余种自主研发产品，基于已有的研发技术和研发经验，主动顺应大健康产业与人工智能领域的发展态势，促进智能健康和养老，加强群体智能健康管理，突破健康大数据分析、物联网等关键技术，研发健康管理可穿戴设备和家庭智能健康检测监测设备，结合中医特点研发中医智能评估、干预、治疗等设备，推动健康管理实现从点状监测向连续监测、从短流程管理向长流程管理转变；最终，带动医院学科整体实力的快速发展，树立健康管理行业的模范标杆。

第三节　科技创新同步推进

七院转型发展以来，为了促进学科发展，医院大力鼓励医学研究，制订并不断完善了科研创新激励机制，健全了科研管理制度，建立了科研创新孵化基金，发展了全职业周期的人才培养体系，确立了有组织的科研主攻方向。经过10年的发展，在科技课题、学术论文、专利与转化、科技奖等方面取得了突破性发展，先后有12项次专科入选艾力彼中国中医医院最佳临床型或研究型专科，医院综合竞争力达到"中医医院百强"第84位，国家公立医院绩效考核排名全国中西医结合医院的第3位。

一、学科项目快速增长

转型发展十年来，七院共获国家级、市级、区级的学科、专科、专病建设项目108项（国家级重点专科1项、市级30项、区级77项），获项目建设经费近1亿元，确立医院"大健康、大康复、大智慧"发展理念，中西医结合康复、健康管理、急救创伤、心脑血管疾病、肾病、代谢性疾病等医院重点发展方向的学科以及医院扶植培育等学科。医院依托基地工作室引进了陆氏针灸等5个海派中医流派资源，发挥名中医辐射效应，有效推进各学科中西医结合特色的建设。

二、科研课题节节攀升

十年来，全院共获得各级各类纵向科技课题立项408个，国家自然科学基金不但实现了"零"突破，并逐步形成了稳定发展的局面。先后共获得国家自然科学基金项目27个、省部级课题24个、市局级课题144个、区级及各协会课题213个，累计获得上级拨款3千多万元。此外，还承担了横向课题50余项，GCP项目80余项。

三、人才队伍"引培"并举

十年来，纳入各级各类培养中人才培养项目共417项次（中医药类人才占比41%），其中国家中医药管理局人才培养项目6项、省部级人才培养项目6项、市局级人才培养项目27项、区卫健委人才培养项目86项。并柔性引进国医大师2位、省级名中医等高端中医名家30多位，组成专家库，培养中医传承人才100多人。实现了人才计划立项数量跨越式增长，并在国家级、省部级和市级人才培养项目上实现了"零"的突破。

四、论文专利突飞猛进

学术论文和科技成果呈现井喷式发展，十年间共发表中文学术期刊论文2 400余篇，从10年前的SCI收录论文每年几乎为零，增长到现在每年50多篇，并且SCI单篇论文影响因子逐渐攀升；全院的国家发明专利、实用新型专利申请增长率达到每年28%，职工科技创新培训覆盖率达98%。

五、科技成果左右采获

十年来，七院共取得各类科技成果奖项32项，其中上海市科学技术奖、中国中西医结合学会科学技术奖、华夏医学科技奖、上海市医学科技奖、上海市康复医学科技奖、浦东新区科技进步奖等科技奖均为"零"的突破，开创了七院重视科技创新和科技成果的新篇章。尤其在医院重点发展方向和重点学科领域，逐渐形成了系列科技奖，例如："大康复"方向的"综合性三级医院康复一体化模式及社区联动平台的构建""常见疾病中西医结合康复治疗与评定""关刺温针结合现代康复技术治疗卒中后痉挛性瘫痪的应用研究""以团队心理治疗为基础的脑卒中康复护理模式及其中西医结合干预研究"，急创中心的"电针治疗脓毒症系列基础研究和临床方案的建立应用"，卒中中心的"慢性脑缺血致认知功能障碍的发病机制、影像及其中西医结合干预研究"，皮肤烧伤医学美容部的"水火烫伤病（烧伤）的中医药治疗""五倍子瘢痕膏防治瘢痕疙瘩的临床及基础研究"，泌尿生殖医学部的"叶景华补肾通络法为主的通淋方对良性前列腺增生症治疗的关键技术及其应用""通淋方治疗良性前列腺增生症的临床应用""男科疾病中医防治科普系列丛书及视频的开发与推广"，胃肠疾病诊疗部的"痔上黏膜环形错位套扎吻合术临床研究"，肾病科的"慢性肾脏病进展关键致病机理及系列方药的创立和应用""叶景华诊治肾病经验集""血液透析患者继发性甲状旁腺功能减退的临床研究""糖肾方内服外用一体化治疗糖尿病肾病的系列研究"，分别获得了不同级别和类别的奖项。

（叶 颖）

第五章

突出重点，打造"六部五中心"

第一节　康复医学中心

一、学科背景回顾

七院作为一家新晋升的二甲医院和上海中医药大学附属医院，在浦东新区的大力支持下，与上海中医药大学康复医学院建立了"院校共建"，即临床、教学、科研同步发展的模式，结合自身特色与中西医结合优势，将"康复"定位为医院特色临床及优势学科，自此，康复学科搭上了发展的快车道。

2012年医院在"院校共建"的基础上成立了康复医学部，下设神经康复科、骨伤康复科及康复治疗室。2014年，由王杰宁院长兼任康复医学部主任，在王院长的组织下，针对康复学科开展多轮论证，制订了"十四五"学科发展规划，奠定了学科发展基础。2015年8月，神经康复科与神经科合并，骨伤康复科与骨科合并；2017年5月，成立康复治疗科；2020年4月，组建康复医学病区；2021年4月，成立康复医学中心。中心下设康复医学科以及康复治疗科。2022年，康复医学科按主诊组模式分为神经康复组和肌骨康复组，共计40张床位。康复治疗科由康复治疗师组成，包含物理治疗师（Physical Therapist，PT）、作业治疗师（Occupational Therapist，OT）、言语治疗师（Speech Therapist，ST）和心理治疗师，主导面向全院开展康复业务。

二、学科发展规划

1. 学科发展瓶颈

2012年，七院与上海中医药大学康复医学院建立合作，成立康复医学部，学科框架初步建立，但存在诸多不足。首先缺少康复学科专业人才，尤其是缺少康复医科高级别人才。医生以中医医师为主，治疗师全部为本科或专科毕业生，没有进行专业分化。临床业务能力有限，主要是开展脑卒中恢复期及后遗症期的康复治疗，开展多学科合作的能力尚不足，尤其是缺少疾病早期康复和重症康复治疗的能力。另外，学科经费不足，缺少科研氛围，只有院级课题项目，缺少高级别科研项目。

学科产出不足，没有高质量文献的发表，尽管通过与大学合作的方式申请到区级重点学科群项目，但是由于缺少高质量的科研人才，科研产出有限。

2. "十三五"期间的学科发展

在"十三五"期间，医院领导经过对国内外康复学科的考察和论证，决定突破现有康复学科的发展模式，构建一个辐射临床各科、以早期康复为重点、全程健康管理为核心、以中西医结合为特色的康复医学学科群。

打破原有科室设置对康复发展的束缚，建立康复学科群，充分借鉴中医传统康复理念和康复技术，拓展康复综合治疗技术，探索中西医结合的康复诊疗规范和质控标准，全面提升医院康复医疗服务的水平和效果，形成较为完整的中西医结合康复诊疗体系和康复治疗特色，最终打造成为具有中医特色的全国级康复医学中心。

经过5年的建设，康复医学临床业务主要包括神经康复科、骨伤科、神经内科、康复治疗室、高压氧室等，并辐射带动神经外科、产科、医学影像科等相关科室；医疗服务项目包括神经康复、骨伤康复、心肺物理治疗、重症康复治疗、作业治疗、言语治疗、烧伤康复、产后康复等。业务范围的扩大，极大地促进了学科的发展，学科团队人员从2012年的不足20人，发展至近50人，并获得"上海市重点专科"以及"浦东新区重点学科群"等成果。

3. "十四五"以来跨越式发展

根据医院"十四五"规划，康复医学中心以建成国家中医药管理局重点专科，以康复技术中西医结合为特色，建立传统康复与现代康复相融合的中西医结合大康复学科为目标，确立了心脏康复、神经康复、信息化平台建设三大主攻方向。

根据临床病种结构及优势病种，增设20张病床，积极开展规范心肺运动试验和近红外脑功能测试技术，加强中西医结合心脏康复方向、中西医结合卒中脑功能方向、中西医结合膝骨关节炎方向的临床研究课题。深入与上海中医药大学康复研究所的合作，开展心脏康复、脑功能机制、脑环路、膝骨关节炎机制等方面的基础研究。

在"十四五"规划的指引下，康复医学中心依托浦东新区高原学科的优势，开展特色康复治疗，发展相关科研项目，实现SCI发表的突破，以及国家自然科学基金的突破，学科人才团队也将得到极大发展。

三、学科建设思路

1. 坚定不移地发展全院康复

2012年5月，随着七院与上海中医药大学院校共建模式的正式成立，康复治疗师管理办公室顺势而生，其作为康复治疗推行的核心力量以及重要纽带，着重在神经、肌骨、儿童、烧伤及老年这5个重点方向开展临床康复工作，尤其是在2016年以后，康复治疗科作为平台科室与各个临床专科合作开展临床业务。

经过10年时间的打造，以神经康复、骨伤康复、ICU康复、烧伤康复、儿童康复重点病种研究为切入点，完善三级医院康复MDT运行模式；并探索医康融合的学科发展模式，与临床学科合作进行课题申报，整合医院的学科资源，体现整体优势。

2. 重视学科发展顶层设计

基于对未来医康融合内涵建设的思考，王杰宁院长亲自组织学科发展论证，不断完善学科发展的顶层设计，将七院打造为全国医康融合的示范单位，制订了"医康融合学科发展树"和"八大融合"的工作方向。

3. 打造医康融合人才队伍

医院康复医学中心经过多年的队伍建设，打造了一支结构稳定、知识完备的专业康复团队，团队角色有康复医师、康复治疗师（物理治疗师、作业治疗师、言语治疗师）、中医传统治疗（针灸医师、推拿医师）、康复护士、心理咨询师、志愿者、助残士，共90余人。这支队伍能够针对不同临床疾病开展康复评定、物理治疗、作业治疗、言语治疗、辅具适配、传统康复治疗、社区转诊等。

近些年在医院领导的支持下，康复医学中心医师、治疗师团队的人才梯队结构有了较大的改善。医师、治疗师队伍中博士研究生学历占比5%，硕士研究生学历占比46%，高级职称人员占比10%，中级职称人员占比40%。再通过引进院外PI、名中医等，形成了一支专业技能优异的康复队伍。

同时，医院积极推进专科医师康复化，在院部的支持下，临床医师通过上海市康复服务能力建设岗位培训班并获得康复资质证书的有150人，占全院医师的44.6%，极大地提高了全院康复学科的诊疗水平，为下一步康复医疗服务能力的提升，以及医康融合的发展打下了坚实的基础。

4. 确定康复医疗的中心地位

在区域联动上，基于以上学科发展成果，七院作为区域医疗中心，纵向辐射下属高桥、高东、高行、凌桥、浦兴、曹路、沪东7家社区服务中心，通过建设合作平台，设立各项保障机制，促进了医联体范围内的康复定点支援、双向转诊、远程指导等工作，实实在在地提升了区域内康复服务能力，显著提高了康复医疗服务水平，切实改善了老百姓的医疗和生活质量。

在对外拓展合作上，2014年6月起七院与浦东新区残联合作，成为浦东新区残疾人康复辅具中心，为辖区内的残疾人提供辅具评估、适配等工作；设立阳光宝宝服务点，提供优质儿童康复服务；与区政府共同建设智慧公共服务平台，可以远程为残疾人提供专业康复咨询。

四、学科主要成果

在学科发展上，2012年康复医学中心获得了上海市卫健委医学重点学科"康复科"、上海市中管局重点专科"骨伤康复"、浦东新区重点学科群、浦东新区中医护理示范病区的建设项目立项，通过几年的努力建设，达到一定的成果和基础。之后再接再厉，获得了2017年浦东新区重点薄弱学科、2018年浦东新区国家中医药发展综合改革试验区"中西医结合四级康复体系构建及推广"、2019年"中西医结合康复区域医联体管理模式探索"等建设项目，并提交了令社会满意的答卷。

康复医学中心积极开展康复临床科研工作，科室立项承担各级科研及学科建设项目共计40余项，包括上海市医学重点专科、上海市中医专科联盟建设项目中西医结合卒中康复联盟建设、上海市中西医结合康复诊疗能力提升项目急性心肌梗死PCI术后的中西医结合康复诊疗浦东新区重点学科群、浦东新区重点薄弱学科等。康复相关的科研与建设经费达6 000余万元。科室人员入选各级人才培养计划17人，其中市级人才项目3人、区级人才项目3人、院级人才项目11人；共发表论文百余篇，其中近10年发表SCI论文20余篇，影响因子达40.15分。实用新型专利20余项。研究方向包括心脏康复、神经康复、骨伤康复等。

康复学科积极探索、勇于尝试、善于总结，将成果与国内行业同仁分享，并于2021年获得艾力彼"最佳临床型专科""中国中医优秀管理案例——医康融合诊疗模式构建与推广"。

五、学科发展展望

2018年开始，七院康复学科的发展模式得到中国康复医学会的肯定，认为是综合医院康复学科发展的新模式，值得进一步探索和总结经验。在康复医学会总会的帮助和指导下，发展全院康复，并逐渐归纳为"医康融合"发展模式。2021年7月23日，来自全国20多个省级康复医疗领域的领导、专家、学者近百人齐聚美丽的上海，共同见证了中国康复医学会医康融合工作委员会的成立。七院院长王杰宁教授当选为第一届委员会主任委员，苏州科技城医院党委书记、院长连斌教授当选为候任主任委员。南通市第一人民医院党委书记、院长卢红建教授，中国医科大学附属盛京医院副院长刘学勇教授，首都医科大学附属北京康复医院副院长刘铁军教授，郑州大学第五附属医院副院长汤有才教授，北大荒集团总医院副院长张俊教授，广西壮族自治区江滨医院院长胡才友教授，福建医科大学第一附属医院院长、党委副书记康德智教授7名教授当选副主任委员。

在国家"健康中国"战略的大背景下，七院积极探索符合当下中国医疗环境，能够满足人民群众未来康复需求，具有中国特色的康复管理模式和康复临床工作模式，提高康复医疗服务能力，拓展康复服务范围，逐步提升康复医疗服务水平。坚持以中西医结合为特色，以"医康融合"先进模式为发展方向，全面规范升级场地设备与人才队伍，大力推进康复亚专业分化，建立健全中西医结合康复服务内容，扎实推进我科与院内多科室的融合模式，全力打造集临床、科研、教学、人才培养等为一体的康复学科，推进一系列变革性实践，实现一系列突破性进展，取得一系列标志性成果，推动中国康复专业的高质量发展。

（吴绪波）

第二节　健康管理部

一、学科背景回顾

2012年之初，七院坚定不移地实施"十二五"发展规划与创建三级中西医结合医院实施规划，立足三级中西医结合医院的功能与定位，切实加强临床中西医结合业务内涵建设，努力构建中西医结合医院的学科人才梯队，积极发挥中西医结合特色优势，全面提升中西医结合服务能力与体系，并力争通过三级中西医结合医院等级评审。在着力推进中西医结合医院中医内涵建设的大背景下，为推进中医医院环境形象体系建设，体现深厚的中医药文化内涵，建成中医特色鲜明、技术适宜、形式多样、服务规范、满足区域群众健康保健需求的中医预防保健服务体系，医院成立了中医预防保健（治未病）科。

2013年，国务院发布了《国务院关于促进健康服务业发展的若干意见》，意见中将健康管理与促进列入健康服务业的四大核心内容之一。我国"十三五"发展规划中提出了"大健康"建设，"大健康"理念与健康管理旨在完善相应的目标、原则、手段和方法。在"大健康"理念和国家宏观政策及战略目标下，健康管理服务业如何实现转型发展成为亟须解决的关键问题。2013年，为响应国家大力开展"大健康"建设，我院将健康管理作为医院重点建设学科之一，为积极推进健康管理建设，完善组织建设，整合成立了健康管理部，以逐步提升院内健康管理水平与学科建设。

中医药在治病防病上独特的优势是健康管理的核心内容，学科建设初期，健康管理部"治未病"科发挥学科优势，以慢病防治为主攻方向，开展中医预防保健服务，以体质辨识、健康指导、建立健康档案为主体，建立患者体质档案、定期进行健康指导。积极推广应用中医预防保健技术，深化中医内涵，进一步提升中西医结合服务能力与健康管理能力。在治未病的基础上，发挥健康管理中西医特色，创建国家健康管理示范医院，打造健康管理重点学科，以中西医结合健康管理为特色，开展健康管理专业市级重点学科建设的前期工作。

二、学科发展规划

1. 学科发展瓶颈

健康管理是一门新兴学科，我国尚未建立健康管理的整体行业标准，相关技术标准与行业服务建设规范落后于健康产业与健康管理行业体系建设的要求。在国内健康管理学科发展尚不完善的大背景下，七院健康管理学科发展也面临着诸多挑战与瓶颈。作为一家二级甲等医院为基础的新升级的三级甲等医院，尚不具备与其等级相匹配的医疗特色专科，也缺乏与之匹配的高端学科带头人，医疗特色不明显，优势专科未形成，健康管理无所依附，周边群众的认可度也有待长期培养。同时，与医疗特色一样，医院缺乏与三级甲等医院相匹配的高端学科带头人，科室的人才梯队也未形成，外引内培工作任重而道远。三级医院的学科形成，往往需要几代人几十年的沉淀积累，内涵的养成，除了依赖人才、硬件、环境，还有中西医的长期传承。作为一家新升级的三级医院，我科在学科内涵中的不足，是制约科室发展的硬伤。还有各项改造均需得到上级部门的批复计划方可实施。公立医院用人机制也较为死板，事业编制在一定程度上局限了人才流动及考核，无法完全自主实现用人。

2. 目标设置

在医院的规划布局下，健康管理部建立了学科建设总目标：① 以重点病种研究为切入点，加强临床科研规范建设，提升中医健康管理临床科研水平和质量，全面提升重点病种研究的水平，建立重点病种的中西医结合健康管理诊疗规范及质控标准；② 建立基于人工智能的中医健康检测系统，建立健康管理人工智能信息化平台；③ 完善人才培养机制，实现可持续发展。同时，建立了人才队伍建设总目标：着力培养45岁以下的中青年骨干，通过培养和引进，逐步形成一个具有高学历、高水平、年龄结构合理的专业学术梯队。以卒中后抑郁、肥胖、慢性疲劳综合征3个亚专业团队建设为切入点，逐步完成亚专业梯队人才建设。

3. "十三五"与"十四五"期间的发展目标

七院"十三五"学科建设目标中提出，将构建一个辐射临床各科、以早期康复为重点、以全程健康管理为核心、以中西医结合为特色的康复医学与健康管理学科群。按照"一横两纵"的学科人才布局规划与思路，紧紧围绕中西医结合特色，向创建一流研究型中西医结合学科品牌迈进，以中医优势病种培育为切入点，整合培育了健康管理部在内的四大医学部，大力推动了健康管理学科的建设与发展，奠定了学科发展基础。

在"十三五"的基础上，七院"十四五"学科建设发展目标提出，将健康管理学科作为示范引领学科建设重点之一，以建成全国级健康管理示范基地、区域性中西医结合健康管理中心、重点病种研究示范中心为目标，确立优势病种和主攻方向。

"十四五"战略规划结合当前学科发展现状，进一步明确了健康管理学科发展方向和总目标，为学科发展指明了方向，持续开展深化中西医结合健康管理，主动顺应大健康产业与信息技术的发展态势，进一步促进了健康管理学科建设。

三、学科建设思路

1. 推动中西医结合内涵建设，持续提升健康管理服务能力

浦东新区持续深入推进"国家中医药发展综合改革试验区"建设，完善中医"治未病"服务体系，支持研究开发中医药健康服务产品。在试验区建设的推动下，结合七院中西医结合医院转型发展，健康管理部以建成中医特色鲜明、技术适宜、形式多样、服务规范、满足区域群众健康保健需求的中医预防保健服务体系为目标，完善科室建设，积极优化科室布局，不断完善服务流程，优化各区域功能定位。以慢病防治为主攻方向开展中医预防保健服务，积极开展健康宣教工作。以区域内防治康一体化、中医"治未病"为核心；以健康状态辨识和评估、健康调养咨询、中医特色干预、"治未病"特色产品、慢病管理为主体，深化中医内涵，形成区域中医"治未病"管理服务网络，为群众提供全程的中西医结合健康管理服务。

2. 探索健康管理新模式，推动区域内慢病健康管理

加强区域内慢病健康管理，利用互联网医院、医联体等途径，做好线上、线下平台患者的导流，线上区域健康管理系统，做好出院后的随访、体检筛查阳性人员的后续跟踪工作，提供全过程、全生命周期的健康管理。在此基础上，七院互联网医院基于大数据、5G、人工智能、物联网等新一代信息技术，以满足周边居民健康需求为根本出发点，携手区域内医联体及周边大型企业、学校、街镇、居委会、老年服务机构等提供远程诊疗——"云诊室"服务，完善医疗服务能力，探索医疗服务新模式，促进区域内健康产业全面升级，将体检、康复、慢病管理等特色服务内容也通过互联网医院扩大服务半径，辐射周边区域，打造线上线下一体化的健康管理服务体系，以满足群众日益增长的健康管理需求。

3. 主动顺应大健康产业与信息技术的发展态势

随着"互联网+医疗健康"的快速发展、在线医疗场景的持续刷新，适逢新冠疫情期间亟须启动互联网问诊的大背景下，七院健康管理部率先完成了互联网医院信息平台的搭建，正式成立互联网医院。积极探索互联网医院新功能，整合用户需求，优化互联网医院就诊流程，互联网医院不断推进"互联网+医疗健康"服务向纵深发展。先后实现了足不出户的在线免费咨询、在线复诊、复诊续方、检查预约、在线支付（医保）、药品配送、报告查询、线上核酸申请、体检预约、电子票据等系列功能，有效保障了居民日常健康需求。同时，互联网医院组建了线上"导诊+医师+药师"团队，形成集医疗、医药、医保相结合的健康服务闭环，充分借助、发挥

三级医院专家、专科、专病特色，涵盖预防、保健、医疗、康复、健康教育等服务内容。

七院健康管理部借助先天地理优势和区位资源，在学科布局中充分把握和融入中医药健康服务业市场空间，进一步完善全员人口信息、电子健康档案和电子病历三大数据库，建立健康医疗数据归口和共享机制，整合医疗、医保、医药等多类数据源，逐步构建"三医联动"数据共享平台，建设人口全覆盖、生命全过程、健康全周期的人口健康数据资源中心，大力推进基于"互联网+"医疗服务的应用系统建设。

4. 加强人才队伍培养

通过院内外各类平台，组建中西医结合健康管理团队，相互学习交流与互助，将健康管理理念推向社会。围绕"治未病"的理念，制订完善的学科培训计划与制度，鼓励院外培训，积极参加学科相关学术论坛和学术会议，掌握国内外的学科现状，为学科发展定向定位，加强专科建设，提高区域辐射能力，积极开展科研教学、人才培养工作。

依托上海中医药大学这一平台，开展教师队伍及课程建设，构建以岗位胜任力为导向的临床实践培养模式，建立跨学科、综合性整合式教学模式，加强中医治未病学专业研究生教育。着力培养中青年骨干，通过培养和引进，逐步形成一个具有高学历、高水平，年龄结构合理的专业学术梯队；鼓励在职人员攻读研究生学位，完成年轻专科医生定向培养，派遣青年骨干赴国内外参加专业培训；加强与国内外著名医疗机构的交流和合作，共同培养既具有现代理念和技术，又能中西医结合的医师人才；申请全国健康管理示范基地，建立人工智能健康管理数据平台，举办健康管理继续教育学习班；积极申办全国级健康管理分论坛。

四、学科主要成果

1. 学科方向建设

七院健康管理部在治未病科、营养科、体检科与中医治疗区整合的基础上建立而成，在医院的战略规划与建设下，自学科建设以来，在学科方向建设方面取得了诸多成果。完成了上海市中医预防保健达标单位建设项目，连续获得浦东新区中医预防保健优胜单位称号；成功入选国家首批40家"全民健康管理示范医院"，完成健康管理信息平台的建设（尤其是"健康小屋"），建立了中西医结合特色的"个人健康体检档案"；先后6年获得上海市健康体检质控督查优秀单位称号；先后被评为浦东新区健康管理示范点、上海市中医健康管理创新试点、中国健康促进基金会健康管理学科建设和科技创新中心。

2. 科研成果与人才培养

在健康管理部学科带头人的带领下，培养学科人才和院级后备干部2名，加强学科科研、人才培养工作，积极申报市级、国家级重点专科，在此基础上申请了一系列中医健康管理的科研项目；发表学术论文20篇，其中SCI 5篇；课题立项12项，学科人才培养项目5项，获得专利5项。学科现有骨干教师3人，完成中医药大学专升本"中医内科学"授课任务，临床带教"规培生"24人、研究生培养5人，在上海中医药大学教学工作的基础上，教学项目立项3项。

3. 学术交流

积极参加、举办学科相关学术论坛和学术会议，近十年来共主办全国、市级及区级学术会议10次，派出20余人次参加全国和国际性的学术会议。

4. 研究院成立

2022年2月16日，上海中医药大学、上海市中医药研究院"健康管理与产业发展研究所"在我院顺利召开启动会。研究所是我院首个校级研究所，其启动标志着七院健康管理学科建设在中西医结合学科建设、中医药传承发展、建设研究型医院的目标中踏入了新的里程。

五、学科发展展望

健康管理在未来健康中国战略中起着至关重要的作用。伴随着健康中国建设的广泛开展和健康中国行动深入实施，医院大力支持健康管理学科发展，近10年来我院健康管理研究和学科建设都有了很大突破，人才队伍不断壮大，健康服务提供更加规范、完善。

未来，七院健康管理学科将在健康管理与产业发展研究所的基础上，继续以区域常见特色慢性病为切入点，以中医药干预为重点，结合人工智能大数据，利用互联网医院、区域人群健康大数据及物联网健康监测为抓手，探索区域人群健康管理模式建设，提升中西医结合健康管理临床科研水平和质量。将医院的中西医结合特色作为区域健康服务链的核心，向前拓展，与基层卫生机构、企业、学校等合作，普及中医药健康文化知识，在外高桥医联体探索实现紧密型医联体建设，形成完整的健康服务链，为区域患者提供一流的健康管理服务。

（陈娇花）

第三节　急救创伤中心

一、学科背景回顾

从2012年到2022年，七院作为国家中医药综合改革试验区的改革试点医院，完成了从二级综合性医院向三级甲等中西医结合医院的历史性转型。在这个转型过程中，急救创伤中心也发生了蜕变，从传统的急诊科、重症医学科、烧伤整形科等多科室设置模式，到如今的急救、重症监护、治疗、康复等多专业融合发展，从量的积累到质的飞跃，急救创伤中心的学科发展显著加速，学科实力显著增强，学科地位显著提升，成为七院的品牌亮点和特色名片。

七院作为高桥地区唯一的一家大型医院，处在区域内急危重症救治的黄金时效范围，是高桥地区居民急危重症就医的第一选择。心脑血管病、骨折、缺血性心脏病、脑梗死这些急危重症的病种，在七院服务保障的高桥地区的人群发病率始终居于前列。这些疾病的救治和预后，对时效有着极高的要求。急危重症的应急救治、监护和康复服务需求是医院需要重点面对的"刚需"。因而，在"十三五"初期，专家们就提出建议，将急诊科、神经外科、胸外科等科室的资源整合，组建急救创伤中心，以应对百姓健康需求的变化。

与上海市的其他三级医院不同，在七院的服务保障区域内，工业企业较多，尤其是危险性企业居多，因而务工人口发生重大外伤和烧伤的概率要远远高出其他区域。这些群体在重大创伤、烧伤等方面的针对性救治和康复需求，也是推动学科变革和急救创伤中心诞生的外在动力。

随着生活水平和生活质量的不断提高，患者对于烧伤、创伤的治疗已经不仅仅限于救命，还有对受伤部位的功能和美观要求，提高伤口、创面的愈合质量，最大限度维持和恢复机体功能，提高生活质量等。通过构建医康融合的治疗模式，在烧伤、创伤的救治过程中，让康复医疗早期介入、全程介入，让中医药深度融入，既是提高患者救治效果的需求，也是打破康复与临床的科室壁垒、让相关学科相互促进发展的需要。

保持和发挥中医药特色优势是中西医结合医院的核心任务。在10年前的转型之初，七院的中医药元素主要还是体现在针灸、推拿、熏蒸等传统疗法的诊疗活动中，医疗、教学、科研工作中真正意义上的中西医结合还处于起步阶段。国家对中西医结合医院在提高病种中医治疗率、中药收入占药品收入比例、门诊中药处方数占门诊总处方数比例、住院中药处方数占住院总处方数比例、中医类别执业医师占全院执业医师比例等指标方面的硬性要求，既是医院转型发展的刚需，也是学科重点建设的刚需。

二、学科发展规划

1. 学科发展瓶颈

十年以前，七院作为高桥地区唯一一家大型医院，直接服务人口 70 余万，辐射人口 110 余万，在浦东新区北部地区有一定的影响力和较稳定的患者来源，但全院的年门诊量仅 100 余万人次，医疗服务供给水平与高桥地区的医疗服务实际需求存在较大缺口。

十年以前，急诊科有6张床位，重症医学科有7张床位，烧伤整形科有16张床位，均远低于国家对三级医院的建设标准要求。急诊科有医生13人，护士45人；重症医学科有医生5人，护士19人；烧伤整形科有医生6人，护士8人，卫生技术人员数量也远不能满足实际的医疗服务需求。

在这些卫生技术人员中，本科、大专、中专学历人数合计占90%以上，其中大专学历占相当多的比重，硕士、博士学历人数合计不到10%。初级职称人数占50%以上，中级职称人数约占40%，高级职称人数约占10%。硕士、博士学历人员所占比及高级职称人员所占比均低于全院平均水平，低于浦东新区的平均水平。

急诊科、重症医学科、烧伤整形科等科室能完成主要常见疾病的日常诊疗，但与本市其他几家中西医结合医院的同类科室相比，在重点专科建设、师资力量培养方面起步较晚，在科室规模、人员水平、科教研能力及设施设备方面还存在一定差距。

2. "十三五"和"十四五"期间的发展目标

"十三五"和"十四五"期间，七院以转型升级发展为契机，邀请专业的第三方机构对全院和各个学科都分别制订了发展规划，为急救创伤学科明确了发展方向，提出了奋斗目标，提供了条件支持。

通过深入领会医院战略规划，对比学科自身发展现状，急诊科、重症医学科、烧伤整形科等相关科室，清楚地知道了自己的专长及劣势所在，结合学科未来的发展趋势、重点研究方向，为学科带头人合理、准确地调整资源分配方案，作出科学决策，提供了有效的方法和依据。

在参与医院和学科发展规划制定的过程中，学科带头人和科室骨干通过梳理相关科室的特色优势和存在问题，认识到学科自身在专业领域中所处的竞争地位，认识到骨干团队与国内外同行之间的差距，找准了努力方向，对症下药，制订了切实可行的学科建设目标和实施方案，调动人才团队的积极性，使学科建设工作逐步规范化、科学化，从而推动学科建设整体水平的提高。

三、学科建设思路

学科带头人和科室骨干通过调研和走访，全面了解各相关科室的现状和水平，包括人才团队实力、软件硬件基础、医疗水平和实力、教学内容和成绩、科研方向和成果等方面，在此基础上，对各科室的建设现状和发展潜力进行客观评估。结合七院的地域特征和服务人群的卫生服务需求特点，并充分考虑上海市其他同类、同级别医院的重点发展方向，秉持扬长补短、错位发展的原则，制订了学科发展建设方案。

1. 技术特色错位领先

急救创伤中心以烧伤科、急诊外科、重症医学科、血管介入科、胸外科、神经外科等科室作为学科建设基础，组建了专业人员固定的烧创伤综合救治团队，设立了独立的烧创伤复苏单元、烧创伤病房、烧创伤重症监护病房，完善了相关组织架构。其中，烧创伤及脏器出血救治已经成为上海市东北部区域性的治疗中心，治疗水平达市级先进水平；创面及瘢痕中西医结合治疗为上海市临床重点扶持学科。

2. 中西医结合内涵提升

急救创伤中心以《上海市中医药师承教育管理办法》为指导和依据，进一步规范以师承方式学习中医。深入挖掘国医大师的思想宝库，传承加强团队建设。开设国医大师沈宝藩工作室传承学习班，围绕国医大师学术和临床经验，定期开展主题论坛、培训班、病案讨论等不同形式的学习交流，弘扬国医大师的学术经验。推进国医大师和名老中医师承学习人员、从事中医医术实践人员有效管理，提高国医大师传承工作站的影响力和知名度，提高中医药学术水平和服务能力。

3. 人才队伍培育

急救创伤中心发挥学科带头人的模范作用，依托"以先带优""以老带新"的方式培养现有骨干，围绕严重烧创伤救治、创伤性脏器出血介入治疗、创伤病人ECMO支持治疗、创伤性脓毒症中西医结合治疗、创伤康复治疗，建成高水平的五大专科特色治疗团队；同时统筹规划后备人才梯队建设，以优化专业结构为核心，引进跨学科、交叉学科的技术骨干，逐步减少初级职称和本科（及以下）学历人员所占比例，让团队的专业构成、职称结构、学历结构和年龄结构都进一步优化，高学历人才数量、高级职称人才数量、研究生导师数量均有明显提升，形成合理的人才梯队。

四、学科主要成果

1. 体系建设

急救创伤中心于2018年3月成立，目前为中国出血中心联盟单位、上海市医学重点专科、上海市中西医结合烧创伤联盟牵头单位、浦东新区临床高原学科、浦东新区重点学科、院级重点建设科室，并设立有夏照帆院士工作站。

急救创伤中心在完成实体化建设的同时，与"120"急救体系建立联网机制，保持信息沟通及时通畅，院前、院内信息一体化，实现"患者上车即入院"、救治"零等待"，新设备的支持使"移动的ICU"理念变成了现实。2021年，急救创伤中心与东海救助局、浦东急救中心"120"密切配合，充分发挥信息化平台，三网联动，实现了"海陆空一体化"急救无缝对接，有效应对海上突发创伤险情，取得明显成效。

2022年，HDU病房（高依赖病房/特别加护病房）正式开启，成为医院打造的

"全科康复、全程康复和全面康复"的医康融合学科发展模式的里程碑。烧创伤急救、手术支持、重症支持、中医、创伤康复一体化新模式使烧创伤救治成功率达上海市先进水平。

十年以来，在各类学科建设项目支持下，急救创伤中心先后获得上海市卫生系统先进集体，上海市巾帼文明岗，上海市"科技创新行动计划"扬帆计划人才，上海市"医苑新星"青年医学人才，上海市中医药大学后备卓越中医人才培养计划，上海市浦东新区领先人才，上海市浦东新区中医继承人，上海市浦东新区优秀青年人才，上海市、浦东新区抗击新冠疫情先进个人，浦东新区先进党务工作者等荣誉。

2. 医疗工作

在各类学科建设项目支持下，急救创伤中心完成了基础设施改造扩建、设备购置、技术提升及人才引进等工作，建成了全市一流的烧创伤救治复苏单元，拥有独立的烧创伤监护病房，病区床位从原有38张增至111张，年诊治能力达到7万人次，年入院患者约1 200人次，位于上海市同类学科前列。2020年手术量1 923人，其中三四级手术占比达11.75%。目前，烧伤后的中医药治疗业务服务量居全市第一名，烧伤康复治疗量居全市第二名，消化道出血以血管介入为主的综合治疗也取得了非常好的效果。2021年，急创中心开展了全区首例针对严重创伤患者的ECMO支持治疗，并成功撤机，取得了良好的社会反响。

3. 教学工作

急救创伤中心为上海中医药大学中西医结合临床硕士研究生、博士研究生培养单位，美国AHA项目培训基地，上海市专科医师联和培训基地（中西医结合急救）。依托上海中医药大学优质资源，进一步加强院校合作，提升学科团队教学能力；通过科室业务学习培训、教学查房及教学课程培训，完善了中西医结合临床学科课程建设。目前已开展上海中医药大学精品课程"灾难护理学""西医内科学""急救医学"及"诊断学"等系统整合课程，编写教材《烧创伤急危重症治疗学》《中医急危重症学》《急救医学》等。

急救创伤中心与市教委、市卫健委、有关高校共同探索中西医结合急救与重症医学的教育模式，培养专科医师；建成了急救与重症医学人才培训基地和形成人才培养机制（在职继续教育、康复实训基地模式等），形成了可推广复制的优势示范平台。在中医方面，急救创伤中心作为国医大师沈宝藩工作室传承学习班的承接载体，制订了传承培养计划，进一步强化国医大师传承团队建设。急救创伤中心目前已有博士生导师1名，硕士生导师10名。

4. 科研工作

本学科目前是中国医药教育协会重症康复专委会、上海市中西医结合学会灾害医学专委会以及上海中医药学会创伤康复分会主委单位。十年以来，学科累计立项课题30余项，其中学科建设类课题6项、人才培养项目45项，科室成员先后获得国家自然科学基金2项，并获得多项市级和区级课题资助。共发表论文100余篇，其中SCI文章25篇，累计影响因子达87.5，拥有国家专利30项，出版专著12部。

5. 人才建设

十年来，急救创伤中心在医院学科发展规划的指引下，不断引才、育才、聚才，人才团队的整体数量有了显著提高。目前团队中，中级职称人数所占比例达35.2%；高级职称人数所占比例达12.5%；硕士学历人数所占比例达75%；博士学历人数所占比例达3.4%；中医相关专业人数所占比例已到22.7%，"西学中"人数所占比例达20.5%。学历结构、职称结构、年龄结构、专业结构等方面都进一步得到优化，团队的向心力、凝聚力、创造力进一步加强。

学科带头人雷鸣为主任医师、教授、上海中医药大学博士研究生导师，从事急诊危重病专业30年。现兼任中国医药教育协会重症康复专委会主任委员，世界中医药联合会急症分会副会长，中国中西医结合学会急救医学专委会副主任委员，上海市中西医结合学会灾害医学专委会主任委员，上海市中医药学会创伤康复专委会主任委员，上海市医学会危重病专委会委员等，为浦东新区高原学科带头人、重点学科带头人。在全国中西医结合危重病急救领域及中西医结合创伤救治领域具有较高的声望及学术地位。

学科带头人近年来主持开展了人工肝技术、PICCO技术、床旁超声等多项新技术，均处于全市领先水平。在科研教学方面，学科带头人主持了国家自然科学基金面上项目2项、上海市课题3项、浦东新区级课题多项，发表SCI文章12篇，参与编写了国家卫计委"十三五"规划教材《急救医学》，主编专著《实用急危重症诊断流程与治疗策略》。指导硕士研究生9名。

五、学科发展展望

七院急救创伤中心将在"健康中国2030"规划纲要的指引下，按照医院"十四五"规划设定的目标和步骤，继续立足高桥的地理特点，发挥独特的区位优势，以医康融合为特征，以中西医结合为底蕴，满足多种情景、多样化条件下急危重症救治与康复需求。

依照党的二十大报告提出的"促进优质医疗资源扩容和区域均衡布局"的要求，在医疗方面，将以浦东新区"全力构筑高质量区域救治服务体系"为契机，急救创伤中心将继续统筹资源、优化配置，不断开发新技术的临床应用，加强中医内涵建设，在现有五大特色技术基础上，通过中医药的传承和中西医的融合，不断开展急救、重症监护、治疗、康复等方向的先进、特色技术，丰富优势技术体系，继续提升医疗服务供给能力，扩大医疗服务辐射范围。

在教学方面，依照党的二十大报告提出的"统筹职业教育、高等教育、继续教育协同创新"和"促进中医药传承创新发展"的要求，依托上海中医药大学和国医大师沈宝藩学术经验传承推广平台，急救创伤中心将在注重学历教育的同时，统筹协调开展继续教育和职业教育，全方位做好急救与创伤相关领域内的各级各类中医药人才培养，推动学科的发展。

在科研方面，以上海市建设具有全球影响力的科技创新中心为契机，急救创伤中心将结合头颈创伤、创伤重症、烧创伤康复、创伤介入、创面修复等学科特色，在提升科研实力、打造研究型学科的同时，强化为健康服务的目标导向，加强产医深度融合，提高医学科技成果转化和产业化水平。

在人才梯队建设方面，依照党的二十大报告提出的"全面提高人才自主培养质量，着力造就拔尖创新人才"的要求，以上海市建设具有生物医药产业人才高地为契机，急救创伤中心将在根据头颈创伤、创伤重症、烧创伤康复、创伤介入、创面修复等学科特色，扩大团队数量，优化人才结构，继续引才、育才、聚才、用才，努力建设成专业构成多元、知识结构全面、梯队构成合理的复合型团队，做到学科有重点、个人有专长，形成个人与学科相互促进的良性发展局面，更多跻身国内外领先地位的专业人才将不断涌现。

（雷　鸣）

第四节　胸痛中心

一、学科背景回顾

2012年，心血管内科病区床位40张，年收治患者仅有1 500余人次，医护人员不足30人，手术不到600台。医护人员学历低，高级职称人数少，学科发展较为缓慢。

二、学科发展规划

1. 学科发展瓶颈

十年前，心血管内科具有介入资质的仅1人，医护人员"谈射线色变"，而手术也仅限于冠脉造影术、支架植入术和起搏器安置术3种，且离不开外院专家的指导。无人做手术，无设备用于手术，让心血管内科的发展遇到瓶颈。但是，经过十年的发展，心血管内科已成为浦东新区名列前茅的"明星科室"。

2. "十三五"和"十四五"期间学科发展

通过医院"十三五""十四五"发展规划，心血管内科医护人员已超过50人，高级职称及硕士以上人员占比达90%。心血管内科床位发展至70张，CCU重症监护室

10张病床，5个主诊组，抢救设施设备齐全，年收治患者超过4 000人次，较十年前增长近62%；年手术量超过1 500台，较十年前翻了两倍多。"十三五"和"十四五"期间，心血管内科功能逐渐发展齐全，已拥有全信息化的心脏介入手术室、心脏康复中心、超声心动图室、心功能科、起搏器随访门诊、名中医工作室、心病MDT门诊等；设备先进，科室拥有两套DSA设备、1台多导电生理记录仪、1台CARTO三维标测系统、1台主动脉球囊反搏设备、1台OCT、两台IVUS、1台FFR、1台三维心超、1台冠脉内旋磨仪。开展新业务近20项，几乎涵盖心脏所有的介入手术种类，真正解决了老百姓"看病难"的问题。

通过十年的发展，心血管内科从默默无闻的小科室发展成为浦东新区卫生系统重点发展高原学科，也是上海中医药大学硕士学位培养点。在区委及医院各级领导支持下，已成为一个门类齐全、医疗技术力量雄厚，集医疗、教学、科研于一体的综合性临床科室。

三、学科建设思路

通过十年的学科建设，心血管内科在临床工作中已取得了显著进步。对于常见病，如冠心病、心律失常、心力衰竭、原发性高血压、继发性高血压、难治性高血压、高脂血症、瓣膜性心脏病、先天性心脏病、遗传性心血管疾病、心肌炎和心肌病等疾病，均有成熟的临床诊治方案，并已积累了丰富的诊治经验。目前，心血管内科可常规开展经桡动脉冠脉造影及介入术、永久（包括抗核磁）起搏器植入术、各类快速性心律失常导管射频消融术、房颤冷冻消融、抗心衰同步化治疗、体内心脏除颤器的植入、先心病介入封堵术、经皮二尖瓣球囊成形术、房颤左心耳封堵术、肥厚性心肌病化学消融术、经皮肾动脉支架术、顽固性高血压的肾动脉去神经术、原发性醛固酮增多症的实验室筛查，以及肾素、血管紧张素、醛固酮的检测和盐负荷试验。

冠心病介入与心脏康复技术已成为心血管内科的发展品牌。冠心病是全国的多发病、常见病，是中老年人猝死的最常见病因。心血管内科十余年来已成功完成了几万例冠状动脉造影和介入治疗，经桡动脉介入途径达95%以上；并开展血管内超声评价复杂病变和指导复杂介入治疗、血栓抽吸、冠状动脉粥样斑块旋磨术、支架内再狭窄及弥漫小血管狭窄药物球囊技术，对冠状动脉慢性闭塞病变、左主干病变、分叉病变、弥漫性病变和搭桥术后等复杂介入治疗有极高的成功率和安全性。

从心血管内科成立之日起，就开始筹备开放急性心肌梗死患者的绿色通道。在院领导、全院各相关科室的鼎力支持下，同事们咬紧牙关，付出许多心血汗水，开通了绿色通道。尽管人员紧缺，但大家不辞辛劳，牺牲节假日，秉承"时间就是心肌、时间就是生命"的理念，争分夺秒，拯救了无数条生命。对于胸痛患者的急救最强调的是时间，患者从进入医院大门（Door）到急诊行介入治疗术中导丝（Wire）通过的时间，称之为"D-to-W"时间，它常常用来衡量一个医院对急性心肌梗死患者的急救能力。国际上要求"D-to-W"时间在90分钟以内，在医学上这个时间越短，意味着对患者的生存和预后的影响越小。七院胸痛中心的建立规范了急性胸痛患者的诊治流程，对于接受直接PCI的急性ST段抬高型心肌梗死患者，七院月平均"D-to-W"时间为50～60分钟，远低于指南的要求。

在学科规划时，心血管内科明确了发展中西医结合心脏康复的方向，经过5年的发展，心血管内科已成功地将原来的心脏康复诊疗小组发展成为浦东高桥地区知名的心脏康复中心。心血管内科亦是上海市率先开展"心脏康复"及"双心"治疗的中心之一，联合功能康复及心理康复学科，多学科协作建立了完整的心脏康复团队。目前，康复团队中已包含有7名有资质的心脏康复专科医师、1名心理师，并拥有专属的心脏康复诊疗场所，拥有心肺运动评估、心脏体外反搏、功率自行车、运动跑台等多种心脏康复专属设备，接受心脏康复诊疗的人数逐月攀升。

心脏康复技术是心血管内科的重点发展对象，也是心血管内科的技术优势，主要包括冠心病介入术后单病种特色康复、心衰患者的中西医结合康复技术、针灸辅助心脏康复技术等。心脏康复中心先后开展多个器官康复项目，治疗患者超过1 600人次，包括早期康复、6分钟步行实验、心肺运动试验、评估后心脏康复治疗、心理康复、中医药外治康复，康复治疗人群涵盖20～80岁，大大提高了患者心脏功能，改善侧支血供，明显减少了心衰再发住院率，提升了患者生活质量，减少远期再次发生心梗的风险。心血管内科建设至今，显著提升了患者认可度，提升了上海市同行间的认可度，逐渐形成了七院器官康复（心血管病）诊疗特色及品牌。

心血管内科发展也离不开人才的培养。十年来，始终按照"走出去、请进来"的人才培养原则，每年无论心血管内科工作多么紧张，都坚持选派人员外出进修学习。与此同时，心血管内科积极搭建学术交流平台，把中外心血管领域的专家学者请进医院，面对面进行学术研讨，开阔视野、增长见识、谋划技术策略。通过不同形式的学术研讨，心血管内科人员对国内外心血管疾病最为前沿的医学新视角、新理念有了充分了解和学习。

十年以来，心血管内科共去国外及国内知名心脏中心学习30余人次，外请专家进医院已达百余人次。如今的心血管内科，医护人员经过淬炼，具有冠脉介入资质的10人，射频消融、起搏电生理介入资质的4人。副主任及以上高级职称8人，分为5个亚临床专业小组，分别为心脏康复、冠脉介入、心律失常起搏介入、心律失常射频介入、结构性心脏病。各高级职称人员独立带组，各有所长，共同为心血管内科的现在和未来贡献力量。

心血管内科是中医住院医师规范化培训基地、上海中医药大学心血管病学硕士学位授予点，现已拥有 3 名硕士生导师，承担的教学工作包括硕士生带教及规范化培训、实习医生培训、社区医生培训，还承担了上海中医药大学本科及夜大授课、学术讲座，并开展有国家级、区级继续教育学习班。

心血管疾病作为老年病，近年来且有年轻化的趋势，在心血管疾病的预防、治疗及康复方面，心血管内科人肩负重任。医护人员采用宣教彩页、拍摄视频、健康大讲堂等不同方式加强对患者及家属的宣教。拍摄心脏保健操，让患者在住院期间不仅治病也学习预防知识。在每一个与心血管疾病相关的日子里，心血管内科人总会深入社区、公园、养老院、大型广场等周边区域进行健康咨询活动，同时利用网络、广播对群众进行疾病科普。2016 年，心血管内科徐迎辉、葛俊炜以心血管疾病领域的专家身份参加了援滇公益活动。

四、学科主要成果

2016 年 12 月 14 日，七院胸痛中心成立，2018 年 11 月 5 日正式通过中国胸痛中心认证。胸痛中心涉及急诊科、放射科、导管室、心内科（CCU）、外科、检验科等，考验的是多科室团队的救治能力、协作精神。七院带头，区域联合覆盖外高桥保税区医疗联合体（高桥、高东、高行、凌桥、浦兴、沪东、曹路及金高等），开通急性心肌梗死急救绿色通道以来，大量周边的患者得以及时救治，博得了大众的口碑，取得了良好社会效益。

2019 年 7 月，心血管内科成为全国心血管疾病介入诊疗培训基地。十年前，心血管内科派人出去学习介入技术，十年后，心血管内科成为其他同行学习技术的基地。全国中医心血管领域对我院心血管介入诊疗工作给予了充分认可，大大提升了七院心血管内科的业界影响力，进一步促进了中医行业心血管介入诊疗的技术水平和操作规范化。

七院心血管内科是我国第一批心脏康复中心的成员、浦东新区心脏康复的先行者之一，获得中华医学会心血管病学分会心脏康复中心授牌，获得全国心脏康复培训中心授牌。

心血管内科以适应科教兴医要求，引进科研专业人才，提升现有科研人才科研能力，打造一支科研实力突出的队伍，加大科研成果的投入和产出，积极申请各级科研课题，尤其是国家级层面的科研课题。现在，心血管内科拥有硕士研究生导师 3 人，共获得人才培养项目及课题立项 13 项。其中，浦东新区学科带头人培养计划 1 人，上海市级科委青年科技英才扬帆计划 1 人；上海市课题 1 项，浦东新区课题 4 项，院级人才培养北斗星 1 项，中医继承人 1 项，"七院新星" 5 项，GCP 课题 2 项；发表 SCI 文章 4 篇，共计 10.864 分，核心期刊 30 篇；获得浦东新区科技大赛鼓励奖 1 项（缩短介入手术接台时间），获得专利 3 项。团队多人获得学术兼职，其中中华中医药医学会专科分会副主任委员、委员共2人，上海市医学会专科学会委员共6人，浦东新区心血管专科学会委员共8人。

五、学科发展展望

"心"起点，"心"跨越。一切过往，皆为序章。站在新的起点，展望下一个十年新征程，心血管内科团队将一如既往、团结一致、勇攀高峰。我们需要立足于已有心脏康复品牌效应，进一步引进资深领军人才，推进有特色的中西医结合康复技术，以心脏康复为特色，形成"立足浦东、面向上海、辐射全国"的大范围影响力。以心脏康复为突破口，进一步引进高水平的中医心病学领域、双心治疗领域领军人才，打造上海市一流的心脏康复中心，以心脏康复亚专科带动冠心病亚专科、心律失常亚专科、危急重症亚专科的发展，心血管学科影响力位于浦东地区前列，中西医结合心脏康复亚专科影响力位于上海前茅。

近些年心血管内科引进了一些博士、硕士研究生，充实了科室医生队伍，使科室整体水平有较大提高，但科研整体实力不强，每年发表的SCI收录论文数量较少，需要引进科研专业人才，提升现有科研人才科研能力，打造一支科研实力突出的队伍，加大科研成果的投入和产出。积极申请各级科研课题，尤其是国家级层面的科研课题，以适应科教兴医要求。

在未来无数个十年里，胸痛中心（心血管内科）医护人员将秉承"大医精诚"的宗旨，继续以"希波克拉底誓言"为约，以南丁格尔灯光为信，幸而不辍，共襄盛事。

（庄少伟）

第五节　卒中中心

一、学科背景回顾

2000年，顺应医院转型发展趋势，神经内科作为二级学科，从大内科独立出来，实现了从无到有。第一任科主任吴晓华，带领8名临床医师（其中高级职称医师2名、中级4名、初级2名，硕士1人，博士1人），开放床位45张（含监护床位7张），开启了神经内科建设之路。经过十余年的发展，逐步开展脑卒中、眩晕、睡眠障碍等神经内科常见病、多发病的独立诊治，培养了专科技术梯队，开设脑电图、肌电图电生理室，开展神经专科电生理技术，并逐步以脑卒中为重点建设病种，尝试脑卒中内科、介入、外科诊治技术的融合救治。2014年，神经内科—神经外科整合成立神经医学部，特聘请长海医院脑血管病科洪波教授作为学科带头人，开设神经内外科联合急诊，开展静脉溶栓治疗技术。2016年在医院重点建设——大康复方向为引领，以实现临床—康复一体化管理为目标，进行神经内科—神经康复科整合，引进学科带头人詹青主任，开展卒中中心建设。以神经内科为主导的多学科协作管理模式，建立神经内科独立急诊，打通脑卒中救治绿色通道，脑卒中静脉溶栓技术日趋成熟，形成标准化治疗方案，并逐步开展神经介入技术。与康复治疗科联动，实现脑卒中临床—康复一体化管理。并逐步开始癫痫、睡眠障碍、运动障碍等学科亚专业的建设，开设相应亚专业专病门诊、专家门诊、特需门诊。学科规模逐步扩大，开放床位75张（含重症监护床位8张），科室临床医技24名（主任医师1名、副主任医师7名，博士2名、硕士9名，康复医生2名），神经电生理技术（动态视频脑电监测、普通脑电图、肌电图、诱发电位、经颅磁刺激）全面开展。

二、学科发展规划

1. 学科发展瓶颈

在学科逐步整合的过程中，学科发展遇到了瓶颈与困惑。脑卒中多学科救治，学科间协作机制及流程需要不断磨合与完善；尚未建立明确、流畅的卒中救治实施流程；神经内科单一优势病种——脑卒中救治水平虽有提升，但其他亚专业的内涵建设仍不足；脑卒中救治相关学科整合并不能有效地促进学科人才建设，尤其是技术型人才，推进学科发展的后备力量不足。另外，与上海市级其他三级医院相比仍有很大差距，在专业技术、诊疗水平与人才队伍建设上还需提升。

2. "十三五"期间学科发展

通过"十三五"的5年学科建设，学科在医、教、研各方面均有较大进步与发展，已成为浦东新区重点学科。

"十三五"期间发展临床医师25人、医技人员1名，其中主任医师1名、副主任医师10名，博士2名、硕士10名。开放病床73张（含标准配置神经重症监护室NICU床位8张）。科室设有独立神经急诊、脑血管病绿色通道、专科病房两个病区（含NICU）共74张病床，并开设特需门诊、专家门诊、专科—专病门诊（卒中专病、认知障碍专病、帕金森专病、癫痫专病、睡眠障碍专病特色专病门诊以及高压氧、神经康复门诊）。科室拥有独立神经电生理室（脑电图、肌电诱发电位、经颅多普勒与栓子监测）、中医综合治疗室以及高压氧治疗室。

通过调整病种结构，以卒中中心建设为中心，开设神经内科独立急诊，规范脑血管诊治，重点完善脑卒中早期临床干预措施，积极开展静脉溶栓治疗，缩短缺血性卒中溶栓DNT时间，多学科协作开展急性缺血性脑卒中桥接与血管内治疗。并借鉴中医康复理念，发挥辨证论治、针药结合、内服外治特色，与现代康复医学优势互补，完善脑卒中三级康复网络建设。同时通过与"120"急救中心、社区联动完成区域内居民卒中健康教育与分级卒中预防管理，将一体化卒中的"诊断、治疗、康复、预防、教育"真正落到实处。

2019年医院从上海市第一人民医院引进学科带头人王枫主任医师，开启了"争分夺秒，守护大脑"的时代，全面深化卒中中心（神经内科）——脑血管病中心化建设。不断优化卒中救治绿色通道，全面开展脑卒中早期再通救治技术（溶/取栓），逐步建设中西结合、医康融合模式下的脑卒中全流程管理防治体系。脑卒中的规范诊治的静脉溶栓例数逐年成倍递增，每年已达230余例，静脉溶栓质量的关键指标——DNT中位时间逐步缩短至40分钟以内。同时每年开展脑血管造影、急诊取栓、颅内外支架植入、动脉瘤栓塞术等神经介入诊治200余例，其中急诊取栓60例，并连续2年在上海市卒中中心地图单位质控名列前3位，在上海市脑卒中救治体系单位具有一定优势。2015年取得中国卒中中心资质，2020年被授予国家卫生健康委脑卒中防治工程委员会"综合防治卒中中心"单位，2021年被授予中国卒中学会"综合卒中中心"单位。

此外，逐步完善其他亚专业建设，成立帕金森病、认知功能障碍、癫痫与发作性疾病、睡眠障碍等亚专业诊疗组，同时培养专业技术人员，逐步完善专科电生理技术（脑电图、长程视频脑电监测、经颅多普勒超声）开展，填补了神经内科专科技术的一项空白。各亚专业组开设相应专病门诊，通过规范诊疗，参与相应专业培训及市级三级医院专业临床研究，逐步提升专业诊疗水平

5年里，科室团队共发表SCI论文10余篇、其他学术论文40余篇，获得国自然1项，区级重点专科建设项目1项，上海市级科研项目4项，院校级人才培养项目10项，科技获奖2项（上海市康复医学科技奖、上海市中西医结合科技奖），实用新型专利5项，参编著作3部。

每年还承担着上海中医药大学神经内科、神经康复专业授课及临床教学任务；通过教学实践以及科室业务学习培训、教学查房及教学课程培训，提升学科团队教学能力，完善中西医结合临床学科课程建设，以提高学生的临床实践技能和团队沟通协作能力。采用多模式、交互式的教学方法，使神经病学的知识点融会贯通，优化了学生知识结构。教学团队的教学水平与质量均有了很大提升，获得校级教学项目3项，发表教学论文1篇，获得院校级优秀授课、带教老师7人次，3人获得上海中医药大学讲师资质，招收硕士研究生2名，其中外籍学生1名。但承担本科和研究生课程教学参与还不足，与上海中医药大学其他附属医院的教学团队相比，在教学团队人才培养、教学能力、教学理念的提升等方面仍存在很大差距。

3."十四五"期间学科发展

"十四五"以来学科建设将继续夯实前期的学科建设基础，强化优势，补足短板。进一步提升学科综合医疗服务水平，以脑卒中、帕金森病、睡眠障碍三大常见

优势病种建设为重点。不断完善脑卒中救治技术，完善神经重症病房建设及重症技术全面开展；建立帕金森病一站式评估诊疗模式，逐步提升神经科疑难杂症的诊断和治疗能力。同时立足本院特色，加强科室中医内涵建设。调整和优化人才队伍结构，提升学科整体科研能力，重视中青年人才团队培养，重视教学，继续加强院校合作，依托上海中医药大学资源，提升学科团队教学科研能力，建立一支综合素质高，实践能力强，年龄、职称、学历结构合理的人才队伍。

三、学科建设思路

七院现已成为浦东新区唯一一家三级甲等中西医结合医院，作为浦东北部区域性医疗中心，负责浦东北部区域50万人口的医疗救护工作，区域性强，周边辐射范围广。神经内科近十年来，立足区域性救治中心功能定位，以常见优势病种——脑卒中为重点建设病种，全面开展卒中中心建设，促进多学科融合，逐步实现脑卒中神经内科、介入、外科救治技术融合，依托医院中西医结合特色及康复特色，打造中西医结合、医康融合模式的脑卒中全流程规范管理，促进学科综合服务水平的提升。

借助医院平台，进一步加强学科中医内涵建设，聘请上海市中西医结合神经科专业委员会主任委员蔡定芳教授为中医学术带头人，并成立国医大师曾宝藩、黑龙江名中医唐强名中医工作室，继承中医学术大家的病证结合思想，发挥辨证论治、针药结合、内服外治的特色，与现代医学优势互补，中西医融合康复，优势互补，在优势病种的诊断、治疗、康复、预防一体化管理方面形成中医结合特色优势。

同时逐步重视学科带头人及人才队伍的建设，通过内部培养和外部引进，让科室每一位成员有明确专业方向，有一技之长，分层次、错位培养，逐步完善亚专业梯队的建设，鼓励中青年骨干申报各级人才培养计划，加大培养的力度与强度，制订激励政策，让神经内科人才结构、技术职称、科研水平、科室管理等方面都上一个新的台阶。

四、学科主要成果

七院卒中中心近十年来，在历届学科带头人的带领下，得到快速发展，学科在综合救治水平、学科地位以及学术成果等各方面有了很大的提升。

本学科已成为浦东新区重点学科，建立了脑卒中神经内科、介入、外科救治技术融合，逐步形成中西医结合、医康融合模式的脑卒中全流程规范管理。逐步开展帕金森病、癫痫与发作性疾病、睡眠障碍等亚专业建设及人才梯队建设。此外，学科还获得国家脑卒中防治工程委员会认证的"综合卒中防治中心"、中国卒中中心联盟单位、中国卒中中心百家优秀数据管理中心，是上海市区域脑卒中预防与救治中心、脑卒中高峰学科护理示范基地以及浦东新区护理示范病区。

近五年来以第一作者/通讯作者发表SCI文章10余篇，累计影响因子40分，核心期刊论文发表40余篇；立项各级各类科研项目10项，其中上海市自然科学基金项目1项，上海市科委项目1项，上海市卫健委面上项目1项、青年项目1项，上海市中发办青年项目1项，浦东新区卫健委重点学科项目1项、联合攻关项目1项，浦东新区科经委民生科研专项基金项目1项，浦东新区卫健委青年项目2项。并积极开展临床研究GCP项目，目前在研5项。立项上海市浦东新区领先人才项目1项、"七院三星"人才项目10项，获批实用新型专利8项。获得第八届上海市中西医结合科学技术奖三等奖1项、第六届上海市康复医学科技奖三等奖1项。此外，学科还获得2021年度"浦东新区文明班组"称号，学科带头人王枫主任荣获2019—2020年度上海中医药大学"三八红旗手"以及2020年第九届浦东职工职业道德建设标兵。

五、学科发展展望

神经内科是独立的二级学科，是"守护生命中枢、探索神经科学"的一门学科。脑卒中也是神经内科第一大疾病，我们虽在区域性脑血管病防治工作上取得了一些成绩，但基层社区患者接受规范化诊疗的水平还较低，神经内科仍需立足区域功能定位，做实脑卒中的规范化诊治，并夯实中西医结合、医康融合的学科特色。

神经内科的疾病谱广、疾病种类多，除脑血管病外，还有神经变性退行性疾病、神经免疫病、中枢感染性疾病以及其他疑难罕见病，开展其他亚专业建设是未来重点建设内容，逐步丰富神经内科学科内涵，不断提升学科整体医疗服务能力。随着智能化、精准诊疗时代的到来，挑战和机会并存。临床医生面临的问题将是如何快速根据患者情况和指南推荐进行临床决策。智能辅助决策系统将更好地解决这个问题，可以将患者的临床信息、影像特征和检验信息进行综合汇总，实现对患者可能病因的科学分析；与纳入系统的最新临床研究证据和指南有机地整合在一起，制订出个体化的治疗方案。临床医生要充分利用好智能化辅助决策工具，卒中中心将使更多患者得到高质量诊疗服务。

七院卒中中心（神经内科）一直秉持"德仁术精"的信念，历尽辛苦，但也尝到收获的喜悦，共同努力见证学科的成长与发展。面对"健康中国2030"规划纲要，面对新时代信息化老龄化的多重挑战，面对"脑科学"研究的新浪潮，神经内科将继续立足"十四五"建设规划设定的总体目标，一如既往秉承院训教诲，在院、科两级班子的领导下脚踏实地、真抓实干，书写守护生命中枢、探索大脑科学的全新篇章，为把七院神经内科建设成为在上海三级同行医院中具有示范性特色优势的神经内科而奋斗。

（王　枫）

第六节 传统医学示范中心

一、学科背景回顾

七院传统医学示范中心（原中医科）始建于1955年，当时仅设置中医内科门诊；1977年，建立中医内科病房，床位12张，后逐步独立另开设针推科、肾病科、肿瘤科等一级学科；2011年成立传统医学示范中心。60多年来，几代中医人薪火相传、共同努力，使其逐步成为一个学科设置完善、临床特色鲜明、医疗服务全面、人才梯队合理的一级科室。曾获"上海市综合性医院示范中医科""上海市中医临床优势专科""国家中医药管理局'十二五'中医肾病重点专科""浦东新区中医临床优势专科"。中心中医底蕴深厚、学术经验一脉相承：首任科主任叶景华教授于1995年被上海市卫生局授予首批"上海市名中医"称号，2011年成立国家中医药管理局"叶景华全国名老中医药专家传承工作室"；第二任、第三任科主任朱雪萍、叶玉妹于2008年成为浦东新区首批名中医并成立名中医传承工作室。学科团队曾获得上海市卫生计生委立项课题20余项，发表SCI论文5篇，中文核心期刊论文100余篇。叶景华教授1993年获得上海市卫生局中医药科技进步三等奖（"益肾清利、活血祛风为主治疗慢性肾炎110例疗效观察和实验研究"），1996年获得上海市卫生局中医药科技进步三等奖（"以肾衰方为主结合外治法治疗慢性肾功能衰竭97例临床观察和实验研究"）；叶玉妹教授2011年获得浦东新区科学技术奖二等奖（"宁神合剂对更年期综合征治疗的关键技术及其应用"）。

二、学科发展规划

1. 学科发展瓶颈

2005年七院中医科成为上海市第一批综合性医院示范中医科，2011年成为上海市第一批传统医学示范中心。2012年，作为改革试点医院，由一家二级综合医院转型为三级中西医结合医院。面对新的挑战，中医科必须破茧化蝶，重新规划学科发展建设。此外，如何与中医肾病分离重新做学科，形成新科室，形成自身的不可替代之处，也是我们迫切需要解决的问题。

2."十三五"和"十四五"期间学科发展规划

医院在"十三五"建设期间，始终将传统医学示范中心定位为七院的重要学科，医院的战略规划要求我们需充分发挥传统医学示范中心得天独厚的优势及中医内涵的底蕴，不仅要建设本学科，更要承担起传统医学传承、示范、引领的平台作用。在"十三五"建设期间，中心积极协助医院中医综合治疗区早期的筹建、院内自制制剂的挖掘与恢复、与西学中科室的对接及合作等。在医院"十四五"规划中，科研处组织多次的专家论证，为传统医学科设计制订了今后5年的学科发展规划：以建成上海市中医重点专科、浦东新区中医老年病专科联盟牵头单位、浦东新区中医高峰高原学科为目标，以围绝经期综合征、老年共病、老年恶性肿瘤为优势病种，确立了中西医结合诊疗技术、老年共病护理体系两大主攻方向。

三、学科建设思路

2012年，为了在最短的时间内帮助七院转型成三级甲等中西医结合医院，为了加快建设具有中医内涵的一级科室，中医科的主任们带领高年资的医师成为"开荒牛"：张彤副主任带头创建治未病科；孙建明副主任先是创建肛肠科，后又创建男性病科。在"创三"最后一百天的冲刺阶段，中医科所有的医生每人对接2～3个非中医科室，帮助这些科室在最短的时间内提升中医内涵，构建相对成熟的中西医诊疗模式，为此，大家上班时坚守在门诊，下班后与其他科室对接，晚上9点还要集中到大会议室总结。在得知"创三"成功的时候，很多人流下了激动的眼泪。

转型三级甲等中西医结合医院后，叶玉妹主任带领全科成员开始打造学科特色。传统医学科经过努力争取，获得干部病房的资质，逐步形成老年病学科的雏形。学科以高血压（眩晕病）、糖尿病（消渴病）、冠状动脉粥样硬化性心脏病（胸痹心痛病）3个优势病种为基础，实践中医药对老年常见病及其并发症的诊治能力，对多种慢病形成中医为主、中西医结合的独特治疗方法体系。2019年，浦东新区卫健委中医学科带头人张晓丹主任，在不断优化各病种诊疗规范的同时，强化各优势病种的中医特色与优势，开拓各优势病种中医诊疗方案的新方法、新技术，包括开展经筋推拿治疗肌少症、热敏灸治疗肌少症、中药离子导入治疗冠状动脉粥样硬化性心脏病、穴位贴敷治疗高血压、穴位注射治疗糖尿病、耳穴压丸治疗失眠、中药熏洗治疗压疮、悬灸治疗尿失禁、中药烫熨治疗腰腿痛、药物罐治疗老年虚证等中医特色技术；传承叶景华教授"内外合治"的学术思想，长期应用咳喘膏、止呕膏、通淋膏、肾衰膏、消胀膏、吴茱萸膏、理气止痛膏、红花酊等中医外用制剂，以及围绕叶老经验方（宁神合剂）开展了一系列临床及基础研究，并成功转化为院内自制制剂，体现了中医特色治疗的优势和良好的临床疗效。2016年传统医学科开设老年病专病门诊，2017年获得浦东新区老年病重点专科，2019年获得上海市重点培育专科。2021年传统医学示范中心在张晓丹主任的带领下，开放床位41张，老年病科作为一级科室正式成立。

四、学科主要成果

传统医学示范中心现为上海市综合性医院示范中医科、上海市中医临床优势专科、上海市传统医学示范中心、上海市中医管理局中医培育专科、浦东新区中医临床优势专科、浦东新区中医重点专科。

中心目前拥有独立完整的门诊和住院病区，二级分科包括传统医学科、老年病科，并设立了更年期综合征、老年病、代谢综合征、口腔溃疡等专病门诊；脂肪肝多学科联合门诊；开设冬病夏治门诊及膏方特色门诊。临床特色包括运用中医药传统疗法，发挥中医药辨证论治、现代康复训练，中西医结合治疗内科及老年科常见病、多发病，包括老年肌少症、老年衰弱、高血压、糖尿病、心脑血管疾病、呼吸道疾病、泌尿系统感染、恶性肿瘤以及其他内科疑难杂病等。中心结合国内外的前沿理论和先进科技，优化制订了具有中医特色的老年综合评估（Comprehensive Geriatric Assessment，CGA），并进行信息化建设，将CGA作为学科的特色核心技术，历经初筛、评估、诊断、干预的过程，开展老年病的早期临床识别和诊断，并采用中药内服外治、医康融合、多学科联合管理、中医辨证施护的诊疗方案，构建并不断完善老年医学服务体系。同时中心一直坚持以中医为主的观念，在此学科建设模式上夯实基础、中西医结合，发展至今，病房收治率保持上升，各项业务指标、质量指标每年同比均有明显上升。另外，在人员队伍建设工作、科室特色凝练工作、中医内涵提升工作、临床技术能力提升工作、学科建设及科研提升工作、优势病种宣传及学术影响力提升工作、医联体合作工作上均获得突破。

1. 名中医工作室建设

2013年成功举办国家中医药管理局"叶景华全国名老中医药专家传承工作室"揭牌仪式。2021年立项"浦东新区国家中医药发展综合改革试验区"叶玉妹浦东中医名家工作室，"浦东新区国家中医药发展综合改革试验区"朱雪萍浦东中医名家工作室。3个品牌名中医工作室，为培养青年医师构建了一个平台。

2. 教学工作

传统医学示范中心是国家级中医住院医师规范化培训基地，目前拥有硕士研究生导师2名，已培养研究生1名，在读研究生2名。张晓丹主任担任中西医结合内科教研室副主任，参与上海中医药大学3门课程理论授课：2016—2022年度国际教育学院泰国班"中医妇科学"授课、2020—2022年度预防医学专业"西医内科学"授课、2018—2022年度成人继续教育学院"中医内科学"授课。每月定期进行教学小讲课、教学查房、教学病例讨论等。每年带教小学期见习学生10余人，每年规培带教共计30余人，浦东新区非中医类人员西学中培训共计71人。2021年接受新疆莎车县人民医院进修医生1名，2022年接受云南省巍山县人民医院进修医生2名。多名教师被评为七院优秀教师；2022年荣获七院优秀教学团队，主持校级课程建设项目3项。

中心成员国家级学术任职3项、市级学术任职35项、区级学术任职28项；成功举办全国继续教育I类教育学分项目1项——中医药防治更年期综合征学习；上海市级中医药项目1项——中国特色全科与中医药防治老年病继续教育学习班；区级学术会议7项。

3. 科研工作

传统医学示范中心用好医院各项鼓励政策，积极申报各级各类课题，参加GCP项目研究。每年申报国家自然科学基金及国家自然青年基金均超过2项。立项国家级建设项目2项、市级建设项目3项、区级专科建设项目2项；市局级课题3项、上海中医药大学校级课题2项、区级课题9项；市级人才3项、区级人才5项、校级人才3项；近五年以第一作者或者通讯作者发表论文30篇，其中SCI 3篇；市级获奖3项、区级获奖1项；国家发明专利2项、实用新型专利1项；主编专著4部、参编专著8部。

4. 人才建设

传统医学示范中心以提升解决疑难问题能力、提高学术水平、提高临床疗效为目的，重视具备科研、临床辨证论治、针灸、推拿等中医综合能力的人才培养，中心所有医生都参加了上海市康复资质培训班并获得康复资质。在人才梯队方面，中心已形成了一支专业技能较强的医生队伍，重视35岁以下年轻医生的培养，抓紧夯实医教研基础，申报各级人才项目。目前共有成员9人，其中硕士5人、博士2人，出国进修1人次，外出进修6余人次，提高了团队的学术水平。在此基础上科室成员获得区级及以上共计11项人才培育项目，包括上海市卫健委扬帆计划、上海市卫健委优秀青年中医临床人才培养计划、上海市卫健委青年医师培养计划、上海中医药大学"杏林百人"计划、浦东新区学科带头人等。

五、学科发展展望

传统医学示范中心将继续以名中医工作室为平台，培养院内优秀中医青年医师，继承发扬名中医学术经验，发挥中医药特色优势，建设中医药特色专病，努力建成全国一流的中西医结合老年医学中心。

（张晓丹）

第七节　皮肤美容与烧伤医学部

一、学科背景回顾

皮肤美容学及整形外科学是近年来蓬勃发展的新兴学科，随着社会经济发展，人民生活水平日益提高，大家越来越重视"面子"问题。十年前七院没有专业的医美科室，王杰宁院长高瞻远瞩，结合实际，认为人口众多的"三高"地区（高桥、高行、高东）尚无民营医美机构入驻，此时开展医美工作完美地契合了这一大众需求。

经多次学科论证，2019年医院决定成立皮肤美容与烧伤医学部，由皮肤科与烧伤整形科联合组成，业务范围涵盖皮肤病、皮肤外科、烧伤及瘢痕、医学美容、整形等，优势互补，填补了地区内的医美真空。目前拥有床位25张，医务人员28人，其中医生15名、护士13名。有博士2人、硕士6人、本科6人；高级职称5人、中级职称8人、初级职称2人。

本部业务特色鲜明，可提供皮肤方面一站式服务，同时中西医结合特色鲜明，对于一些顽固性疾病如黄褐斑，中西医结合效果有目共睹；一般皮肤美容科并不开展的一些整形外科、皮肤外科、创面美容缝合、瘢痕整形等医疗项目，医学部均可开展。

二、学科发展规划

原皮肤科为浦东新区规模最大的皮肤科。科室开设性病门诊、皮肤美容门诊、湿疹和痤疮专病门诊，配备有以色列飞顿光子/激光工作站、射频治疗仪、皮肤镜检测系统、真菌检测系统等多种先进仪器；开展治疗项目近30种、其中中医类项目10余种，专科检查项目10多种。科室在"十三五"建设期间成为上海市湿疹重点病种建设项目单位，浦东新区中医高原学科项目中医皮肤病建设单位，是浦东新区重点学科群牵头科室，同时也是浦东新区卫计委重点学科建设科室；具有开展中西医结合诊疗皮肤病、性病、皮肤美容的资质；严格执行科室中西医结合优势病种诊疗方案，发挥中西医结合诊疗的特色。

原烧伤整形科创建于1987年，是上海市卫生局"七五"期间和浦东开发、开放初期配套建设的烧伤医疗专科。作为浦东新区唯一的一家专业烧伤整形科，科室的建立为浦东新区人民群众的生产和生活，以及重大烧伤事故的抢救提供了重要的医疗保障。疾病诊治涵盖伤口诊治、慢性创面、血管性溃疡、癌性溃疡、放射性溃疡、药物性皮肤溃疡、结核性溃疡、特殊细菌感染性创面、痛风石创面及医源性创面等诊治。科室建设成效显著，2014—2016年上海市卫计委中发办"上海市中医、中西医结合临床重点扶持项目"，同时聘请了上海中医药大学附属龙华医院中医外科唐汉钧教授为科室学术传承导师，积极开展烧伤的中西医结合治疗；2017—2021年浦东新区卫健委重要薄弱学科项目"中医外科学"；2018—2020年上海市卫健委中医药发展办公室中西医临床协同试点建设项目"水火烫伤病（烧伤）"；2019年成为上海瑞金医院烧伤专科全国医疗联合体首批成员单位，是浦东新区高峰高原学科烧伤医联体牵头单位科室。

两大科室丰富的设备以及各类科研、人力资源相互协作，为皮肤美容与烧伤医学部的成立打下了坚实的基础。在医务处、财务处、设备处、后勤保障处等相关职能部门的指导、协调、帮助下，经过选址装修，医学美容平台业务于2019年6月25日正式试营业。与此同时，医美平台在人员配置、新业务开展、两个科室相关业务整合、绩效分配新模式探索、新设备购买及培训等方面，都开始了积极探索和发展。

三、学科建设思路

运营初始，业务的开展数量及质量均未达到理想状态，距离既定目标尚存在较大差距。2020年初，王院长召集相关职能部门商讨研究相关事宜，精准分析春节放假及新冠疫情影响的客观因素，总结医美平台业务开展不尽如人意存在的主观原因：① 人员上，由于当时医学美容科没有定员定岗，医生在各自的科室另有一份绩效，所以毫无压力，只是将其当作能够挣取另外一份绩效的平台，医生岗位职责不清晰，缺乏责任感。② 制度上，由于医美风险较大，目前医院绩效分配政策缺乏激励力度，导致医生不愿意承担风险，开展新业务，也没有开展工作的积极性。③ 宣传上，作为新兴科室，与老牌皮肤病特色医院如复旦大学附属华山医院、上海市皮肤病医院，以及老牌整形医院如上海市第九人民医院相比，缺乏较大影响力的核心技术和人才，社会知名度及认可度也不高。

分析透彻了存在的问题后，院领导在人员、绩效、成本、业务、宣传等各方面都给予了大力支持。

配备了专职的运营人员，通过院内遴选招募了专科护士作为医美平台的专职人员，定岗定责定绩效。组织专家固定排班坐诊，医护人员经过培训，加强服务意识，发展各自的客户。医学美容科作为平台科室，根据其工作量产生的业务收入给予相应的绩效。

优化薪酬分配政策。由于医美行业的特殊性，医疗业务风险高，在医院绩效政策的原则下，予以医美服务收入增量扶持奖励，以绩效激励医护人员开展业务的主动性和创造性。不断扩大业务范围及数量，鼓励挑战高难度技术，促进科室的可持续发展。医院在成本方面予以延迟折旧，保证目前业务量还没有饱和之前，医务人员劳有所得，人员、耗材成本自负盈亏。

根据个人能力及现有设备明确医学美容平台的业务范围，即为整形美容、光电美容、微整形、颜面部急诊美容缝合、瘢痕修复、中医美容等。近些年来，皮肤科的一个增长亮点就是皮肤美容，而由于传统业务的萎缩，烧伤科也逐渐向瘢痕修复、整形美容、注射美容和慢性创面修复等方面转型。这种业务整合，既有利于医学美容平台独立开展业务，同时又有利于两个科室相关医生开展自己所熟悉的医学美容业务。院内和兄弟科室加强横向合作，更好地为客户服务。坚持引导有美容需求的皮肤科患者做皮肤美容；转诊创面修复后的烧伤科患者做瘢痕美容；与甲乳疝外科合作加强甲状腺术后瘢痕的管理；与产科合作做好产后康复，特别是剖宫产术后瘢痕管理与妊娠纹治疗；与急创中心合作开展急创美容缝合；患者如有需求可与手术科室合作开展美容缝合项目。

加强宣传力度。由于医美客户普遍不了解如何选择适合自己的变美方式，医学美容平台医生团队的使命之一就是要及时帮助群众普及健康的变美理念，走出医美误区。在医院党政办的大力支持下，医院网站加大宣传，及时更新医学美容平台相关学术活动，开展新技术、新项目。外联部帮助联系医院周边企业积极开展健康美宣教，扩大影响力，以线上线下讲座的形式满足不同需求，内容包括"医疗篇"（成人与儿童常见皮肤疾病）、"医美篇"（皮肤美容及微整形科普）。同时定期推送医美公众号科普文章，如季节性相关主题：春季过敏，防晒，夏季防护等；认识玻尿酸、肉毒素等。

经过院领导一系列政策的扶持以及健康管理部主任的运筹帷幄，医学美容部的运营成果逐渐显现，医学美容的业务量慢慢走出了低谷，并呈现爆发式的增长。诊室、治疗室、休息室人头攒动，月服务量较之前翻了3～4倍。目前医美业务量处于稳定平台期，积累了大量优质客源。医院周边已家喻户晓，树立了良好的口碑。

四、学科主要成果

皮肤美容与烧伤医学部目前是上海市医学重点专科，上海市中医临床优势专科，上海市中医、中西医结合重点扶持项目，上海市中西医协作临床试点建设项目，浦东新区中医高原学科、中医专科倍增计划、高峰高原临床特色学科、重点学科群和重要薄弱学科。

医学部学科带头人翟晓翔教授，主任医师、医学博士，南京中医药大学博士生导师、上海中医药大学硕士生导师。兼任中华中医药学会皮肤科分会常务委员、中国中西医结合学会变态反应分会副主任委员、中国民族医药学会皮肤科分会副会长、世界中医联合会皮肤科分会常务理事、中国整形美容协会中医美容分会炎症性皮肤病专业委员会主任委员、上海市中医药学会美容分会副主任委员。

医学部执行主任徐顺师从著名中医外科专家唐汉钧教授，现为浦东新区烧伤外科优秀学科带头人、上海中医药大学硕士研究生导师、上海市医师协会烧伤外科分会副会长、上海市医学会医疗技术鉴定专家、上海市烧伤质控督查专家委员、上海市杰出专科医师。

医美负责人许璐育是高级运营主管，资深皮肤管理顾问。

医美平台目前拥有多台来自以色列、美国等国家各项治疗领域的顶级设备，包含 Candela Vbeam Ⅱ 脉冲染料激光治疗仪、赛诺龙超脉冲 CO_2 点阵激光、飞顿辉煌360光子嫩肤、黄金微针射频、无针水光、赛诺秀翠绿宝石皮秒激光治疗仪、强脉冲光治疗仪、超声炮提拉治疗仪、德玛莎水光机、抽脂机等。严格执行"优中选优"：资深医生经过若干例的临床实践，确认临床疗效的品牌设备。引进的治疗仪器是医生们在多年临床应用实践中精心筛选的、兼具效果和舒适度，且经过美国FDA、中国CFDA审批的医疗器械。

十年期间皮肤美容与烧伤医学部荣获国家自然科学基金3项、市局级课题5项、区级课题10项；上海市高级中西医结合人才1人、上海市杰出专科医师1人、上海市中医药大学杏林学者1人、浦东新区中医名家工作室1人、医学科带头人及优秀青年3人；以第一作者或者通讯作者发表论文30篇，SCI 18篇；获市级奖3项、区级获奖1项，国家专利10项。主编专著3部、参编专著10部；学科成员国家级学术兼职20项、市级学术兼职36项、区级学术兼职18项；举办国家级学术会议5项、市级学术会议2项、区级学术会议7项。

五、学科发展展望

皮肤美容与烧伤医学部将再接再厉，在"十四五"期间争创"上海市中西医结合皮肤美容瘢痕修复抗衰老诊治中心"。努力打造皮肤科成为"浦东新区中西医结合皮肤病诊治中心"，烧伤整形科成为"浦东新区中西医结合创面治疗中心"，从而使皮肤美容、整形美容和中医美容三位一体，逐渐形成七院医美学科特色。明确以复合式治疗为核心：皮肤疾病+皮肤美容+整形美容+中医美容的综合医疗美容，针对各种疾病、老化及手术问题，节省时间，一站式解决。医学部将拥有医疗界高品质专科、专业团队，汇集皮肤科与整形科医生团队，联合问诊提供专业且个性化治疗方案，始终秉持着回归医疗的严谨，确保每一项治疗的安全可控性。树立"长期的、健康的颜值美"，拒绝千篇一律、短期效应的网红审美观。重视肌肤屏障的健康与修复，拥有健康的肌肤，有效抵抗老化问题。另外，没有隐性消费，也是对客户最大的尊重。因此，专业、安全、优质、惠民将成为七院医美的优势特色。

七院医学美容专业具备了天时、地利、人和各方面条件，目前正处于起步阶段，但随着知名度和影响力的提升，随着业务量的稳步增长，随着时间积累和技术沉淀，七院医美必将赢得属于自己的辉煌，为医院整体发展增光添彩。

（徐　顺）

第八节　急诊与感控部

一、学科背景回顾

从2012年到2022年的10年，是急诊与感控部筹备孕育、发展完善的10年。七院急诊与感控部成立于2020年7月，在医院"统筹规划、创新发展、重点突破"原则的指导下，解放思想、开拓创新，由急诊内科为主体牵头部门，整合感染性疾病科、发热门诊和职能科室，医院感染管理科组建而成，是集医疗、教学、科研三位一体的综合性科室。

七院在转型之前的急诊科发展比较滞后，没有成建制的设置。2012年医院转型初期，急诊科尚未完成转型，急诊内科存在人员学历不高、教学科研能力较低、各类先进抢救手段不足、与各临床科室职能部门协调转运不畅的缺点。

经过十年的发展，医护人员的配置已完全符合上海市卫生健康委颁布的《上海市医疗机构急诊科建设与管理指南》要求。目前已有医护人员95人，其中医生25人、护士70人。急诊科经过规范分区和改造，设有抢救1区、抢救2区、隔离抢救室、留观室、急诊监护区和普通诊查区。配备了中央心电监护遥测系统、体内外心脏起搏除颤仪、多功能呼吸机、洗胃机、床旁超声、床旁无创血流动力学监测仪、输液管理系统等抢救设备。可承担日常急诊及危重患者抢救、复苏、监护、治疗等救治任务。作为上海市"120"网络的定点单位，承担重大突发急群体事件的组织抢救、协调转运。感染性疾病科不仅承担了感染性疾病的诊疗，在近十多年的各类传染病疫情防控中还承担了发热门诊的任务。医院感染管理科作为医院的职能科室负责全院医院感染工作的日常监管。2020年新冠疫情发生以来，按照各级防控文件精神，切实落实防控要求，做好平战结合、中西医结合、临床与基础结合，成立了急诊与感控部。

二、学科发展规划

1. 学科发展瓶颈

急诊与感控部成立初期，在学科建设和发展上任重道远，困难重重。急诊与感控部的主体学科——急救医学作为医学领域的新兴学科，其建设和管理是学科发展的重中之重，决定着学科未来的发展方向和前景。随着急救医学的不断成熟，有关本学科的学科建设和管理的新概念也不断涌现。在急诊与感控部的学科建设过程中，在业务能力提升、学科特色凝练打造、人才队伍建设、科研教学能力提升等各个方面都遇到了不同程度的发展瓶颈，如专项技术专家级人员的缺乏、技术职称结构严重不合理（缺乏高级职称医护人员）、缺中医学术带头人、人员学历急需提升、人才培养及在研项目少、缺乏有科研基础的年轻医生等一系列问题。

为了系统性地解决学科发展中遇到的各种问题，急诊与感控部全体成员团结一致，统一思想，在医院"做强西医、做浓中医、做实中西医结合"的发展理念下，借助"十三五""十四五"的医院战略规划，加快学科建设。根据自身情况及区域特点，明确学科优势病种和学科发展方向为非创伤性脓毒症、多脏器功能衰竭、中毒的中西医结合治疗，突显中西医结合及多学科联合救治的优势和特点，从医疗、教育、科学研究、人才培养和梯队建设等方面全方位地顺应学科发展的潮流，明确符合学科发展的导向观点，突显学科内涵，符合医院"做强西医、做浓中医、做实中西医结合"的发展方向，现已成为浦东新区东北部的中西医结合急救中心。

2."十三五"和"十四五"期间学科发展规划

急诊与感控部的学科发展作为医院的重点发展学科工作写入医院的"十三五""十四五"医院战略规划。刚完成的"十三五"医院战略规划和目前"十四五"医院战略规划的开局均助力急诊与感控部在医教研各个方面的快速发展。

在医疗方面，完善设置、稳定质量、提高规模、中西结合。根据医院急救医学发展需求和国际急救医学发展趋势，参照2016年上海市卫计委颁布的《上海市医疗机构急诊科建设与管理指南》，进一步加强急诊-EICU一体化建设，实施急诊和EICU的一体化管理模式，将急诊内科、感染性疾病科整合优势资源建立急诊与感控部。通过完善科室设置，提高急诊、危重病员抢救的成功率，提升平战结合的能力，并使其具备全面的及时有效精准救治指南要求的各种急危重症的能力。科室建设医疗质量为本，通过各种方式提高科室成员业务能力和服务理念，严格遵循市区两级本专业质控中心的要求，保证医疗质量的稳定，质控保持在市内同级同类医院质控考核中成绩优良。在保证现有规模和体量的基础上，使建设周期内急诊接诊量及住院收治病例数每年递增5%，做精现有的诸如床旁血液净化、床旁彩超、有创无创呼吸机、气管插管、动静脉穿刺置管、有创血流动力学监测（PICCO）、亚低温治疗技术等各项技术，并每年开展至少1项新技术，提高疑难、危重病例的诊治水平。全面非创伤性急危重症的病种结构，结合急危重症医学的发展方向及前沿学术理论，确立非创伤性脓毒症、多脏器功能衰竭、中毒作为3个重点病种及主攻方向，提高诊疗水平，建立具有可推广性的具有本科特色的诊疗规范，对本区其他医疗机构在该领域的发展起到带动作用。根据西医指南治疗的同时，将中医内治和外治与之相结合，充分发挥中医特色优势，提高治疗效率，体现本学科治疗特色。3个重点病种建立中西医结合诊疗方案，提高中药饮片使用率和中医非药物治疗率（中药灌肠、脐疗、耳穴、定向透药等非药物治疗项目），并形成成熟有效的中药协定方及中医非药物治疗操作规范。

在教学方面，急诊科主持医院急诊教研室的工作，承担上海中医药大学针灸推拿学院"诊断学基础"课堂全程教学、中医"规培生"、第二军医大学临床及卫管系带教、"灾难护理学"、医务人员BLS教学等。教学规模、教学条件、教学质量在浦东新区同类学科中处于领先水平。教研室还承担校级教学课题项目，发表多篇教学论文。教研室总结现有的多年教学经验，完善改进具有自身特色的教学方法，在教育质量等各个教学方向上提高教学水平。每年举办浦东新区继续教育学习班和国家级继续教育学习班各1次，进一步提升继续教育学习班的质量和中西医内涵，邀请国内外知名的西医、中医专家作主题演讲，分享学术经验，同时为各个专业尤其是本专业中青年医学人才搭建学术交流的平台。

在科研方面，明确科研方向，注重临床与基础相结合，加强院外、院内、科内"三位一体"的科研协作，落实科研指标。在现有科研基础上进一步明确科研发展方向，重点明确，积极申报各级各类课题，撰写相关学术论文并发表。总结临床和实验研究中的相关材料，诸如中药灌肠、脐疗治疗脓毒症，证实有确切疗效的清热解毒灌肠方、通便消胀1号方、通便消胀2号方、清毒调血方等协定方积极申报发明专利，脐疗的穴位敷贴改进后申报实用新型专利等。

在人才培养和梯队建设方面，结合医院的发展战略规划制订长期发展规划，完善科内对人才培养的考核机制，提供并创造条件，保证培养计划的顺利完成。注重亚专业梯队建设，统筹安排，根据学科特点及重点病种，建立脓毒症、中毒等亚专业，科室成员根据自身特点、兴趣专长，选择不同的亚专业，有方向有目的地进行培养。每个亚专业建立一支年龄结构、职称分布合理的梯队，通过进修、跟师、参加学术交流、攻读高一级学位学历、职称晋升等方式加强梯队建设，做到中西医结合全面发展，最终形成一个在本学科内有竞争力、有影响力、有学术地位的学科团队。

三、学科建设思路

通过"十三五""十四五"的10年学科建设，急诊与感控部在技术特色错位领先、中西医结合内涵提升、人才队伍建设等方面均总结形成一定的发展经验。

1.发展中重视技术特色错位领先

急诊与感控部目前年接诊人次超过10万，配备患者中心监护系统、多功能有创呼吸机、POCT、床旁血液净化机等抢救治疗设备，设备齐全。对于非创伤急危重症患者的救治通过预检评估实行分级诊疗，使急危重患者第一时间获得有效救治。运用中西结合、中医汤药与脐疗等非药物治疗结合的方法，救治糖尿病、高血压、脓毒症等各种病因导致的多脏器功能衰竭，以及消化道出血、肺栓塞、各类中毒等非创伤危急重症，形成有特色的中西医结合救治模式。脓毒症专病以"扶正清毒"理论为基础、内治与外治相结合为特色，为市级中医优势病种培育项目和区级特色专病。

2.发展中注重中西医结合内涵提升

学科鉴于目前急救医学科发展以西医为主，中医参与率较低，中医治疗优势发挥不明显的现状，七院急救医学科的学科建设突破目前急危重症学科发展的现状，不仅要将中医的药物治疗，而且要将中医的非药物治疗融入西医治疗中，做到"西医与中医治疗并用、中医内治与外治并用"，在提高西医综合实力的同时充分发挥中医药的治疗优势。脓毒症是七院急诊科最常见的危急重症，科室多年来积累了丰富的诊治脓毒症的中西医诊疗的临床经验，同时医院对急诊科设备和硬件设施也大力支持和改造，在这样的条件下总结制订了具有科室自身特色的诊治脓毒症的中西医结合诊疗规范。规范的基本原则是：快速准确分诊，多学科协作诊断，中西医结合治疗，中医内外治并用，加强随访促康复。患者急诊就诊，预检即刻通过完善的分级诊疗，将疑似脓毒症患者作为优先诊疗对象进行诊治；接诊医生首诊后，根据患者病情及诊断需要即刻请检验科、放射科、功能科室协助诊断，2小时内确诊并制订治疗方案，病情严重的脓毒症患者收入监护室住院。住院脓毒症患者均实施中西医结合的治疗方案。西医治疗方案参照指南制订。脓毒症属于中医学"外感热病""脱证"等范畴，其发生主要由于素体正气不足，外邪入侵，入里化热，耗气伤阴；正气虚弱，毒邪内陷，络脉气血运行不畅，导致毒热、瘀血、痰浊内阻，瘀阻脉络，进而令各脏器受邪而损伤，引发本病。脓毒血症的基本病理是正虚毒损、络脉瘀滞。根据脓毒症的病因病理特点，结合长期的临床工作经验，经过临床筛选优化及实验研究，确立了以"扶正清毒"理论为脓毒症治疗的核心理论和指导思想。在这一核心理论的指导下，采用中医内治与外治相结合的治疗方法，制订了清毒调血方、清毒灌肠方、通便消胀方等协定方，通过辨证论治应用于脓毒症各个分期分型，从而初步确立了脓毒症（外感热病）的中医特色诊疗规范及技术操作规程。患者症情缓解或康复出院后，科室制订并严格执行脓毒症病例的随访制度，每周开设了相应的门诊进一步指导患者后续治疗和康复指导。

3. 发展中重视强化专科协作

急诊与感控部的建设还将根据急诊、感染性疾病的专业特点，以3个优势的危急重症，加强急诊学科与具有较强中西医结合诊疗水平的专科中西医全方位合作，加强学术交流，取长补短，共同提高中西医结合的诊疗能力。在人才队伍建设上要求每位医护人员根据自身的能力特点及擅长确定适合自身发展的专业方向，通过专项技能进修培养，提升专业驾驭能力，努力成为专业方向专家。

四、学科主要成果

急诊与感控部成立两年来在平战结合疫情防控模式、中西医结合非创伤危急重症患者救治模式建设这两大模式建设上取得了较大的成绩。

首先，急诊与感控部在疫情防控模式上经受了疫情的考验。平战结合，始终坚持以患者安全为中心，体现急诊与感控部大部制优势和中西医结合的优势。疫情期间发热门诊做到根据疫情形势及时顺畅地进行平战两种状态的切换，并始终将患者的医疗安全放在第一位，通过发热预检前移的模式，保障所有送入发热门诊救治的患者在第一时间即得到病情及流行病学史的询问、评估及就诊注意事项告知，准确合理分配就诊区域并完成诊疗及后续分流安排。急诊隔离抢救室的设立及使用保障了急危重症患者均能在第一时间接受专科诊疗，无一例患者出现延误救治的情况。

发热门诊、急诊、院感三部门大部制统一管理保障，七院的发热门诊一直做到了不停诊、不拒诊，医、护、技及工勤人员"零"感染。中医的药物及非药物治疗、内服外治相结合治疗参与了整个发热门诊诊疗流程的各个环节，体现了中西医结合优势。急诊与感控部的运行体现了急诊与发热门诊管理的集中性、切换及时性、流程顺畅性、患者的安全性、防控的有效性。以患者安全为中心，大部制优势、中西医结合诊疗的"一中心，两优势"得到了充分体现。

其次，在中西医结合非创伤危急重症患者救治模式建设上夯实了基础。在人员队伍建设工作、科室特色凝练工作、中医内涵提升工作、临床业务量提升工作、临床技术能力提升工作、学科建设及科研提升工作、科室优势病种宣传、学术影响力提升工作及外联合作工作上均获得突破。

人员队伍建设上对已符合晋升要求及到晋升时间尚未符合晋升条件的科室提前重点帮扶，已完成主任医师职称晋升2人、副主任医师2人、主治医师15人。有序提升学历，以提升硕士学历2人，博士在读2人、硕士在读2人。

在科室特色凝练工作上注重中西协同理念。在现代医学技术诊疗基础上，发挥提升诊疗效率作用。先"西"后"中"，"中西"并重，将中医传统医学、西医现代医学及康复医学紧密结合起来。中医实现了中医内治与中医外治相结合。内治以经验方、协定方为基础通过辨证论治，个体化治疗心肾功能衰竭（MODS）。外治是以脐疗、中药灌肠、中医定向透药、敷贴、针灸等中医非药物治疗技术进行综合治疗。现代医学救治非创伤性急危重症患。现代康复注重心、肾、肺功能康复、肢体功能康复及危重症心理创伤康复。

在中医内涵提升工作上，将中药及非药物治疗技术应用于非创伤急诊危重症诊治，形成中西医结合诊疗模式，将医院非创伤性脓毒症中医药特色项目从院级孵化开始，逐步建设成为浦东"国家中医药发展综合改革试验区"建设中医药特色品牌建设项目、上海市卫健委中医药发展办公室中医优势病种培育项目，优化优势病种的中西医结合医诊疗方案，形成"病—证—法—方—理"完备的学术思想体系，改变在危急重症方面中医药参与率低的现状，充分发挥中医药的治疗优势，做实中西医结合。急诊目前已开展脐疗、中医定向透药、中药灌肠、中药穴位敷贴等中医非药物诊疗项目13项，住院患者中医饮片使用率及中医非药物治疗率均在90%以上。根据急诊内科病种特点，将风温病（脓毒症）作为优势病种，建立中西医结合治疗、中医内外治相结合的诊疗规范方案，并每年进行评估优化，优势病种好转率达到93%以上。脓毒症患者得到及时的诊治，住院天数、住院费用明显降低，中医药物及非药物治疗优势得到了极大发挥，社会效益及经济效益大幅度提高。

临床业务量及临床技术能力有明显提升。《三级综合医院医疗服务能力指南》要求急诊科应当具备的关键技术和推荐的相关技术均已开展并能够熟练掌握。上海市急诊质控中心要求的床旁超声、床旁血液净化、呼吸机使用上岗证资质，每名医生均参与并获得。50%的科室医生完成康复培训并获得相关资质，可以在日常诊疗过程中实行康复治疗。要求科室每位医护人员对于临床技能要做全、做强、做精，做到"全中有专、专中有精"，提升自身的临床业务能力。急诊与感控部的业务量已连续5年超过10万人次，出院患者以每年5%的增幅提升。

学科建设及科研提升工作上提倡临床与基础相结合，实现院外、院内、科内"三位一体"的科研协作，落实科研指标。用好医院各项鼓励政策，积极申报各级各类课题，参加GCP项目研究。重视35岁以下年轻医生的培养，抓紧夯实医教研基础，申报各级人才项目，急诊与感控部成立仅两年来已获上海市卫健委面上项目1项，浦东新区科委面上项目1项，浦东新区面上项目2项和青年项目1项，上海中医药大学预算内项目1项，浦东新区"国家中医药发展综合改革试验区"建设中医高级师承人才培养项目1项，院北斗星项目1项。两年间已发表学术论文16篇，其中SCI 5篇。每年申报国家自然基金及国家自然青年基金均超过2项。外聘名老中医作为学术带头人指导科室学术。参与完成GCP项目研究1项。

科室优势病种宣传及学术影响力提升工作上，急诊与感控部每年举办上海市继续教育学习班和浦东新区继续教育学习班项目各1项。积极参加国家级、上海市级、区级各类学术会议，分享诊疗经验及研究成果。科室成员获得学术任职，学术地位不断提升。目前相关医师已担任中华医学会急诊分会危重病专家委员会委员、世界中医联合会医院急症专业委员会理事、上海市医师协会急诊医师分会委员、上海市中西医结合学会重症医学专业委员会常务委员、上海市中医药学会急诊专业委员会常务委员、上海市浦东新区医学会急诊专业委员会委员、上海市中医药学会中医住院医师规范化培训分会委员单位。

在外联合作工作上与浦东120急救中心及其下属的各个站点，特别是医院周边站点保持有效联系，建立更加紧密的业务合作关系。在医院外联部协调下与周边大型企业互动，如江南造船厂、外高桥船厂、外高桥石化，与医院周边各家大型企业单位的安监部门联系，发挥专业优势，定期到企业作医疗相关的科普培训。与曙光医院急诊合作接收一氧化碳中毒患者救治。急诊与感控部对于各类毒物误服中毒、有毒气体（一氧化碳及硫化氢等）吸入性气体中毒、夏季户外作业、闷热环境下作业导致的热痉挛、热衰竭、热射病以及大型企业员工突发的非创伤性急危重症的救治方面积累了丰富的诊疗经验，诊疗流程也得到了优化。

五、学科发展展望

站在新的历史起点上，作为人民健康事业的建设者，我们要深入贯彻落实党的"二十大"精神，坚持党的全面领导，推进新时代党的建设新的伟大工程，把党的领导贯穿于学科建设全过程、各环节，持续进行机制创新、制度创新、技术创新和科技创新，持续增进人民群众健康福祉，提供高质量、高水平、高效能的医疗卫生服务，提高群众就医公平性和可及性，促进人民主要健康指标实现新飞跃，全方位、全周期维护人民健康，为实现中华民族伟大复兴的中国梦奠定坚实的健康基石。七院急诊与感控部将始终秉承"以患者为中心"，坚持"人民至上、生命至上"的理念，通过继承、融合、发展、创新，提供优质的医疗服务。专科成为全院非创伤急诊医学、感染性疾病医学和危重症医学的中西医结合临床、科研、教学基地，带动我院整个危重病急救医学专科的发展。努力成为上海市东北部区域性的脓毒症、急性肾损伤、中毒救治中心，以及形成脓毒症中西医结合治疗特色。专科带头人将在学术地位、临床能力、教专科研水平等方面均有较大提升，达市级同行水平。专科骨干将在学术地位、临床能力、教学科研水平等方面均有较大提升，达区级同行水平。医师队伍在年龄结构、学历层次，以及职称结构等方面也要有大幅度提升，医疗服务能力和水平达市级水平。急诊监护病房（EICU）具有收治所有非创伤急危重病病种能力；能够全面开展成人非创伤急症的诊治专业；疑难／危重患者的综合救治水平，诊疗效果（综合好转率、死亡率、并发症发生率）达区级先进水平；危重病救治技术应用能力继续提升，脓毒症、急性肾损伤的综合治疗等技术达到区级先进水平。加强重症监护区建设，实施科主任指导下的主诊医师负责制。各级医生实习定期轮转，进一步提高各级医生的综合救治能力。科学、合理、规范救治非创伤急危重患者，实施大监护概念，EICU医师诊疗行动贯穿危重患者救治的整个过程。实现院前急救—院内急救—重症监护—监护后治疗—重症康复—出院随访一体化特有模式，进一步提高突发事件应急能力。加强急诊绿色通道建设，急诊服务及时、安全、便捷、有效，具有良好的分诊能力；有脓毒症、中毒、急性肾损伤、急性呼吸衰竭的绿色通道，建立科室间密切协作工作机制。在科研与教学方面达市级先进水平：学术影响力进一步提高，成为上海地区协会委员；同时主办区市级以上学术会议，举办国家级中医继续教育项目。在既定的临床研究方向上，建立多层次、多专科人才培养机制，多专科高水平创新研究团队。

（徐震宇）

第九节 泌尿及生殖医学部

一、学科背景回顾

泌尿及生殖医学部，于2019年由男性病科、泌尿外科、妇产科逐步发展组建而成，主要从事泌尿男科疾病、男女生殖疾病以及产科的中西医结合诊疗。目前有主任医师5人，副主任医师8人，主治医师和住院医师39人，护士42人；硕士研究生导师4人，博士3人，硕士21人，在读博士2人，在读硕士2人。有孙建明浦东新区名中医工作室，拥有区学科带头人、上海市杏林新星、区优秀青年骨干、七院名中医继承人、"启明星"、"七院新星"等优秀人才梯队。本部学科设床位90余张，开设特需门诊、专家门诊、普通门诊、专病门诊及独立的生殖检测室。

诊疗疾病范围主要包括：中西医结合诊治不孕不育症、前列腺疾病、性功能障碍、泌尿生殖道炎症以及泌尿系肿瘤结石等，开展微创及传统肾癌根治术、前列腺癌根治术、输尿管癌根治术、腹膜后淋巴结清扫术、全膀胱切除肠管代膀胱术（SIGMA膀胱）、肾上腺肿瘤切除术、包皮手术、精索静脉曲张显微结扎术、输精管显微吻合术、体外冲击波碎石、腹腔镜取石、输尿管镜碎石取石、经皮肾镜钬激光碎石等。妇科以微创手术、盆底疾病手术治疗为特色，开展腹腔镜、单孔腹腔镜、宫腔镜、阴式子宫切除、盆底重建术等，并对子宫肌瘤、卵巢囊肿、异位妊娠等疾病的围手术期进行中医药干预治疗。病房开展以异位妊娠、先兆流产、盆腔炎性疾病为优势病种的中西医结合治疗，提高了疾病的治愈率。产科以无痛分娩为特色，开展围产期保健，并有特需病房、专人导乐等特色服务，并开展产后盆底康复治疗。

2012年前，泌尿及生殖医学部还是院内分散的3个科室，该部成立之初，主要以部内男性病科牵头，2019年融合了泌尿外科，2020年又融合了妇产科，逐步发展壮大，以实现男女疾病一站式诊疗中心为科室发展目标。

男性病学科于2013年正式建科，一直秉承"仁和精诚"的思想，以中西医结合治疗为特色，在原中医男性病专科的基础上建立发展，主要以中西医结合方式诊治男性不育症、血精、性功能障碍、前列腺疾病（慢性前列腺炎、良性前列腺增生症）等，建科初期科室人员单薄、结构简单，诊治病种范围有限，科研实力相对薄弱。

泌尿外科成立于2005年，建科初期，由于科室知名度不高，科室人员偏少，整体学历偏低，医教研综合能力处于院内中下游水平。至2011年底科室每月出院患者仅约70人，每月业务收入约70万元，仅承担1项区级科研项目。

妇产科同样面临人员结构单一、高学历人才不足、管理方式不够专业、科研实力薄弱的短板。

二、学科发展规划

1. 学科发展瓶颈及目标设置

泌尿及生殖医学部3个科室主要的发展瓶颈主要包含以下方面：人才结构不合理、科研水平低下、业务量不足、管理水平未达到当时学科发展水平。

在"十三五"期间，部内各个学科针对薄弱方向设定相应的目标，其中男科设立发展目标：设定学科建设，明确研究方向，设定主要治疗疾病为不育症、前列腺疾病、男性勃起功能障碍，与泌尿外科进行互补，发展学科诊疗男性疾病优势，加强优势病种建设。学术创新方向为对中医古籍文献的整理与研究，通过归纳、分析、综合研究，在国际学术期刊、国家核心期刊发表期刊论文和研究成果，并提出新的男科治疗观点、新诊疗方案、新学说。针对学科建设的关键问题开展协作攻关并推动中医药学术进步，建立重点专病诊疗规范，并被同行业公认或共建学科认可，形成中医诊疗技术和成果，在同行业中起到推广和辐射作用。积极开展完全满足学科建设需要的国内外学术交流。

泌尿外科设立的发展目标：在完成好临床医疗任务的同时，下大力气抓好教学和临床科研工作的建设，全面提升学科专业发展能力及水平。科室力争在5年内床位达到26张，医生人数增加到8位。建立一支高水平、高学历，治学严谨，年龄和结构合理的医师队伍，使医疗水平、科研水平、师资水平、医教研设施有相应改善和提高；获得1～2项高水平科研立项和人才培养计划，成为浦东新区具有泌尿外科疾病中西医结合治疗特色的优势学科，冲击上海市重点专科和学科。

妇科设立发展目标：将妇科建设成为浦东新区医教研全面发展的中西医结合重点专科，妇科以微创手术、盆底疾病手术全面发展和中西医结合诊治不孕症为特色的重点专科。在妇产科领域中形成自身特色，建立有影响力的专病特长。

产科设立的目标：产科的工作任务及重点是为患者提供高品质的服务。改善门诊孕妇及产前就诊环境差的面貌，建立温馨、顺畅、诊治手段全面的产前就诊中心。改善目前产科病房服务单一的状况，满足各层次人群的分娩需求。提高产科服务品质，打造浦东新区具有较大影响的中西医结合促进产后康复治疗中心为特色的重点专科。

2. "十三五"和"十四五"期间学科发展

原本各自为战的3个科室，在院领导的高瞻远瞩下，挖掘科室整合优势、发挥集团效应、优势互补，将男科、泌尿外科、妇产科以生殖为主线融合在一起，规划推进，2019年泌尿外科和男性病科联合成立了泌尿及生殖医学部，实现了两个科室优势互补、病种和技术共享，取得了积极的合作效益。2020年医学部又联合了妇产科，成立新的泌尿及生殖医学部，以更高效的多学科协作模式诊疗男女泌尿生殖系统疾病，打破科室之间的壁垒，使得更多的患者受益，受到患者的好评。

从人才方面进行扩充整合，以部级领导各个分科，改善了绩效考核方式，调动了人员工作积极性，科研共享，患者互通，有效整合相关教学、科研资源，促进了医学部的高效发展。业务方面三大科室互通互转机制，实现男女不孕不育一站式诊疗，大大提高了患者满意度，以及疗效。

三、学科建设思路

男科在孙建明主任的带领下，通过长期的发展，围绕男性不育症、性功能障碍、慢性前列腺炎、良性前列腺增生、男性更年期综合征、精索静脉曲张、泌尿生殖道炎症、男性亚健康等多方面开展临床治疗。以中医为基础，中西医结合诊治为特色，以不育症、男性性功能障碍、前列腺疾病（慢性前列腺炎、良性前列腺增生症）为主攻方向。采取中西医结合的治疗方法，疗效明显。

在治疗不育症方面，科室从中医"肾"入手，通过补肾、清利、祛邪、扶正等多种方式方法辨证治疗，专人专方。通过多年临床经验，创建了行之有效的生精汤、益肾清利方、生精2号方、生精3号方等多种协定方。

在治疗前列腺疾病（慢性前列腺炎、良性前列腺增生症）方面，科室采取内外结合的特色治疗方法，如清泽汤、通淋方、固肾膏、清化膏等，取得了显著疗效。

在性功能障碍诊疗方面，有国内甚至全球先进的NPTR监测（国际金标准）、阴茎多普勒血流探测仪、早泄治疗仪、阴茎敏感神经检测仪、中药负压吸引治疗等，在诊断和治疗方面有明显优势。在药物治疗中，采取中医为主，中西结合，内外兼治，兼有心理治疗、行为辅导治疗等，有治疗阳痿、早泄的协定方起痿1号方、苁蓉连翘方等，均疗效显著。针对主攻方向病种，中医外治特色明显，如督脉灸、温灸、健脾灸、葫芦灸、足灸、热敷包、前列腺热疗等。

泌尿外科在2012年迎来了新的发展机遇，新一届院领导吹响了创建中西医结合三级甲等医院的冲锋号角，确立了以"中医、康复"为医院的发展方向，并制订了医院发展"十三五"规划，为科室的发展指明了方向。为了扶持泌尿外科的发展，医院多次组织国内知名专家对泌尿外科的发展方向和学科建设进行辅导，确立了癃闭、石淋、热淋3个中医优势病种，以泌尿系常见病的微创手术为业务支撑，以近年来发病率逐年上升的前列腺癌的临床和基础研究为业务亮点，充分发挥中西医结合优势。在泌尿外科发展的关键时刻，院领导高度重视、全力支持。

妇科以微创手术及中西医结合治疗月经病为特色，利用腹腔镜、宫腔镜技术开展了多种微创手术，其中全子宫切除、异位妊娠、卵巢肿瘤、子宫肌瘤、盆腔炎性肿块、子宫内膜异位症等手术，均将腹腔镜（单孔腹腔镜）微创手术列为首选术式。同时开展宫腔镜下黏膜下肌瘤切除术、子宫纵隔切除术、子宫内膜切除术等手术。开展子宫脱垂、张力性尿失禁等疾病的盆底重建术、阴式子宫切除术等治疗。

产科长期开展无痛性计划生育手术、无痛性宫内手术，包括无痛人流术、诊刮术等，并在B超监测下完成各种宫内手术，极大地提高了手术的安全性和手术质量，提高了患者满意度。逐步配备德国STORTS腹腔镜、宫腔镜手术设备，美国史塞克腹腔镜，英国GYRUS等离子双极能量控制器（PK刀），德国爱博双极能量控制器（百克剪），日本免气腹悬吊式腹腔镜手术设备，全数字B超监视妇产科手术仪，德国产徕卡光学电子阴道镜，B超聚焦宫颈治疗仪，多功能心电监护仪，远红外线乳房检查仪，微波乳房治疗仪，产房中央胎心监护系统、中心供氧以及空调、有线数字电视等设施，为患者创造了良好的诊治环境。

四、学科主要成果

泌尿及生殖医学部团队经过十年的发展，在SCI、核心期刊发表学术论文300余篇；以学科主攻方向为主获上海市科委等各级科研立项20余项；获得中国中西医结合科学技术奖（科普类）、上海市中西医结合科学技术奖（科普类），获上海市中西医结合科技奖三等奖，中国中医药研究促进会科技进步奖，浦东新区科技进步奖（三等奖）；获"全国创新挑战赛一等奖"、浦东新区科委区工会职工创新先进操作方法奖等。浦东新区名中医1名（孙建明）、上海市"杏林新星"人才1名、浦东新区名中医继承人1名、浦东新区"中医青年骨干"人才1名、院级人才4名；主编、副主编、参编专业图书，包括《男性不育症的中西医结合诊疗》《男科诊疗经验荟萃》《成功怀孕的秘诀——不孕不育症的预防与治疗》《泌尿及男科疾病诊疗技巧》《成功怀孕的奥秘》《实用外科学》《现代外科常见病治疗》等。开展国家级、市级等各级继续医学教育项目20余次，其中国家级6次。学科现为浦东新区中医药协会男性病专业委员会临床基地，中医外科"规培生"带教基地，中国RigiScan技术培训基地（上海）。2009年被浦东新区评为"不育不孕特色专科"；2011年被浦东新区中医药协会授予浦东中医药系统"名科"称号；2013年入选"传统型中医临床示范学科（不育症）"；2016年中药负压吸引法治疗阳痿病入选上海市卫生和计划生育委员会、上海市中医药发展办公室"中医特色诊疗技术提升项目"；2017年"新区中医药特色品牌——第七人民医院阳痿病"入选浦东新区"国家中医药发展综合改革试验区"建设项目；2017年男性不育症入选上海市卫生和计划生育委员会、上海市中医药发展办公室中医优势病种培育项目；2017年中西医结合男性病学入选浦东新区重点学科；2018年中医男性科入选浦东新区高峰高原临床中医特色学科。

经过近十年的发展，目前学科定位于市级专病（男性不育症）1项、市级特色诊疗项目（阳痿病特色治疗）1项，区级重点学科（中西医结合男性病学）1项，高峰高原特色学科（中医男性科）1项，获得专利32项。承接上海中医药大学国际教育学院、公共卫生专业教学任务，带教上海市住院医师规范化培训医师、海军军医大学实习医生。

五、学科发展展望

在下一个十年，泌尿及生殖医学部将在学科建设上进一步明确主攻方向，明确学科内涵与外延的界定；提出新的多学科融合的治疗观点、新诊疗方案、新学说。与全国仅有的5家国家级重点学科进行学术研究合作和交流，建立重点专病诊疗规范，形成中医诊疗技术和成果，在同行业中起到推广和辐射作用。在"十四五"期间积极开展完全满足学科建设需要的国内外学术交流。

医学部将在"十四五"期间通过SCI学术论文发表、国自然项目立项（三大主攻方向）等措施，前期完成上海市重点学科立项（中西医结合男性病学、生殖医学），"十四五"后期在市级学科基础上，联合泌尿外科、妇产科冲刺国家重点学科（中西医结合男性病学、生殖医学），并在"十四五"期间建立中西医结合生殖医学中心。

成绩带来喜悦，但不会阻止前进；温馨和谐的七院是富有营养的土壤，滋养着泌尿及生殖医学部不断开拓创新、勇于进取，奋力迈向下一个全新阶段。

（孙建明）

第十节　肝胆胰暨肿瘤综合诊疗部

一、学科背景回顾

作为七院人改革的智慧与侧影之一，经过学科建设的"十三五""十四五"规划的反复考量，肝胆胰暨肿瘤综合诊疗部（以下简称"诊疗部"）应运而生。随着我国人口尤其是上海人口老龄化占比的进一步加剧，肿瘤已成为威胁人类的第二大死因，肿瘤科已经成为现代化医院的一个重要学科。肝胆肿瘤的恶性程度高，侵袭性强，患者预后差。我国是肝胆肿瘤的高发地区，其中肝癌发病、死亡例数均为全球第一位，胆道肿瘤的发病率也呈上升趋势。现代医学为肝胆肿瘤赋予了多种治疗手段，手术切除、综合介入、传统化疗、靶免联合及肿瘤康复的统筹协作能更好为患者提供生存获益。

七院肝胆胰暨肿瘤综合诊疗部是在适应现代医学发展、我国医改精神的情况下建立的肿瘤综合治疗学科。经过大量的整体人才引进，学科内可进行细致完善的多学科合作模式，为患者提供最适合、最有效的治疗方案。诊疗部包括五大技术支撑：肿瘤内科、肝胆胰外科、介入治疗、中医传统治疗及肝胆内科功能维护。诊疗部执行主任由肿瘤二科主任陈挺松担任。科室现有医护人员30人，其中研究生导师4人，博士3人、硕士10人。设固定床位60余张。

诊疗部由肿瘤二科、肝胆胰外科组建而成，而这两个科室都是在整体人才引进后重新组建。回顾初建的情况，异常艰难，至今想来仍不胜唏嘘。肿瘤二科最初挂名为肿瘤介入科，没有独立病区，设床位12张，病房破旧，病区环境昏暗，医务人员严重不足。肿瘤介入学科则近乎空白，所有的技术在这都是新技术、新方法，需要重新申报。但这并没有阻挡诊疗部奋斗的决心，院内各级领导也给予诊疗部诸多关心与帮助，军人出身的王杰宁院长承诺，只要诊疗部有决心、有能力，病区床位、设备、医务人员都全力保障，并给了诸多自主权。

二、学科发展规划

1.学科发展瓶颈

首先要认清现状，充分评估团队劣势和优势所在。尽管学科初建，缺乏影响，但诊疗部队伍技术全面，年轻，有韧劲。

其次是苦练技术，诊疗部认识到技术是学科屹立的基石。变通有法，技术先行。诊疗部大部分人才从东方肝胆外科医院引进，作为肝胆领域最好的医院，他们在那里工作了十几年，经历了大量的临床锤炼，还得到了许多原单位老师无私的技术指导。涵括超声介入、DSA介入、CT下的介入。在血管、非血管介入中提升技术，追求完美，充分发挥每一项技术的优势并加以整合。从理论到实践，从模型到临床，团队日夜操练，注重细节，力求至善，这让诊疗部团队快速成长，每一个年轻医生都能独当一面，信心满满。

最后是确定主攻方向，有所为有所不为。为人所不为，为人所难为。我国是一个乙肝发病大国，从乙肝到肝硬化再到肝癌是一个渐进性的发展过程。肝癌一经发现，大部分已经无法手术，所以诊疗部就聚焦于中晚期肝癌，并确立门静脉癌栓作为攻关难点，很快就摸索出了全适型、可回收^{125}I粒子条用于门静脉癌栓的治疗，并反复验证其临床疗效。在临床实践中整合各种行之有效的介入技术，提出了治疗中晚期肝癌的十六字方针："保护残肝，饱和打击，癌栓优先，靶免联合。"获得了业内的广泛肯定。

中晚期胆道肿瘤是诊疗部确立的第二个主攻方向，胆道由于其结构复杂，需要投入更多的技术和精力。诊疗部从微细胆管穿刺入手，建立了引流、支架、胆汁回输、引入胆道进行胆道组织活检、胆道内放射、胆道射频消融等一系列组合技术，极大地提高了中晚期胆道肿瘤患者的生存时间和生活质量。

2."十三五"和"十四五"期间学科发展

奋斗之路自然艰辛，但不乏温暖，全院各级领导在艰难时刻都给予了我们及时的关怀和帮助。结合七院的"十三五""十四五"规划，为我们学科量体裁衣，从学科发展方向、人才引进、技术拓展、科研、新区学科立项等各方面给予了切实的指导。也正是对照着这两个五年规划，我们一步步稳步发展，成为浦东新区重点学科，正向上海市重点学科迈进。

三、学科建设思路

1.临床

确定主攻方向，做强西医，做浓中医，依托强势的西医技术优势吸引患者，并结合中医药的整体观念，辨证论治，医康结合。在中晚期肝癌中运用西医的局部治疗，结合中医药的分阶段论治，攻补兼施，增效减毒。在胆管癌中提出从肝治胆，以通为用的大法。运用西医的手术、引流、支架等局部手段实现解剖结构的疏通，结合中医理论，提出"胆癌须三通"，即"通调肝胆""通腑泄热""通畅气机"。在肝胆疾病的治疗中始终坚持衷中融西，肝胆相照，使手术量及业务量迅速攀升。

2. 科研

诊疗部经过数年的艰苦建设，软硬件设施相对齐全。在硬件方面有：低温高速离心机、紫外分光光度计、多功能酶联免疫检测仪、恒温箱、培养箱/干燥箱、超低温（－80℃）冰箱、液氮罐、舌诊仪、脉诊、药物临床试验相关受试者访谈室、GCP专属房间等配备完善。同时，诊疗部注重临床基础数据的积累与挖掘，已经初步构建了肝癌数据库建设、胆管癌数据库建设、转移性肝癌（结直肠来源）数据库建设、肿瘤标本及基因数据库，入库患者信息500余例。收录患者舌/脉象中医资源200余例，储备冰冻及石蜡组织60余组，正着力完善其各项功能。

开展中晚期肝癌的临床转化与研究，TAE联合门静脉粒子条在中晚期肝癌伴门静脉癌栓中的临床转化研究、肝癌全国多中心回顾性研究：CHANCE研究（腾皋军院士牵头）；开展肝癌伴门静脉癌栓的综合治疗，四联疗法在肝癌伴门静脉癌栓中的临床应用与研究、全适形、可回收 ^{125}I粒子条在肝癌伴门静脉癌栓中的临床应用与研究；开展不可切除肝门部胆管癌的综合治疗，申报胆胰子镜辅助下可回收 ^{125}I粒子条在不可切除肝门部胆管癌中的临床应用与研究；开展miRNA在肝胆肿瘤疾病恶性进展中的作用分析及机制探索、肝胆肿瘤干细胞介导的疾病复发、治疗耐药的机制分析等基础研究与机制探索；开展基于网络药理学探讨清肝祛癌方抑制PI3K/AKT信号通路治疗肝癌的机制；开展肝胆肿瘤GCP建设与管理，已完成肿瘤专业组临床备案，承接多项临床试验，开展多领域的多中心研究。后续将再接再厉，参与更高质量的临床试验研究，以组长单位牵头肝胆胰肿瘤的综合治疗策略，持续推进肿瘤药物临床试验建设；构建功能完备的肝胆肿瘤数据库和样本并持续管理更新，具体包括且不限于：包括肝胆肿瘤综合介入联合系统治疗的效果分析，肝胆肿瘤患者介入治疗前后的病理组织改变及临床预后相关性分析，复杂晚期肝胆肿瘤患者经新方法良好治疗效果的个案报道，综合治疗前后肝胆肿瘤患者舌脉象变化的中医探索，驱动基因在肝胆肿瘤的早期预警、治疗效果、生存预后的生物标记物探索。

3. 教学

诊疗部注重青年医生的素质培养，院内新星人才6人，北斗星1人，七院首届工匠1人，所指导硕博研究生均有科研产出。每年进修医师5～8名，累计带教50余人次，涉及东三省和内蒙古、云南、河南、安徽及江、浙、沪多地。2021年，诊疗部成立肿瘤学组（组长单位），建设培训基地，开展肿瘤介入培训班，更大限度地发挥诊疗的带教价值。

4. 人才梯队建设

外科手术上，杨珏副主任医师担任肝胆胰外科学术带头人，师从我国著名胆道外科专家张永杰教授，从事肝胆外科工作20年，主刀肝胆胰肿瘤手术600余例次，在肿瘤外科规范化治疗的同时注重个性化方案的设计，技术理念先进，注重快速康复。系统治疗上，由陈挺松主任、吴孝雄副主任医师、韩涛副教授领衔。吴孝雄副主任医师毕业于北京中医药大学，研究方向为中西医结合肿瘤内科学，师从中国中医科学院望京医院朱世杰教授，从事肝胆肿瘤内科工作10余年，有着丰富的内科经验和先进的理念。韩涛副教授，师从王红阳院士，为本学科外聘专家，肿瘤内科学术带头人，在肝胆肿瘤领域有着较高的学术水平。综合介入上，陈挺松副主任医师曾于上海东方肝胆外科医院工作12年，养成了扎实的肿瘤综合治疗理念与高超的肿瘤介入操作技术，累计完成各种介入治疗18 000余例次，包括局部消融、血管介入、引流及支架置入、放射性粒子置入等，技术水平国内领先。经过多年培养，科室能够熟练从事综合介入治疗工作的中青年医师有10名。中医药技术与肿瘤康复上，吴孝雄副主任医师担任中医肿瘤学术带头人，开展中医治疗、化疗、靶向及免疫治疗，尤其中医药治疗恶液质、癌性发热、恶性肠梗阻等难治性问题取得了较好疗效，以及在研究中医药抗肿瘤，进一步延长患者生命方面有了一定成果，部分患者单纯中医抗癌获得癌肿消失、缩小或稳定的良好疗效；同时不断总结凝练临证经验，创建癌邪理论学术思想，指导中医药全程化防治肝胆肿瘤，取得满意疗效。肝脏功能维护上，王昊副主任医师主要负责肝脏内科临床和管理工作，任肿瘤二科行政副主任。其师从国内著名肝脏内科专家胡和平教授，于上海东方肝胆外科医院工作10年，长期从事肝胆相关疾病的内科诊治及研究。主要临床工作包括肝脏功能的评估及肝脏功能的维护。

四、学科主要成果

经过5年的砥砺前行，诊疗部有了长足的进步，成为浦东新区重点学科（肝胆肿瘤）。有了独立的病区，环境大大改善，设床位60张。带出了一支甘于奉献、技术过硬、敢为人先的团队。从无到有，创建了一个融肿瘤内科、肝胆外科、综合介入为一体的肝胆肿瘤综合治疗学科。解决了众多临床疑难问题，吸引了大量全国各地的患者，成为各种肝胆肿瘤疑难病会诊中心。在中医药教育协会成立了肿瘤学组，并担任组长单位，挂牌成立肿瘤微创介入培训基地，为全国各地培养了数十名综合介入医师，获得了患者及业内的广泛肯定。参与制订胆囊癌专家共识，参与放射性粒子治疗胰腺癌中国专家共识。在全国各种学术舞台上发出了七院肝胆肿瘤学科的声音。在上海乃至全国担任一些重要的学术任职，包括中华医学会、中国医师协会、中国抗癌协会、中国中西医结合学会等各大学术团体，并担任国内多部学术期刊编委。科研成果丰硕，目前诊疗部主持，在研科研课题9项，包括省部级课题2项，既往主持课题4项；累计发表中英文论文70余篇，其中SCI论文16篇，单篇最高影响因子7.2分；授权发明专利1项，其中1项完成医疗器械注册及临床转化，在江浙沪及安徽、河南、东北等多个省市和地区广泛应用；授权实用新型专利6项；组织编撰专著10部。

五、学科发展展望

回首过去，展望未来。肝胆胰暨肿瘤综合诊疗部仍然是一个年轻的学科，对比国内一线学科还有不少的差距，诊疗部需要付出更多的努力。在下一个5年乃至10年必须脚踏实地，依据团队自身的实践情况，紧跟学术前沿，从临床、科研、教学、学科建设、人才培养上奋勇争先，方不负医院各级领导的关心与厚爱，不负初心，不负这个自由而光辉的时代。

（陈挺松）

第十一节　胃肠疾病诊疗部

一、学科背景回顾

近二三十年来，消化系统的疾病谱正在发生改变，慢性病逐渐成为突出的问题。在我国，消化道肿瘤、胃食管反流病、功能性胃肠病、HP感染及其相关性疾病，胆道疾病如胆管结石和胆管癌、急慢性胰腺炎、静脉曲张与非静脉曲张出血、慢性便秘的中西医结合治疗等问题是消化学界研究的热点和重点。尤其是近二十年消化内镜技术及外科腔镜技术得到飞速发展，借助内镜及腔镜各种辅助器械可以开展各种诊断、治疗及手术，真正做到了"内科外科化，外科微创化"，也给所有消化内外科的医生带来了前所未有的挑战和机遇。

二、学科发展规划

1. 学科发展瓶颈

2012年以前，七院消化科发展缓慢，年门诊量4.9万余人次，出院患者630多人次，胃肠镜检查每年1.1万余人次，内镜下治疗每年400余人次。主要开展常见病、多发病的诊治，满足外高桥区域病患的就诊需求，学科影响力较弱，缺乏突出的特色项目，缺乏品牌优势。受科室规模和人员的限制，尤其是内镜医护人员的缺乏，影响了消化内镜接诊能力，同时也因为设施设备简陋，无法开展消化道早癌内镜下的诊断及治疗、胆胰疾病内镜下诊疗、超声内镜等技术。与此同时，科室医护人员的科研能力薄弱。当七院成功从二甲医院转型成为中西医结合三甲医院，消化科也迎来了学科和事业的巨大转变。

2．"十三五"和"十四五"期间学科的发展

七院成功创建三级中西医结合医院后，中西医相结合，极大丰富了消化道疾病的临床诊疗、科研学术和教学能力。消化科制订了"以患者为中心"的策略，中西医携手发展，以中西医结合诊治功能性胃肠病和脂肪性肝病、胃肠道癌前病变及早癌的内镜下诊断与治疗作为重点建设方向，以学促研，带动学科发展，促进品牌建设的发展方向和目标。科室在学科特色的带动下，以提高医疗质量、提供优质服务为抓手，逐渐增加消化科的辐射力。"十三五"期间，消化科在疾病的诊治中深入融合中医药优势，大力发展优势病种的救治工作，如：肠易激综合征、腹痛病（急性胰腺炎）、吐血/便血病（消化道出血）、鼓胀病（肝硬化腹水）等。与此同时，正值上海市开始推动重大工程大肠癌筛查工作，消化科也抓住机遇开展了大量的工作，下社区、设义诊、开讲座，通过大肠癌筛查大力提升了消化内镜诊疗量，也在周边形成了良好的口碑，消化道肿瘤检出逐年增多。2018年8月，消化科连同普外科及肛肠科，与沪上知名的肛肠外科、消化内镜专家于恩达教授合作成立工作室，旨在提升七院结直肠疾病内镜及手术水平。截至"十三五"末（2019年），消化科门诊人次较"十三五"初提升50.7%，住院人次提升108.7%，内镜诊疗量提升38.7%，内镜治疗量提升325.4%，门诊药比由48.59%下降至38.09%，住院药比由48.22%下降至36.96%，门诊中药饮片比由13.32%提升至18.07%。"十三五"期间立项国自然课题1项，市卫计委面上1项，新区学科带头人培养项目1人，发表核心期刊论文15篇，SCI论文5篇，累计影响因子超过20分；院级人才培养8人次，参与编著书籍6部，市级及国家级学术团体兼职20人次，区级学术团体兼职8人次。医教研水平均较"十二五"有大幅度提升。

于恩达工作室的成立，同时也带动了肛肠科的医疗水平。较"十三五"初（2016年），"十三五"末（2019年）门诊人次提升14.45%，住院人次900余人次，基本持平，门诊草药比25.36%提升至41.55%，门诊中医非药物治疗比例提升50.24%，门诊药比由50.25%下降至30.52%，住院药比由41.51%下降至26.07%，门诊中药饮片比由25.56%提升至42.67%，住院中药饮片比由90.25%提升至95.43%。"十三五"期间立项海派中医流派传承浦东工作室（顾氏外科）1项，浦东新区中医药特色品牌1项，浦东新区名中医继承人培养项目1人次；发表学术论文11篇，其中核心期刊论文8篇，院级名中医继承人培养1人次，参与编著书籍3部，市级及国家级学术任职12人次。

医院整体实力的提升，中西医结合诊疗优势的发挥，"十三五"期间消化科和肛肠科的医教研水平均有不同程度的提升，但科室的学科整体实力在同行业中仍处于

中等偏下水平，与国内先进同行相比，在科室规模、人员水平、科教研能力及设施设备方面均存在较大差距。如果说"十三五"期间科室在转型、上台阶的东风下得到了业务量的提升，那如何在"十四五"期间可以得到更进一步的提升，更进一步"质+量"齐升，是摆在医院管理层、科室团队面前的难题。

彼时，消化道疾病的诊治都是内外科泾渭分明，大家自守阵地、各自发展，普外科尚未形成亚专业团队，医生缺乏一技之长，检出胃肠道肿瘤的患者流失严重，仅有不到20%的患者留院进行手术治疗。于恩达工作室成立后，无论内镜下诊疗水平、诊疗量，还是外科手术、术后快速康复（ERAS）都得到了较快的提升，但是拼凑的团队还是严重制约了胃肠疾病诊治能力和学科影响力。在此背景下，医院管理层决定大刀阔斧进行改革、创新、重组。

如何搭建一个内外结合，有诊疗能力和特色，可以成为"1+1>2"水平的团队，是学科办面临的首要难题。首先是促成普外科亚专科的成立。看似一个普通的决定，其实包括王杰宁院长在内的医院管理层，经历了来自各方面的质疑和压力。由于几十年的工作习惯，亚专科的成立起初并不顺利，但是本着提升学科、提升团队的初衷，最终，在结合医生的手术专长和职业发展需求后，普外科顺利分成了胃肠外科、甲乳疝外科、肝胆外科和血管外科，亚专科成立后在外科教研室统筹下运行。以胃肠外科为例，亚专科独立运营后，较"十三五"中（2018年），"十三五"末（2019年）胃肠外科出院人次增长116%，手术率增长208.5%，申康排名三四级手术率增长78.8%。"十三五"期间参与协作课题2项，发表核心期刊论文8篇，市级及国家级学术任职3人次，区级学术任职6人次。教学方面，承担上海中医药大学预防医学系外科学总论授课任务，带教培养专科规培、规培、实习。"十三五"期间，有1人被评为海军军医大学A级教员荣誉称号。亚专科的独立运营使得胃肠外科医教研水平均有较快的提升，也为后续的重组迈出了关键的　　步。

其次是学科的论证和推动。结合前期消化科、消化内镜技术的良好发展趋势，于恩达工作室在结直肠良恶性肿瘤以及肛周疾病诊治工作的推动作用，医院管理层提出了一大创举——成立胃肠疾病诊疗部。经历了一系列的筹备，2019年4月，胃肠疾病诊疗部成立，由消化科（消化科病区、消化内镜中心）和胃肠外科整合而成。2020年3月，胃肠外科和消化科合并成一个病区，完成了病区的整合。2020年7月，胃肠外科由原本的门诊诊区迁至门诊2楼东诊区，完成了门诊整合。2020年10月，经过学术委员会和专家的讨论、论证，将肛肠科也纳入胃肠疾病诊疗部，并完成了"十四五"规划论证。

三、学科建设思路

通过"十三五""十四五"的学科论证，最终确定了胃肠疾病诊疗部的优势病种、主攻方向和学科发展规划。胃肠疾病诊疗部由消化内科、消化内镜、胃肠外科、肛肠科组成，为综合诊疗部，亦是国家级非物质文化遗产海派中医流派顾氏外科浦东基地、浦东新区传统型中医临床示范学科、浦东新区中医专科（专病）联合体核心专科。诊疗部病房有49张床位，建立了胃肠道肿瘤的中西医结合序贯治疗，胃肠肿瘤的规范化筛查、诊疗、手术及康复，学科中西医结合诊治消化系统疾病、肛周疾病、胃肠道肿瘤，开展消化道疾病癌前病变、良恶性肿瘤、胆胰疾病的内镜下诊断及内镜下微创介入治疗、胃肠道肿瘤的腔镜手术、肛周疾病的微创治疗。

胃肠疾病诊疗部逐渐打造了学科的诊疗特色：① 胃肠道肿瘤的中西医结合序贯治疗，胃肠肿瘤的规范化筛查、诊疗、手术及康复；开展胃肠镜筛查工作，通过西医—中医—内镜—腹腔镜—围手术期快速康复开展胃肠道肿瘤的诊治、康复、预防、疾病宣教，涵盖胃肠肿瘤院前—院中—院后全程管理。② 幽门螺杆菌检测及相关疾病综合治疗；设有 ^{13}C 呼气试验、血检幽门螺杆菌快速检测、幽门螺杆菌分型检测等多种手段进行幽门螺杆菌检测，精准评估幽门螺杆菌相关疾病的临床意义，建立标准化、个体化幽门螺杆菌根除治疗流程，同时开展中西医结合特色治疗，研制半夏消幽茶，大大提高了幽门螺杆菌根除率。③ 电子胃肠镜、十二指肠镜检查及内镜下微创治疗，电子胃肠镜检查（含无痛），无痛胃肠联合检查，内镜急诊止血，内镜下异物取出术，消化道息肉摘除术，内镜黏膜下剥离术，内镜下黏膜切除术，消化道良恶性狭窄扩张及支架置入术，逆行性胰胆管造影术，鼻胆管引流术，胆总管结石取出术等。④ 肝脏、胰腺疾病临床评估与中西医结合综合治疗。⑤ 胃癌及肠癌标准化根治手术及腹腔镜下根治术，建立了多学科团队（MDT）的诊疗模式，采取以腹腔镜微创手术为主要治疗手段，结合围手术期康复、营养支持、辅助化疗等措施，为患者制订最合适的整体治疗策略，尤其是在老年高龄患者的胃肠道恶性肿瘤诊治方面，积累了丰富的经验。⑥ 胃肠道肿瘤、阑尾炎、胃肠穿孔等危急重症救治及腹腔镜手术，对于腹腔急腹症，尤其是胃肠道穿孔、阑尾炎方面，采取腹腔镜微创治疗手段，患者创伤小，术后康复快。⑦ 混合痔日间微创加速康复治疗，依托"浦东新区中医药特色品牌"，以"微创和加速康复"为指导理念，针对痔疮形态学的个体差异，运用内痔硬化剂注射治疗、自动痔疮套扎术（RPH）、痔上黏膜环切吻合术（PPH）、选择性环切术（TST）及多点位小切口超声刀等微创技术；针对不同患者采取个性化治疗方案，实现"不同痔不同治"的微创策略，达到痛苦小、出血少、恢复快的微创目的。⑧ 肛瘘、肛周脓肿中医特色拖线、置管治疗。通过传承学习上海市名中医陆金根教授的"以线代刀"隧道式拖线引流术，将"置管和拖线"治疗的关键技术应用于治疗高位复杂性肛瘘和马蹄形肛周脓肿；结合负压引流技术不但达到了一次性根治的目的，而且形成了肛瘘、肛周脓肿的中西医结合特色诊疗优势病种方案，实现了最大限度减少创伤、充分保护肛门括约功能、加快愈合及降低复发率的治疗优势。⑨ 功能性胃肠疾病、炎症性肠病的中西医结合特色康复治疗。以中医药特色治疗为主导，以"益气开秘"和"理气清化息风"为策略，在治疗慢性便秘和功能性、炎症性肠病方面，取得了良好的治疗效果。充分运用中药内服及保留灌肠治疗方法，对功能性及炎症性肠病，实现了疗效好、复发少的治疗特色。胃肠疾病诊疗部整合人员、技术、门诊、病区后，整体实力增强，在胃肠道疾病的诊治方面达到同行中的中上水平，并力争取得区级及以上重点学科建设项目。

四、学科主要成果

通过将近两年的磨合，诊疗部的运作模式初见成效，医教研水平得到进一步提升。临床方面，2021年度相较2020年度，门急诊人次提升9.96%，出院人次提升21.5%，内镜量提升19.6%，内镜治疗量提升57.6%，胃肠道恶性肿瘤门诊检出后收治率提升60.7%，肛肠手术量提升33.09%，并形成了胃肠道、肛周疾病及消化内镜诊治的良好口碑。诊疗部整合后，学科团队医护人员50余人，其中主任医师4人、副主任医师6人，医师中硕士以上学历超过60%，博士2人，形成了年轻的学科团队。诊疗部成立至今，立项院级人次"七院新星"3人，浦东新区优秀青年人才培养项目1人，市级人才培养"扬帆计划"1人，浦东新区区科委课题2项，国家自然科学基金2项，1人荣获上海市抗击新冠肺炎疫情先进个人荣誉称号；诊疗部医生在国内外核心期刊发表学术论文20多篇，SCI收入7篇，总影响因子超过23分，并拥有专利8项。

五、学科发展展望

胃肠疾病诊疗部从最初的成立，到后续的磨合发展，都倾注了很多人的梦想和努力，而实现进一步的可持续的跨越式的上升，也是医院、科室、科室成员所面临的更大挑战。诊疗部将进一步加强医疗、科研、教学、人才梯队、护理、文化等方面建设，以消化内镜筛查为核心，加大胃肠镜检查科普宣传、推广力度，并与健康体检中心、特需、商保进一步合作，不断提升消化内镜诊治量，同时稳步提升三四级内镜治疗量，诊疗部消化内镜进行平台化管理，制订团队人员的培养计划，重点培养"3E"（ERCP、ESD、EUS）人才；打造优势病种品牌，在胃肠道疾病的治疗中全流程融入中医元素及康复治疗，对于科室开发的"清肠方""益气开秘方""消幽方""苦百痔疮洗剂""金及促愈洗剂""慈菇清化方"和中医适宜技术等，做好临床数据资料的收集，开展基础研究，同时也做好人才梯队的建设，为科室医护人员搭建良好的上升平台；继续提高胃肠道及肛肠手术的质和量，提高年轻医生的手术技能，并在围手术期深度融入康复治疗。通过"十四五"的共同努力，不断提高胃肠道疾病治疗的临床疗效、医疗质量和管理绩效，提高科室的创新和服务能力，将胃肠疾病诊疗部建设成具有鲜明中西医结合特色和优势的重点学科，为浦东北片区域百万老百姓提供更好的医疗服务。

（周　颖）

第六章

错位发展，全院科室显特色

第一节　肾病科

一、学科背景回顾

七院肾病科是因医院转型升级的需要，在新建的西医肾内科（2011年9月成立）的基础上发展起来的。经过10年的发展已形成了临床、教学和科研相结合，以中西医结合、内服外用一体化治疗为特色的"十二五"国家肾病重点专科。经历了创建期（2011年9月）、快速发展期（2012—2015年）、整固提升期（2016—2019年）和稳定增长期（2020年至今）4个阶段。年门诊量由最初的1万例次到现在的6万例次；病房床位由20张到47张；年出院患者由400余人到1500余人；血透机由24台到66台；科研项目由0到30余项；教学由本科见习到博士培养点和博士后流动站。肾病科现已成为上海市中西医结合学会肾病分会、上海市中医药学会肾病分会副主任委员和浦东新区第一届肾内科委员会主任委员以及中医肾病高峰学科单位。肾病科的发展也见证了上海市第七人民医院的发展，是医院发展的缩影。

上海市名中医叶景华教授于20世纪60年代创立了中医科，同时带领工新华、王莉珍、朱雪萍等于1992—1995年在中医肾病治疗取得经验的基础上进行了临床与动物实验研究，其中"益肾清利、活血化瘀为主治疗慢性肾炎临床与实验研究"和"扶正化瘀、活血泄浊治疗肾功能衰竭内服外治法"获得上海市卫生局科技奖，开创了七院肾病诊治在上海乃至全国影响的先河。

1996年2月成立了由中医科原副主任王新华教授负责的独立血透室和中西医肾病实验室。2008年由中医科主任叶玉妹教授主持了上海市优势肾病专科（2008年）的建设工作（没有独立成科）。路建饶教授于2011年9月1日被引进到七院，与王新华主任一起组建西医肾内科，负责原血透室和新开张的20张床位的病房工作。由于医院发展的需要，在上海市卫生局和浦东新区区委的统一部署和领导下，经过全院上下的共同努力，2012年1月肾病科入选国家"十二五"肾病重点专科建设项目。该项目的立项是医院由二级甲等综合医院转型升级为三级甲等中西医结合医院的前提和基础。作为医院唯一的且是刚立项的国家级项目，5年后能否按照国家的要求按时结题直接关系到今后医院三级复评审是否能顺利通过。因此，肾病科作为医院唯一在建的国家重点专科，自立项后，得到了全院从政策、人力、财力、物力等各方面的大力支持。首先，成立了以院长为组长，分管副院长和科研处长为副组长，由医教研、财务、后勤、护理和肾病科负责人组成的中医肾病重点专科建设领导小组；其次，医院自筹100万元资金用于肾病科建设；最后，整合医疗资源，重新规划肾病科用房，将中医肾病从传统医学中心分离出来，与西医肾病（血液净化中心和新成立的病房）合并为肾病科，并派出了中医科的骨干力量参与肾病科的建设工作；核定床位由新成立的病房20张扩展到32张（借中医科12张），同时成立了叶景华全国名老中医工作室和朱雪萍浦东新区名中医工作室。

在院领导的关心和支持下，全科人员团结一心，努力工作，终以优异成绩较好地完成了"十二五"国家重点专科的建设任务，在医院历年的各种检查工作中都出色地完成了迎检任务，尤其是在2016年医院"创三"复评审过程中，以接近满分（获得了重点专科检查项目满分105分中的104.5分）的成绩获得了各级领导的好评。2018年以来，连续5年获得艾力彼全国中医医院最佳临床型专科，在上海市肾内科质控检查中多次获得第一，为医院的建设和发展发挥了重要作用。

二、学科主要成果

1. 临床工作

肾病科始终秉承以"中医为主、中西医结合、守正创新、不断发展"的理念，在秉承叶景华教授学术思想的基础上，博采众长，采取西医辨病、中医辨证、定性定位、中西医结合、内服外用、专病专方和辨证论治一体化治疗等各种肾脏疾病的方法，创建了以肾衰病（慢性肾脏病3～5期，非透析）、消渴肾（糖尿病肾病）和劳淋病（复发性尿路感染）三大优势病种为基础，扩展至尿毒症血液净化患者（关格病）并发症、痛风以及多种继发性肾病的中西医结合诊疗方案。在不断优化各病种诊疗规范的同时，强化各优势病种的中医特色与优势，发展各优势病种中医诊疗方案中中医药的新方法、新技术，最终达到提高临床疗效，解决疑难问题和提高学术水平的目的。

在实施诊疗方案的过程中，根据三大优势病种的疾病特点，拟定难点攻关方向：肾衰病以延缓肾衰进展为方向，消渴肾以减少蛋白尿为目的，劳淋病则重点减少不适症状及复发率，并在每年的评估过程中，不断总结优化，改进方案，力求提升疗效。同时积极开展中医药特色疗法，通过优化、整合，目前已建立符合中医药特色技术操作规范的中医特色外治项目10项：肾衰膏脐疗治疗慢肾衰、益气软坚中药直肠滴入技术治疗糖尿病肾病、解毒泄浊中药结肠透析技术治疗慢肾衰、红花酊外擦肾腧联合微波照射治疗慢肾风、中药熏蒸治疗慢肾衰伴瘙痒症、通淋粉脐疗治疗尿路感染、中药穴位注射治疗肾衰病伴不安腿综合征或瘙痒症或消渴肾病周围神经病变、耳穴治疗肾性高血压、足疗治疗血透患者严重睡眠障碍、中药离子导入治疗尿路感染、慢性肾衰等。另外，科室在西医诊疗方面也形成了自己的特色，如在B超定位下穿刺治疗肾囊肿和射频消融微创治疗甲状旁腺功能亢进症，低钙透析治疗无动力性肾性骨病，各种疑难血管通路的建立（高位动静脉内瘘术、各种血管转位动静脉内瘘术、人工血管搭桥术、动静脉内瘘取栓重建术等）。

2. 科研方面

课题来源于临床并服务于临床。围绕临床优势病种肾衰病和消渴肾病以及叶老的经验方积极开展临床和基础研究，取得了丰硕成果。10年来，肾病科先后承担包括国家自然科学基金（2项）、上海市科委基金（8项）和浦东新区中医高峰学科在内的各种科研基金和建设基金40余项，总经费达1 600万元。在国内外核心期刊发表学术论文100余篇，其中SCI收录12篇；第1主编专著4部，参编10部。获得国家专利12项。2017年"血液透析患者继发性甲状旁腺功能减退的临床研究"获上海市浦东新区科学技术三等奖。2019年"糖肾方内服外用一体化治疗糖尿病肾病的系列研究"获得了第十二届上海中西医结合科学技术三等奖。2022年"慢性肾脏病进展关键致病机制及其系列方药的创立和应用"获得华夏医学科技奖。

3. 教学和传承方面

目前肾病科系上海中医药大学博士后、博士和硕士培养点，有博士生导师和博士后导师1人，硕士研究生导师5人。承担上海市中医住院医师规范化培养工作，海军军医大学、上海中医药大学、宁夏医学院、承德医学院本科生、护理生的实习带教工作以及来自全国各地的进修培训任务。在传承工作方面，聘请叶景华教授为学术带头人，开展师带徒的教学方式，通过跟师抄方、跟师查房，整理诊疗经验，撰写心得体会等方式开展临床教学工作，继承和发扬叶老的学术思想。每年举办市级以上中医药继续教育学习班1～2次，至今共举办"叶景华学术思想研讨暨中西医结合内服外用一体化治疗慢性肾脏病进展学习班"10届。2021年7月还举办了"慢性肾脏病中西医结合国际论坛"。

4. 人才队伍建设

肾病科是在西医肾内科的基础上建立的以中为主、中西医结合的肾病科。建科之初只有7名医生，最高学历硕士。概念中只有西医没有中医。作为西医出身的路建饶主任面对西医出身或"中转西"的下属，如何提高中医内涵，发挥中医特色是其迫切需要解决的问题。首先，他以身作则，知难而进，在50岁之际，毅然重回阔别三十年的课堂，拿起中医课本，迈上"西学中"征程，他不但获得了上海中医药大学中西医结合临床博士学位，通过了"西学中"的资质，还能比较熟练地针对患者的不同情况，辨证论治，开中药，且取得了不错的效果。在他的带动下，全科掀起了"西学中"的热潮，他要求全科人员每天晨交班、每周科务会都要有中医学习的内容，跟师抄方、拜师学艺是每个人必需的经历。在他的示范作用下，全科人员都在不断学习，为提升学历、增加中西医结合内涵而努力。目前，全科医生已达到大学本科以上的学历，有7人获得了各级人才培养项目，包括上海市杏林新星、浦东新区中青年骨干、浦东新区中医继承型人才培养、七院名中医及院级中医继承人等。在学历与职称提升方面，有3人获得了在职博士学位，1人获得硕士学位；1人晋升主任医师，6人晋升副主任医师。

5.专科联合体建设和区域辐射作用

肾病科长期与上海市各大医院开展慢性肾脏病及血液净化方面的临床和科研合作，在慢肾衰、劳淋、消渴肾的中西医结合治疗以及低转运肾性骨病、复杂性内瘘手术、尿毒症继发性甲旁亢微创治疗等方面位列同级同类别医院前列。近4年来我科承担了浦东新区中医肾病高峰学科建设任务，成立了以外高桥和金桥医联体为核心的慢性肾脏病专科联合体，并向浦东新区各个社区卫生服务中心辐射，尤其是对传统的外高桥医联体包括高桥、高东、高行、凌桥镇、沪东和金杨等社区开展包括开设专家传承和专科门诊、创建医联体微信群，共享医疗信息。建立社区和医院信息共享平台，利用预约机制建立社区和医院双向转诊平台；同时深入社区，做好慢性肾脏病和糖尿病肾病科普宣教和普查工作。建立慢性肾脏病、糖尿病肾病和血液透析患者俱乐部，通过对患者的健康教育，提高服务能力，扩大社会影响。带动了基层肾脏病的医疗卫生活动，并逐步向外高桥以外的包括崇明岛、东沟、金桥等地区，以及安徽、浙江、江西、江苏、云南等省辐射，还吸引了部分外省市医师、护士来科进修学习，扩大了影响力。

三、学科发展展望

在未来5年内，通过硬件升级、外引内培、继承和发扬叶老的中医学术思想、新增上海市名中医何立群工作室，并通过临床和科研相结合，不断总结和完善临床优势病种的诊疗方案和临床路径，将肾病科打造成以临床、教学、科研同步发展，以中医为主导、中西医相结合和中医外治为特色的国家中医药管理局"十四五"重点专科，10年内建设成为国家中医药管理局肾病重点学科。

1.积极引进和建设上海市名中医何立群工作室

何立群教授为海派中医丁氏内科童少伯流派的第三代传人，是上海市名中医，上海市中医药学会肾病分会主任委员，在中西医药防治慢性肾脏疾病的临床诊疗和科研方面都取得了巨大的成绩。积极引进和建设上海市名中医何立群工作室是未来5年的重要工作，肾病科将依托何立群教授名中医工作室，建立分级人才培养计划，在继承并提升临床诊疗能力的同时，通过基础实验及临床课题的设立和实践，提升继承人的科研能力，以培养学科带头人及学科骨干。同时，依托上海市中医药学会及"大同论坛"学术平台，举办名中医学术思想研讨会、继续教育学习班，通过视频会议、远程会诊、学术讲座、培训进修等方式推广名中医学术思想为指导的中医药防治肾病诊疗方案，提高中医药在慢病防治中的服务能力。

2. 提炼和完善叶氏肾病诊治学术思想

完善叶氏肾病阴阳平衡、扶正祛邪、标本兼治的学术理论，强化内服外治多途径给药治疗技术。提炼出叶氏消渴肾病滋阴助阳、软坚散结和微癥瘕的学术思想及叶氏对劳淋的扶正补虚为主兼顾活血化瘀、清利理气法的创新理念。

3. 打造优势专病门诊，扩大门诊量

计划以中西医结合为指导思想，以专方、专药、外治为特色，着力打造痛风病、糖尿病肾病、慢性肾衰竭3个专病门诊，逐步将门诊重心从专科门诊过渡到专病门诊。

4. 积极探索中医与现代技术相结合的临床工作和研究

积极开展和探索中医中药内服外治在保护残余肾功能、减少透析次数、改善透析并发症等方面的作用，形成2～3个简便易行、价廉有效的诊疗方案，并在区域内推广应用。

5. 人才培养

继续通过继续教育学习班、学术会议、名中医工作室、师徒传承带教等方式推动中医传承工作，继承和发扬名中医学术思想和经验，通过外引内培、"走出去"和"请进来"等方式加强专科人才培养，造就一批学有专长、人有特色、技能精湛的优秀专科人才。

6. 科研方针

整合科室目前科研项目，凝练3～4个科研方向，并以此将科室成员化分若干科研小组，各小组的科研课题、论文均围绕各自的方向进行，以便更好地积累科研成果。

7. 院内制剂开发

以开发院内制剂为目的，从现有的协定方中筛选常用的疗效较为显著的1～2个进行大样本临床疗效观察以及作用机制研究，最终完成新药开发的前期工作和成果转化。

8. 临床带教

以上海中医药大学为依托，以医院开展规培医生、实习医生、进修医生的临床带教工作，同时作为硕士、博士和博士后培养点招收研究生，为国家培养高级肾病临床和科研人才。

（路建饶）

第二节　内分泌科

一、学科背景回顾

七院内分泌科是以中西医结合为特色，集医疗、科研、教学于一体的专业学科。科内拥有一站式功能完备的门诊区域、宽敞明亮温馨的病区，诊疗设备齐全，中医氛围浓厚，专业团队朝气蓬勃。当年其他专科纷纷独立，与各内分泌普内科仅诊室2间，病床几张，医生数位，临床专业性匮乏，科研教学几近空白的局面形成了鲜明的对比。

内分泌科是在2015年迎来了新的学科带头人——李晓华博士。她在医教研方面都有较扎实的基础，接手内分泌科后，迅速进入角色，充分领会医院提出的转型发展管理先行理念并积极实施。初期，内分泌科医生以西医背景为主，面对转型，存在心理抵触。面对诸多阻力，凝聚人心，统一共识是发展的首要任务。首先，在科内加强中医学习及讲座，领略中医的博大精深与独特魅力。中医的许多理论与内分泌激素互相调节的西医理论并不矛盾，中西医结合必然会增强疗效，为患者缓解病痛。在思想认识层面，也深刻认识到医院转型发展是难得的机遇，应把握机遇，趁势奋起。很快，科室人员达成发展共识，形成知人善任，人尽其能，各扬其长，风清气正的科室氛围，所有成员同心聚力，砥砺前行。

二、学科发展规划

作为浦东北部区域性的医疗中心，服务好辖区内百姓的健康是重中之重，应以需求导向、主动适应为原则，解决临床基本需求。内分泌科常见病如糖尿病、甲状腺疾病、骨质疏松疾病具有发病率高、危害大、难治愈，需要反复长期就医的特点，患者希望得到离家近、质量高、服务好的医疗服务。内分泌科根据这一需求，在院部的大力支持下，将门诊改造升级，加入国家代谢病中心，设立了就诊、检查、宣教为一体的医疗区域，配备专业护士及管理员，全程强化质量管理，诊疗更高效。同时主动随访、管理患者，提高患者就医体验。内分泌学科已成为"代谢慢病"管理的前沿阵地，为区域内患者提供一站式精准高效的综合诊疗服务。当然，高质量的医疗往往与有温度的医疗密不可分，以内分泌医生、糖尿病护士、营养师、运动康复师组成的专业团队将健康教育进一步从病房延伸至门诊、社区。全力打造"糖友之家"，开展丰富多样的俱乐部宣教活动，每年下社区义诊、举办讲座及免费提供慢病并发症早期筛查服务，组织户外活动如健步走、指导八段锦等。每年共组织健康讲座50余次，参加患者1 000多人次。目前，糖尿病俱乐部成员已发展到500多人，微信公众号关注人数增加到2 300多人。真正做到有高质量，有温度的医疗服务，深受患者好评。

内分泌科除了常见病，也不乏疑难杂症，如电解质紊乱、发育不良等，其背后常常隐藏着内分泌疾病，而诊疗中又需要多个科室协作，让患者就医往返于多个科室。内分泌科充分以患者为中心，与相关科室展开合作，开设多个MDT门诊与诊疗组，大幅度提高患者就医效率。近几年，为多例疑难病例患者作出了精确诊断，并使其得到合理、有效的治疗。

三、学科主要成果

内分泌科以质量为本，注重服务，专业能力不断提升，年门诊量及出院人次一直保持上升态势，年门诊量将近十万多人次。但上海的内分泌专业可谓强手如云，作为新晋升的三级医院，如何缩短差距，追赶先进水平是学科发展中的必答题，而突出重点，形成特色及优势是唯一的出路。学科发展必须依托医院平台。当时，正值医院制订"十三五"规划，提出大力发展中医的5年目标及措施。内分泌科抓住机遇，确立三大重点病种作为科室的主攻方向：糖尿病、甲状腺疾病和骨质疏松症，将中西医结合，医康融合为疾病诊疗特色。新增中医治疗室，配备中医定向透药治疗仪、艾灸治疗仪等设备，培养中医治疗护理人员及康复医师，中医氛围日益浓厚。在浦东新区支持下，通过建立名中医传承基地，传承中医精华，不断优化中西医诊疗方案。内分泌科传承龙华医院内分泌科唐红教授经验，创立活血通络方，通过中医定向透药治疗消渴病痹证，疗效显著。开发院内制剂1个，获国家发明专利1项，成为科室治疗一大特色。运用唐红教授的健脾消瘿方治疗桥本甲状腺炎，有效改善患者症状及免疫指标，开展相关研究、发表论文，临床上形成自身特色。传承王文健名中医益气化聚方中医思想，结合西医现代技术及运动康复，提高早期糖尿病的缓解率，形成特色中西医结合医康融合诊疗方案。在骨质疏松方面，通过"海派石氏伤科（骨质疏松）中医流派浦东基地工作室"的建设，将肝肾脾同治筋骨并重的传统中医思想与现代医学当中的肌少症诊疗理念相结合，创立强筋健骨特色方剂，结合运动康复及西药治疗骨质疏松症合并肌少症的患者，非常契合老龄化患者的疾病特点及治疗需求，成为科室临床特色。三大疾病特色方案的形成，使内分泌科的学科发展进入新阶段，区域内影响力日益提升，也为中西医结合做出了有益探索。目前科室已成为上海市中医培育专科，浦东新区中医高峰学科，浦东新区特色专科，长三角中医、中西医结合内分泌专科联盟成员单位，荣获"艾力彼"中国中医医院最佳临床型专科。

学科的发展与高度离不开科教助力，医院也进入转型发展后的第二个5年规划期，医院明确提出巩固特色攀登高峰的发展目标。2019年，浦东新区卫生健康委正式启动高峰、高原和特色学科建设，以"专业特色显著、国际知名、国内先进、市内领先"为目标，重点建设和扶持一批临床中医高峰学科、内分泌科以学科特色和优势成功入选临床中医高峰学科建设，又一次实现了学科发展的新突破。科室李晓华主任成为高峰学科（内分泌科）带头人。为攀登高峰，内分泌科将心血倾注于科教工作与人才培养。科研工作紧密围绕临床重点病种展开，主要方向为糖尿病及肥胖的中西医临床和基础研究，开展了大量中药有效成分及单体的科学研究，发现多个中药单体具有改善肥胖或胰岛细胞功能的作用，积极为推动中医基础研究的临床转化做出努力。先后共立项课题30项，包括3项国家自然科学基金，总经费1000余万元，共发表论文40篇，其中SCI文章20篇，累计影响因子32.5分，拥有专利4项。2019年科室也一跃成为"艾力彼"中国中医医院最佳研究型专科。2019年获上海中西医结合协会科学技术三等奖，2020年获中国中医药研究促进会科学进步三等奖。

科室负责人为上海中医药大学博士研究生导师、七院中西医结合内科教研室主任，深知人才是发展的持久动力。科室梯队日益壮大且富有朝气，已细分为基础学组和临床学组两个团队。在职医生中有4位博士，均承担了国家级课题，文章影响力也是年年攀新高。名中医传承工作室也人才济济。近几年，科室共培养了9名中西医结合硕士研究生。2022年，开始招收博士研究生。桃李不言，下自成蹊，优秀毕业生、优秀研究生导师、上海市优秀"住培"带教老师的荣誉也纷至沓来。诲人不倦，不问东西，只为中西医结合薪火相传。

四、学科发展展望

弹指一挥十年间，七院在中西医结合的道路上高速发展。中西医之大同及优势互补，启迪智慧，开拓视野，引领创新。内分泌科紧跟医院发展，坚定不移深耕于中西医结合及医康融合领域，团队成员心怀热爱，奔赴未来。而中西医之于七院与内分泌科，如添两翼，振翅高飞，相信进入第二个十年，内分泌科将再启航再出发，努力创建为国内一流、上海有知名度的中西医结合专科！

（李晓华）

第三节　皮肤科

一、科学背景回顾

2012年，七院皮肤科医护人员共7人，其中主任医师1名、主治医师3名、住院医师1名、专科护士2名，时任主任为茅伟安教授。皮肤科建筑面积202.57平方米，有4间门诊，6间治疗室，年门诊量约6万人次。开展的各项诊疗业务已达到三甲医院一般科室技术标准，服务区域覆盖周边约110平方千米，为高桥及周边地区居民提供皮肤病、性病、皮肤美容等专科医疗服务及承担卫生宣教任务。

二、学科发展规划

当时学科发展面临着无法规避的瓶颈：人才梯队的断层；医院转型后中医人才的缺乏，中医内涵不足；学科建设基础薄弱、科研能力的欠缺；设备、场地等硬件条件对学科进一步发展的限制等，这些都迫切需要突破。对此，医院及科室设置了学科发展三大目标：一是培养后备人才，使科室人员梯队结构合理化，同时加强中医人才培养；二是配置新设备，开展中医治疗项目，体现中西医结合治疗特色；三是加强学科科研建设，提升科研力量，满足三甲医院建设。

2012年4月，七院迎来了新的掌舵人——王杰宁院长，2012年开始，医院的发展步入了快车道。医院从二级甲等西医院转型，并成功创建三级甲等中西医结合医院，并成为上海中医药大学附属医院。皮肤科在医院战略发展的促进下，在科主任茅伟安教授的带领下，全体人员参与"西学中"学习；同时购买先进的科室诊疗设备及中药熏蒸等中医特色治疗仪器，开展穴位注射等中医特色疗法；对于常见病、多发病采用中西医结合治疗方法，疗效逐步提升。

三、学科建设思路

在医院支持及科室人员共同努力下，2012年底，皮肤科成功立项了上海市中西医结合重点病种建设项目——湿疹（湿疮）。1人入选浦东新区卫生系统优秀青年医学人才培养计划，并在海军军医大学、宁夏医学院等医学院校承担教学任务。为优化科室人员结构，提升科研水平，2014年科室招聘皮肤性病学专业医学博士1名，大大提高了皮肤科的科研能力。2015年首次立项国家自然科学基金青年基金，医疗科研协同发展，科室的影响力逐渐扩大，经济效益和社会效益稳步提升。与此同时，皮肤科还成为硕士生带教科室，至今已带教硕士研究生8名。

2015年11月，茅伟安主任调离七院，由王莉担任皮肤科副主任，主持日常工作。2017年底岳阳医院皮肤科李福伦教授来到七院挂职任科研副院长，他利用中医专业和科研优势，在科室积极开展中医的非药物治疗及中药的熏蒸、药浴及外洗，让科室的中医外治特色迅速凸显出来，吸引了大量的皮肤顽疾患者来科室接受治疗。学科建设也得到快速发展，皮肤科成为浦东新区糖尿病足重点学科群的牵头科室。2018年，为更好地发展皮肤科，医院人才引进翟晓翔教授为科主任和学科带头人。

翟晓翔主任就任以后主要从以下几个方面着手规划皮肤科的发展：第一，顺应社会对美容的需求，在医院的支持下，大力发展皮肤美容业务。购买先进的美容设备，提升了科室在皮肤美容方面的服务能力。第二，进行皮肤科的亚专科建设。皮肤外科是近年皮肤科发展的一个方向，是皮肤科业务的巨大增长点之一，积极引进人才建设。第三，积极开展科室业务学习，提高科室医生的业务水平，制订两周一次的科室业务学习计划。第四，通过科主任在全国中医皮肤科及中西医结合皮肤科的各种学术会议上的主持和发言，扩大了七院皮肤科在中医皮肤界的学术地位和学术影响力。第五，采取外出进修学习，尽快提升科室业务骨干的业务水平。近4年来科室已有3人去上海市皮肤病医院进修学习。第六，加强人才培养力度。

四、学科主要成果

在医院的大力支持及翟主任的努力带领下，学科建设取得了累累硕果：建立了皮肤科亚专业皮肤外科，延长了皮肤内科的治疗链，扩大了皮肤科的诊疗范围。经科室业务学习计划的实施，科室医生的诊疗水平大幅度得到提高，优化了患者结构，疑难皮肤病患者的就诊比例不断增加。王莉医生成为上海市高级中西医结合人才，科室其他几名医生获得各种院级人才培养项目。2019年皮肤科成为浦东新区高原学科中医皮肤科建设单位；同年，七院成功通过医学生规范化培养基地的评审，皮肤科也成为规培生带教科室，至今已带教规培生40余名。2021年9月，中华中医药学会皮肤科会扁平疣中医专家共识会由七院皮肤科牵头举办，并执笔撰写共识；同时翟晓翔参编了普通高等教育中医药类"十三五"规划教材《中医皮肤性病学》的编写。

科室业务发展迅速，截至2021年，皮肤科的年收入已近2 000万元，较2012年增长了3倍多。为进一步优化人才结构和做好人才储备，皮肤科招聘中医皮肤科硕士3名，目前皮肤科有医生9名、护士3名、文员1名。中医师占比44.5%，且西医医师全部通过"西学中"培训，中医执业率100%。中西医结合特色更加凸显，科室现有中药协定方20余首，开展中医特色疗法14种，其中，穴位注射、耳尖放血等特色疗法的操作量已位于全市前列。在提高临床疗效的同时，注重中医特色疗法的机制研究，段彦娟拔罐治疗斑块型银屑病的作用机制于2020年成功立项国家自然科学基金青年基金。同时科室还注重科研成果的转化，段彦娟的中药唇膏成功实现产业转化，年产值20余万元。皮肤科为中华中医药学会皮肤科分会副主任委员单位及中国中西医结合学会变态反应分会副主任委员单位，提高了皮肤科在全国同行中的学术地位。

皮肤科近几年的快速发展也离不开上海市皮肤病医院李斌院长的大力支持。2021年底，上海市皮肤病医院和七院签订了战略协作单位协议，借助皮肤科三甲专科医院人才和自制药品的优势，弯道超车，实现了科室跨越式的发展。

五、学科发展展望

十年的砥砺前行，皮肤科在院科两级领导的关心下，各项业务稳步推进，学科逐渐壮大，成果丰硕，人才辈出，在上海及周边地区影响力逐渐增强。相信未来，在医院领导引领下，在科室同仁的共同努力下，皮肤科将再接再厉，不断在学术研究、临床诊疗、人才培养等方面推陈出新、蒸蒸日上，未来3年内将皮肤科业务拓展并覆盖上海市区，未来5年皮肤科将建设成为华东地区乃至全国具有影响力的重点专科，并经过不断发展和完善，未来十年发展成为上海地区皮肤专业高层次人才培养和研究基地！

（翟晓翔）

第四节　全科（肿瘤一科）

一、学科背景回顾

20世纪以来，肿瘤的发病率不断上升，临床诊疗需求巨大。七院于1997年成立了肿瘤科，科室成立初设置床位12张，医生5名、护士10名。成立之初，科室以乳腺癌、肺癌等常见恶性肿瘤的诊治为主，常规开展化疗等肿瘤专科治疗，每年门诊量4 000余人次、病房收治600余人次。

经过20年的发展，尤其近10年的不断探索，已转型成为以中西医结合为主。科室经过快速发展，目前肿瘤学科分为两个病区，其中一科拥有床位40张，每年门诊量4万余人次，病房收治1 500余人次，医生10人、护士20人，其中博士3人、硕士4人，正高2人、副高4人，形成了以中西医结合、医康融合、防治康治疗一体化为特色的肿瘤科，常规开展中西医结合诊疗恶性肿瘤，并结合康复、中医特色护理、粒子、介入等手段进行肿瘤治疗。

二、学科发展规划

1.学科发展瓶颈

肿瘤科成立初，门诊及病房收治患者涉及多瘤种，但均未形成完善的中西医结合诊疗特色，且科室缺少中医治疗手段及方法。科室以建立浦东新区中西医结合肿瘤诊疗中心为目标不断前进发展。

2."十三五"和"十四五"期间学科发展

随着医院"十三五""十四五"战略规划的实施，科室以创建三甲医院优秀科室为抓手，狠抓内涵质量建设，强化人才培养与学科建设，提升科室品牌形象，全面提高科室核心竞争力，提升科室综合能力，为人民群众提供优质、安全、便捷、廉价的医疗服务，全力打造成新时代高品质的区域医疗中心。

为提升个人中医素养，进而提高科室中医内涵，科室根据每位医生的特点，专门制订跟师方案，目前已拜师上海市名中医徐振晔、何立群教授。同时亦结合七院名中医经验，整理内科病、肿瘤病中医诊治经验，并开展科室盖云、王莉珍主任经验总结工作，以此形成科室特色。

目前科室在徐振晔教授指导下，以"扶正祛邪"为基本治则，开展以益气养精、解毒散结法为指导中西医结合治疗肺癌，以肺岩宁为基础方扶正祛邪，双黄生白方补肾填精生髓治疗放化疗后骨髓抑制，悬饮宁方温阳利水控制肿瘤并发症，益气养精分阶段治疗恶性肿瘤，提高治疗疗效。与此同时，在何立群教授的指导下，已开展慢性病（尤其是糖尿病肾病）及生殖系统肿瘤（尤其是肾癌）的诊治，针对中老年群体中代谢病患者的血糖、血压、血脂、尿酸进行调整；对肺、胃肠道、泌尿道等不同部位的感染，头晕、乏力、心悸、腰酸及浮肿等不同症状，提供全程的用药信息咨询，中医中药个体化辨证及针灸、推拿、康复等一站式服务。

在此基础上，科室结合自身特色，研制扶正抗癌方、化疗止吐方、补肾养髓方等，开展中医药治疗肿瘤患者高凝状态、中药配合吗啡治疗癌性疼痛、中医外治法治疗癌性胸腹水、中药熏蒸治疗晚期肿瘤多种并发症等的中医调理。

现阶段科室已完成以肿瘤为基础，形成相关慢性病诊治方案，在对癌性疲劳综合征的全程管理工作中，形成了对疲劳综合征的综合治疗，科室协定方抗疲劳方、五桑饮，已入选院内协定方，根据"五脏六腑气血阴阳失调"病机，进行中医的辨证论治，发挥中医药独特的治疗作用。抗疲劳方和五桑饮调节患者气血阴阳，祛风除湿，强筋健骨，健脾补肾。使用中西医结合方法来改善患者疲劳综合征的症状，提升患者"精""气""神"。近几年，一科又开展了专科康复的介入，形成了中西医结合防治康一体化的肿瘤诊疗模式。经过不断努力，目前科室中医饮片率在70%以上，中医非药物治疗率达到30%以上。

学科在前期非药物治疗法的基础上，引进肿瘤深部热疗技术，该技术拥有放化疗不具备的独特优势，是真正的绿色疗法，并已经成为放化疗非常重要的辅助手段，有着良好的协同作用。该技术利用物理能量加热人体全身或局部，使肿瘤组织温度上升到有效治疗温度，并维持一定时间，利用正常组织和肿瘤细胞对温度耐受能力的差异，达到既能使肿瘤细胞凋亡，又不损伤正常组织的治疗目的，与放疗、化疗相互作用，能预防与治疗恶性肿瘤转移复发，提高肿瘤综合治疗效果。与其他医疗技术治疗同种疾病比较，热疗为无创、无痛、非介入治疗方式，患者易于接受，且操作简单、方便，安全性高，不良反应小。目前科室已为500余名患者进行服务，病种涉及肺癌、直肠癌、胃癌、乳腺癌等，深受患者好评。

三、学科主要成果

经过近十年的发展，学科已成为上海市中医临床重点学科，中国医药教育协会疑难肿瘤专业委员会"达芬奇"疑难肿瘤协作组成员，上海市癌痛规范化治疗示范病房，上海仁济医院医联体肿瘤专科联盟成员，浦东新区卫生系统重点学科群成员，浦东新区肿瘤专病联盟成员；也是中国中医药信息学会中医全科临床实践基地、全国中医全科住院医师规范化培训基地、上海市中医全科住院医师规范化培训基地。

目前科室在常规开展恶性肿瘤化疗、介入、靶向、免疫治疗的基础上，注重中西医结合、中医内外治并用，完成肺癌、肠癌、胃癌等优势病种的诊疗方案及临床路径建设，并开设中西医结合肿瘤病、疲劳综合征专病门诊。在医院"大康复"背景支持下，科室开展了肿瘤特色康复治疗，针对化疗后骨髓抑制、化疗后胃肠道反应、化疗后神经损伤、阿片类药物引起的肠麻痹，卧床休息时间过长出现肌肉萎缩、关节强直、静脉血栓，使用康复治疗，可明显改善肿瘤并发症。综合肿瘤心理情志评估、营养管理康复，形成身心全面诊疗模式。在护理方面，科室开展了肿瘤及老年病专科护理，形成了肿瘤病、老年病的中西医结合护理特色，形成医康养结合为特色的全生命周期的疾病照顾模式。目前科室拥有专利1项，课题10项（其中，国自然青年项目1项），主编著作2部、参编5部，发表论文50余篇。培养研究生3名，并带教住院规培医师、社区进修医师等，完成中医大授课任务。

四、学科发展展望

1. 学科发展模式

医疗工作虽然平凡，但职业神圣，未来学科将会把中西医综合疗法、康复、预防、情志同时接入MDT模式治疗，并建立防治康一体、中西医结合、医护康有机融入、家庭—社区—医院联动的教学管理制度；同时将进行发病期预防、欲病期管控、已病期治疗、康复期调养的多维度临床疗效观察，以期发表更多高水平论文；并建立学术指导—学术继承人—业务骨干的学习型团队。

2. 学科发展规划

未来科室将继续以中西医结合为特色，形成中西医结合全科模式的肿瘤诊疗中心，并完善特色病种及特色治疗工作的建设。

（1）特色模式

肿瘤全病程管理：形成肿瘤未病先防、已病防变、术后防复发转移、姑息带瘤生存的全病程的肿瘤中西医结合管理模式。

未病先防：肺结节、乳腺结节、甲状腺结节、子宫肌瘤等结节体质的中医调理。

已病防变：肺胃肠、甲状腺、乳腺、男女生殖系等实体肿瘤的中西医调治。中医药配合化疗、放疗、免疫、靶向治疗，以减毒增效。

瘥后防复——防复发转移：中医药改善肿瘤患者体能体质，减轻并发症，改善生活质量，防复发转移。

中老年代谢病全程检查用药管理："三高"（高血压、高血脂、高血糖）、感染、亚健康状态的多学科诊疗。全科医学综合临床医学、康复医学、预防医学和医学人文学，针对中、老年群体中的代谢病患者的血糖、血压、血脂、尿酸调整；肺、胃肠道、泌尿道等不同部位的感染，头晕、乏力、心悸、腰酸及浮肿等不同症状，提供全程的检查用药方案及健康信息咨询，中医中药个体化辨证及针灸、推拿、康复等一站式服务。

（2）特色治疗

肿瘤多学科诊疗：医疗、康复、护理联合的肿瘤诊疗模式。

肿瘤特色康复治疗：使用康复治疗，全面改善肿瘤并发症，例如化疗后骨髓抑制、化疗后胃肠道反应、化疗后神经损伤、阿片类药物引起的肠麻痹，卧床休息时间过长出现肌肉萎缩、关节强直、静脉血栓。综合肿瘤心理情志评估、营养管理康复，形成身心全面诊疗模式。

肿瘤专科护理：配合深部热疗射频系统、肿瘤疼痛治疗仪、毫米波治疗仪、光电监护仪等多台先进设备，开展穴位贴敷、定向透药、中药塌渍、耳穴压豆、针灸、中医烫熨等特色中医外治法，形成肿瘤病的中西医结合护理特色，形成医康养结合为特色的全生命周期的疾病照顾模式。

3.人才培养规划

除现有跟师科室顾问进行学习外，后续将根据各人特点制订临床、教学、科研发展规划，做到以点带面、以人带组，进而整体提升科室医教研水平的人才培养模式。住院医师提升学历，按照病史书写规范及时准确完成病史，继续"三基"基础训练，积极申报院级、浦东新区人才培养及课题，带教规培医师。主治医师积极学习专业指南及中医古籍，进一步夯实中西医基础理论，指导住院医师开展临床工作，申报浦东新区、市级课题，发表高水平专业论文，制作专业相关科普材料，提升科室知名度。副主任、主任医师整理跟师学习经验，从而提高自我临床水平，提升诊疗能力进而提高临床疗效，积极申报市级及以上课题，发表高水平论文，参编专著，申请专利，培养研究生。

（盖 云）

第五节　烧伤整形科

一、学科背景回顾

七院烧伤整形科是上海市老牌的医学重点专科，"七五"计划期间是上海市医学领先专业"灼伤特色专科"，"十一五"期间是上海市医学重点专科"烧伤瘢痕专科"。由于所处地理位置特殊，周边大型船厂及化工单位环绕，科室长期以来发挥了重要的作用，为浦东新区企业生产和人民群众的生活，以及重大烧伤事故的抢救提供了重要的医疗保障。其影响力颇大，曾经受到党和国家领导人亲临科室指导慰问。

二、学科发展规划

1. 学科发展瓶颈

随着安全生产和居民安全意识的提高，烧伤发生率总体下降。而医疗市场的竞争却日益激烈，学科发展面临着严峻挑战。病种过于单一，业务量萎缩，学科人才面临着流失，伴随着老一辈同志的退休，学科人员出现了青黄不接的局面。同时，科室房屋老化，仪器设备陈旧，科研教学薄弱，学术影响力低。可谓困难重重，问题比比皆是。

"十二五"期间，医院聘请了龙华医院中医外科专家唐汉钧教授为科室学术传承导师，学术继承人徐顺申请加入了唐汉钧名老中医工作室，并定期跟师学习。全科医师分两批参加"西学中"培训，并全部通过考核。这些为科室的转型发展，积极开展烧伤的中西医结合治疗打下了坚实的基础。同年，烧伤整形科又入选了上海市卫计委中医药发展办公室中医、中西医结合临床重点扶持项目"水火烫伤病（烧伤）的中医药治疗"，为积极开展临床研究提供了资金保障。

2. "十三五"和"十四五"期间学科发展

2015年，在王杰宁院长的带领下，经过多次学科论证，制订了学科"十三五"规划，明确了走中西医结合的发展道路，将科室建设成为在烧伤救治、皮肤软组织创面处理及烧（创）伤瘢痕的早期防治和康复方面具有鲜明中西医结合特色和优势的中西医结合专科。开设烧烫伤创面专病门诊，开创了中药浸浴、熏洗、化腐清创术等数项中西医结合烧伤特色疗法，开发了冬菊洗液、虎黄洗剂等中药院内协定方制剂，取得了良好的疗效。

三、学科建设思路

十年学科建设期间不断拓展病源，2016年开设了瘢痕专病门诊。开展了烧烫伤住院患者的早期康复治疗，使每一位患者在烧伤愈合初期都能得到规范系统的康复治疗，提高了生活质量。同时在院领导的支持下，引进了脉冲染料激光和超脉冲 CO_2 点阵激光等先进治疗设备，开展了瘢痕的光电治疗，完善了瘢痕的治疗项目。

2017年，烧伤整形科入选浦东新区卫健委重要薄弱学科项目"中医外科学"，继续夯实烧烫伤及瘢痕的中西医结合治疗。2018年获得市卫健委中西医临床协同试点建设项目"水火烫伤病（烧伤）"，创新性开展了市内烧伤专科的中西医协同治疗。为顺应老百姓的需求，在王杰宁院长的指导下，2019年成立了皮肤美容与烧伤医学部，开设了医学美容门诊及美容缝合门诊。积极开展皮肤激光美容、微整形注射美容、手术整形美容以及急诊美容缝合。2021年为了更好地适应科室发展，烧伤整形科整体顺利搬迁，科室环境得到了极大改善，仪器设备也逐渐更新换代，极大满足了科室临床工作需求，为科室可持续发展提供了保障。

四、学科主要成果

现如今，烧伤整形科学科负责人为上海市医师协会烧伤外科分会副会长，对该专业领域的发展具有较显著的带动作用。2021年烧伤整形科又接连获批浦东新区中医专科品牌倍增计划和高峰高原临床特色学科，可谓中西并重，并驾齐驱，为完成"十四五"时期的目标任务开了一个好头。十年期间烧伤整形科不断加强对外联络交流，2019年成为上海瑞金医院烧伤专科全国医联体首批成员单位；2021年成为国家中医药管理局（华东）区域中医外科诊疗中心、长三角外科专科联盟、长三角创面修复专科联盟、上海市中医外科专科联盟成员单位；2022年成为上海市创面修复研究中心的临床基地。

十年来，医疗业务量较2012年翻了四番，并逐渐形成中西医结合烧烫伤、烧伤康复、瘢痕整复、医学美容的科室特色。"十三五"期间，新增上海中医药大学硕导2名，培养研究生2名。科室还举办了国家级学术会议1次、市区级学术会议8次。

十年期间科研课题硕果累累，入选国家自然科学基金1项，市局级学科建设项目2项，区级学科建设项目、课题及人才6项，科研项目总经费达1 300万元；荣获区级科技进步奖1项，市级人才奖项2项；出版专著6部；核心期刊发表论文20篇，其中SCI 6篇；国家专利10项；获得国家级学术团体兼职15项，市区级学术团体兼职23项。

五、学科发展展望

烧伤整形科还将坚定不移地走中西医结合的发展道路，借助医院飞速发展良好的平台，依托中医药大学优势，以中西医结合主导为特色，加强慢性创面（糖足、压疮）修复；以皮肤创面处理、救治与修复、瘢痕防治、烧伤康复、医学美容抗衰老为着眼点，使三大亚专科即创面修复专科、瘢痕整复专科、医学美容抗衰老专科形成规模及特色，建设成为浦东新区中西医结合创面诊治中心，同时将学科建设成为在各种急（烧烫伤、创伤）慢性（糖足、压疮）创面修复、瘢痕防治、烧伤康复及医学美容抗衰老方面具有鲜明中西医结合特色和优势的烧伤整形创面修复临床特色学科，使之成为人员结构合理、诊疗技术力量雄厚、诊疗设备完善，具有鲜明特色与优势的全市一流的中西医临床特色品牌。

（徐　顺）

第六节　骨伤诊疗部

一、学科背景回顾

早期的七院骨伤科只是作为一间诊室从事骨折脱位等简单的保守治疗，如石膏固定、手法复位等。在此后的几十年里，七院骨伤科因受制于医院软件硬件及专业人才等因素，发展缓慢，基本也是从事着清创缝合、骨折脱位等保守治疗及简单骨折的手术治疗。进入新时代以来，尤其是2013—2022这10年，七院转型升级为中西医结合三甲医院及上海中医药大学附属医院，骨伤科抓住发展时机，综合医疗资源，成立了"骨伤诊疗部"。为打开科室高质量发展局面，中心大力引进中西医及康复人才及骨干，派遣青年医师进修学习，引入先进医疗设备，扩大科室宣传，目前骨伤诊疗部中西人才学历占比为：本科24%、硕士56%、博士20%。人员构成占比为：西医8%、中医骨伤32%、西学中60%；康复医师8%、具有康复资质的医师72%、非康复医师20%。

骨伤诊疗部具备现代医疗设备，包括：关节镜、脊柱内镜、通道、脊柱导航系统、超声骨刀、移动式C臂机、术中神经电生理监测仪；另有先进的康复诊疗设备，如："傅利叶"、机器人及脊柱减压系统等。骨伤诊疗部在人才资源及软件硬件设备逐步完善情况的下，在顾小华、李四波主任的带领下，一步一个脚印，逐渐扩大了骨伤诊疗部在周边地区的影响力，靠着艰苦努力和过硬的技术本领，精益求精地治疗每一位患者，打造中西医结合治疗精品，依靠患者的口碑，使简单及复杂手术量也逐年增加；门诊、住院患者的中医药及非药物中医操作技术使用率逐年提高；医康融合中的康复特色技术也达到较高水平。

二、学科发展规划

1. 学科发展瓶颈

十年前的七院骨伤科正处于起步发展阶段，经过十年的发展，骨伤科团队已经搭建完成大骨科业务框架，包括四肢、骨盆及脊椎骨折脱位简单、复杂手术治疗；脊柱外科的微创诊疗技术（Mis-TLIF、Endo-LIF、OLIF、PELD、UBE等）；脊柱脊髓损伤的诊治技术；老年骨质疏松椎体压缩骨折微创或手术治疗；髋膝关节置换术；运动医学的微创诊治技术，如介入、关节镜等。骨伤科尤其是在脊柱退行性疾病的诊疗等领域更是在浦东新区内有了自己的话语权。七院骨伤科的十年，是从手术量少、业务骨干不足、病源缺乏、病种单一等的情况下逐步发展为中西医结合、医康融合、阶梯诊疗一体化模式的浦东新区特色诊疗专科。

2.“十三五”和“十四五”期间学科发展

在医院实施“十三五”“十四五”战略规划以来，骨伤诊疗部也同步制订出了关于《骨伤诊疗部加快建设及完善中西医结合骨伤科学的发展规划》；规划中将骨伤诊疗部建设成中西结合、医康融合、阶梯诊疗、康养结合为特色的浦东新区骨伤诊治中心，七院的“十三五”“十四五”总体规划中对骨伤诊疗部及中西医结合骨伤科学的发展具有重要的推动作用。

三、学科建设思路

骨伤诊疗部总结及整合了中心既往所做的工作，分析了同类同级医院的学科与发展现状，并结合自身学科特点以及与同类同级医院相比较的优劣势，同时充分利用医院中西结合、大健康、大康复的发展背景，制订了错位竞争、中西结合、医康融合、阶梯诊疗的科学发展建设方针。通过骨伤诊疗部及中西医结合骨伤科学的建设，与传统西医医院相比，在借鉴学习其特色微创手术技术的基础上，利用自身中医及康复优势，通过中医技术、现代康复技术的应用，实现患者的快速康复，减少并发症，提升治疗效果。与传统中医及中西医结合医院相比，在借鉴学习其特色中医内涵的基础上，进一步优化自身介入及微创操作技术优势，同时借助医院康复医学中心的力量，围绕中西结合、医康融合，制定优势病种医康融合的一体化诊疗模式，提升学科中西医内涵、打造中西医结合骨伤科学特色。骨伤诊疗部同时也通过升级发展骨伤科微创诊疗技术，包括介入、关节镜、脊柱内镜、导航等，深化中西医内涵建设，优化中心优势病种中的特色中药制剂、中医外治技术小针刀及针灸等。在医院大健康、大康复的背景下，骨伤诊疗部借助现代康复医学学科的力量，深入开展医康融合工作，围绕科室优势病种，开展康复早期全程参与的MDT、围手术期ERAS等工作。骨伤诊疗部根据中西医优势病种疾病特点、诊断、治疗及后期康复的特点，制订了中西结合、医康融合的优势病种诊疗的相关路径及规范标准。围绕上述开展及建设的临床工作，制订了中西结合、医康融合的研究方向及特色。在人才梯队培养及建设方面，骨伤诊疗部围绕骨伤科临床及科研等方向建设的需求，从临床能力、科研能力、学历等多方面加大人才培养力度，重点培养了微创手术、中医药、康复、科研等综合型团队及人才。

四、学科主要成果

十年的发展，骨伤诊疗部已发展为以脊柱、关节、创伤、康复为亚专科的综合诊疗中心，在临床、教学、科研、人才等方面均取得了显著进步，交上了一份令医院满意、医护骄傲的答卷。

在临床方面，骨伤诊疗部已成功治疗骨伤科疾病患者25 000多例，大到脊柱、髋关节、多发骨折创伤手术，小到四肢骨折和各种微创手术，几乎囊括了骨科手术的所有类型，形成一套成熟的诊治骨科疾病的规范化标准化方案。

在科研方面，十年来骨伤诊疗部先后获得上海市市级课题15项、浦东新区课题18项、院级及校级课题20余项；发表论文近90篇，其中SCI论文15篇、中文核心论文70余篇；副主编和参编专著5部；科室人员在国内20多个专业学会担任常委、委员等学术职务。

五、学科发展展望

十年光阴，十年磨砺，春风化雨，润物无声。七院骨伤诊疗部从无到有、由小到大、从弱变强、精彩蜕变的关键在于狠下时间与功夫，咬住难题不放弃，这支敢啃硬骨头的团队打造出了许多成绩与特色。十年大力发展，骨伤诊疗部虽然取得了一些成绩，但仍然存在许多短板和不足，比如对于骨髓炎、骨不连、骨肿瘤等难治性骨伤科疾病，如何利用中西医结合的优势形成自己独有的诊治技术；对于脊柱退行性病变除了手术治疗外，如何将中医药及中医外治等发挥至最大治疗效果及如何形成科室独有特色的治疗规范和标准等等。站在科室新的历史起点上，让我们相信，上海七院骨伤诊疗部一定会攻克一个又一个难关，在骨伤诊疗部建设和中西医结合骨伤科学发展的道路上越来越好，取得更大更多的成绩！

（李四波）

第七节　普外科

一、学科背景回顾

十年前，七院普外仅从事肝胆胃肠甲乳手术，得益于几代前辈的努力，其在常规普外技术方面在当时浦东新区还是位于前列的，主要表现在正规操作和正规围手术期治疗，这也是后来我们可以大步精进的基础。

那时的普外科在微创腔镜技术和血管外科方面几乎空白，传统开放手术是特点，微创理念因受限于观念和手术设备等诸多因素发展缓慢。患者的来源也基本仅限于周边地区，70张床位的使用率维持在80%左右，年手术量不足1 000台，30%～40%的手术率，三四级手术率仅有20%～30%，专科特色弱。科研方面仅有1项区人才培养和课题，年论文1～2篇，无专利、专著，无教学和"继教"活动，总体来说，科室处于平稳无发展的状态。

二、学科发展规划

医院转型成为中西医结合三级甲等医院后，各种新政策、举措层出不穷，一大批年轻人冲上中层岗位，竞争意识影响着每一位职工。科室也在这样的环境下引入竞争模式，于2013年拆分为普外一、普外二两个科室。普外二科基于医院外引内培的政策，率先采用对点合作模式，与海军军医大学附属长海医院肝胆胰外科和血管外科合作，建立临床合作中心和教学基地，同时引入血管介入技术，创建血管外科，当年实现收入增长40%，并且胰腺肿瘤手术数量跃居新区第一，当年也完成第一篇SCI论文（也是医院第一篇）。协作竞争推动两科共同进步，经过三年半的努力，在2017年初两科合并时，科室的年收入已达到5 000万元，年手术量近2 000台的规模。之后几年普外科始终稳步维持年收入两位数增长，至2019年已达到7 000万元。同年应医院专科化要求，科室开始推进亚专科建设，分为肝胆、胃肠、甲乳、血管4个亚专科。因为磨合关系，业务量增长有所放缓。2020年的疫情虽对各亚专科都有影响，但肝胆外科开始加深与东方肝胆医院的合作，形成新的增长点，当年在全市所有普外科收入均跌20%的情况下，仍然保持增长态势。2021年下半年，普外科正式拆分，其中胃肠外科和消化内科合并成部，肝胆外科和肿瘤介入科合并成部，留甲乳疝血管托底普外科。

三、学科建设思路

十年来，伴随着血管外科的建立和三四级腔镜技术的逐步开展及日趋成熟，各亚专业在各自领域获得了长足的进步。

胃肠外科的腔镜辅助、全腔镜胃癌、结直肠癌已成为常规手术，目前除急诊手术外，腔镜率已达到90%以上；同时，伴随技术的日益熟练，针对复杂疑难状况处理能力也大大加强，在老年患者、内科并发症患者占绝大多数病源的状况下，仍然因低于全市并发症发生率而得到业内认可。

肝胆胰外科最早和长海医院合作，短期内快速发展，胰体尾、胰十二指肠、全胰这些过去被视为普外科最高手术难度的技术，在专科化进程下也逐步归于平常，而腔镜胰腺手术也不再是禁区。同时，手术时间、出血量、胆瘘胰瘘的发生率和处理能力等专科技术能力指标也屡屡刷新纪录。目前胰十二指肠手术时间常规已可控制在4个小时以内。近年来，引入东方肝胆合作机制后，肝脏外科技术突飞猛进，特殊肝段、半肝切除和中肝切除等高难手术已屡见不鲜，手术时间大幅缩短，基本已可控制在两个小时内。手术不输血已是常态，而腔镜肝脏手术也正在逐步替代常规开腹手术，同时联合血管介入栓塞和消融，以及PTCBD和ERCPD等辅助保障技术的成熟，大大提升了肝肿瘤患者的生存率，每年肝肿瘤手术患者已达50例以上。对于胆石症患者，腔镜已基本是不二选择，二镜、三镜联合已熟练应用，LC也归属常规手术类别，30分钟是常规时间。至于胆囊癌、胆管癌骨骼化清扫肝十二指肠韧带也可信手拈来。很多时候对于手术范围和区域，已不是技术问题，而是病情是否需要和患者可否获益。

甲状腺外科创新了多项新技术：针尖样小功率电刀使操作更精准；特殊径路和解剖保护使喉返神经、甲状旁腺的损伤并发症更低；小切口顺皮纹胶水黏合等方式使切口更美观；标准化规范化的手术方式使预后更好。乳腺外科紧跟潮流，恶性肿瘤由原来的单纯根治术转为改良、前哨、靶免化放、重建、中医药综合一体化治疗，使患者一站式体验，乳腺良性肿瘤的旋切技术也引入完善中。近年来，针对乳腺癌手术相关淋巴水肿的中医非药物结合康复手法治疗也取得了很好临床疗效，缓解率在90%以上。腹壁和疝外科手术模式改变，由全开放手术目前已几乎达到95%的腔镜手术率。

血管外科从零起步，引进30多项新技术，从一年仅可处理20多台大切口手术治疗大隐静脉，到目前每年可开展300多台除升主动脉外几乎所有的开放和介入手术，更有复杂的杂交手术。其中手术范围包括颈动脉、椎动脉、锁骨下动脉、降主动脉、腹主动脉、内脏动脉、上下肢动静脉，病种涵盖斑块、狭窄、夹层、血管瘤、血栓，手术包括开放的内膜切除、瘤体切除、补片、人工血管置换、血管吻合和介入的造影、球囊和药物球囊、支架和药物支架、腔内隔绝、滤器取放、吸栓溶栓、栓塞等，3项主要手术进入上海市前10名、3项进入前15名，颈动脉体瘤手术量连续3年获全市第一。

四、学科主要成果

这十年，科室发表的SCI论文20余篇，影响因子60余分，核心期刊40余篇；获实用新型专利30余项。国家级、市级、新区的科研课题20余项，科研总经费超300万元，还有GCP和IIT项目及市级横向课题，主编专著2部。同时，科室的专科能力也得到同行认可，目前上海市医学会普外科分会和血管分会有委员任职7项，上海市医师协会任职5项；上海市中西医结合学会常委任职3项、委员任职4项；浦东新区医学会普外科、肝胆外科和特殊感染防治主委单位，另有其他国家级、市局级委员任职20余项。教学相长，创建和完善了七院中西医结合外科教研室，承担上海中医药大学"三生"教学和海军军医大学带教任务，完成教学课题2项，教学论文2篇，多次获得上海中医药大学优秀科主任、优秀科室、优秀教研室荣誉。带教了七院第一个外籍研究生，另外所带教研究生也获得优秀毕业生称号。同时科室多人获得军大A级教员，也主导西医外科学总论的课程教学。

五、学科发展展望

十年前，我们只知道遵循前辈的法则，按部就班地日复一日，希望有朝一日可与师长看齐，也有独当一面的能力。十年后，我们已在浦东新区，甚至上海市崭露头角，在一些专业技术能力引领新区，跨入市级优秀行列，得意于同行专家的称赞和拥趸，也得到了浦东新区医学会的认可。而今后十年，也是我们可以弯道超车，实现更大发展，有机会在一些局部的领域创造市级领先，并最终收获价值。未来是新征程，我们怀揣憧憬，踔厉奋发，勇毅前行。我们充满梦想，期待更好！

（赵　滨）

第八节　泌尿外科

一、学科背景回顾

十年的光阴，在浩瀚的时间海洋中只是一片小小的浪花，然而对七院泌尿外科来说，却是栉风沐雨、春华秋实的十年。七院泌尿外科成立于2005年，建科伊始，科室的医教研综合水平一直处于医院中下游，收治病种较为简单，至2011年底科室月出院患者仅约70人，月业务收入约70万元，仅承担过1项区级科研课题，未承担任何学科建设项目。

二、学科发展规划

1. 学科发展瓶颈

十年前，由于科室建科时间短、知名度不高、人员偏少（医师仅6人）、整体学历偏低，学科建设存在缺乏规划引领、学科基础薄弱、学科特色不显著、学科创新能力严重欠缺、周边医院泌尿外科实力强大等现实困境和发展瓶颈，学科建设项目一直没有零的突破。科室如何发展壮大，一直是困扰着全科医护人员的难题。

2. "十三五"和"十四五"期间学科发展

2012年，创建三级甲等中西医结合医院的冲锋号角吹响了，确立了以"中医、康复"为医院的重点发展方向，先后制订了"十三五""十四五"医院战略规划，为科室的发展指明了正确的方向。2013年初，医院任命浦东新区学科带头人宋旭主任医师担任泌尿外科主任，为了扶持科室发展，医院组织国内知名专家对泌尿外科的发展方向和学科建设进行多轮辅导，确立了3个中医优势病种，以泌尿系常见病的微创手术为业务支撑，以近年来发病率逐年上升的前列腺癌的临床和基础研究为业务亮点，充分发挥中西医结合优势。泌尿外科前任主任周磐石毫无保留地做好传帮带工作，使泌尿外科同事谦和、医患信和的优良科风得以传承。在这关键时刻，院领导重视支持，2013年为科室购入了国内最先进的美国进口科医人大功率钬激光，至2013年底泌尿外科的业务收入、手术人数、出院人数即取得20%～30%的增长。科室全年出院人次、手术人次、四级手术人次近两年一直名列全院第一。

三、学科建设思路

2013年初科室积极投身创建三级甲等中西医结合医院活动，医院组织科室骨干去龙华医院、岳阳医院参观学习，在龙华医院、岳阳医院专家的精心指导下，以近几年科室的收住院病种人数为依据，确立了3个优势病种：前列腺增生（癃闭）、泌尿系结石（石淋）、前列腺炎（热淋）。采用经尿道悬浮离子电切（SPRP）、等离子电切（PKRP）等微创手术治疗前列腺增生，具有创伤小、疗效好、安全性高的突出优点。科室及时总结经验撰写了论文《悬浮离子电切治疗前列腺增生》，发表于《中华泌尿外科杂志》，为该杂志国内最先报道此术式的论著。

科室选派张耘主治医生外出进修，学成回院后开展经尿道激光和等离子前列腺剜除术，该术式具有去除增生腺体更彻底、改善症状更明显、治疗效果更持久的优势，吸引了众多患者前来就医。2014年，选派宋旭主任去英国贝德福德大学医学院、爱尔兰都柏林大学医学院学习，后又去台湾秀传微创手术培训中心进修学习微创技术，回院后开展经尿道输尿管软镜手术治疗肾结石，无须穿刺或切开，经人体自然腔道进行微创操作，手术创伤极小，患者恢复快，患者和家属更容易接受。这一技术为泌尿系结石患者带来了福音，也为泌尿外科赢得了口碑，吸引了很多市外、区外的患者前来就医。至2018年，科室泌尿系结石年手术量位列上海市58家二三级医院的第13名，近两年结石手术量几乎每年翻一番。

科室依托上海中医药大学中医药的特色优势，自拟中药汤剂通淋汤、结石0号，使用艾灸、敷贴等中医技术，同时对前列腺增生、前列腺癌手术患者进行术后康复，提高了疾病的综合疗效，降低了疾病复发率。科室积极参与肾上腺疾病多学科协作诊疗团队（MDT），运用这一高效、专业、先进的诊疗模式，泌尿外科肾上腺肿瘤的微创手术量逐年上升，已居于浦东新区领先水平。2022年9月举办了"肾上腺偶发瘤诊疗进展学习班"，对这一疾病诊疗规范和进展进行深入的探讨，会上宋旭主任以线上线下同步直播的方式现场演示了"腹腔镜肾上腺肿瘤切除术"，取得同行的好评。这次直播是七院首次全网线上直播全麻腹腔镜手术，也是迄今为止上海市内第一次举办以肾上腺手术治疗为专题的学术会议，展示了七院肾上腺疾病诊疗的技术水平。

四、学科主要成果

2013年泌尿外科凭借腹腔镜等泌尿外科微创手术的优势，获得浦东新区重点专科立项，科室的发展从此走上了高速、高效、稳步增长的轨道。2017年又获得浦东新区重点学科的立项。科室近十年在《中华泌尿外科杂志》《中华男科学杂志》《临床泌尿外科杂志》、*BMC Public Health*、*Frontiers In Bioscience*等核心期刊、SCI收录期刊发表论文30余篇。主编、副主编、参编了《泌尿及男科疾病诊疗技巧》《实用外科学》《现代外科常见病治疗》等多部著作。获得"第六届中国医疗创新大赛三等奖"1项、浦东新区科委区工会职工创新先进操作方法奖项3项，获得发明专利、实用新型专利10余项。承担上海市和浦东新区科研课题8项，取得亚洲男科学会、中华中医药学会、上海市医学会等学术任职20余人次，获得上海中医药大学和浦东新区人才建设项目2项，院级人次培养计划4人。泌尿外科团队积极深入基层走进社区，开展健康讲座、疾病筛查，受到了社区居民和居委干部的一致好评。2021年上海市健康促进委员会授予宋旭主任"上海市肾脏和泌尿领域科普专家"的称号。

五、学科发展展望

十年时光弹指一挥间，忆往昔，催人奋进令人鼓舞；看今朝，任重道远百舸争流。展望未来，泌尿外科全体医护人员将继续坚定地沿着医院制定的"大中医、大康复、大智慧、大健康"的发展道路大步前进，把中医内涵、康复理念融入泌尿外科临床工作中；大力实施科技兴科战略，运用大智慧手段，以敢为人先、勇于开拓的精神，不断占领医学高地；切实加强人才队伍建设，打造品牌效应，推动名院名科建设。借用唐代诗人李白的著名诗句：长风破浪会有时，直挂云帆济沧海！对于七院来说，十年是一幅迤逦多姿的长卷，十年是一座巍峨不朽的丰碑。泌尿外科十年发展的成就离不开医院领导的关怀、兄弟科室的支持、科室前辈的帮带，泌尿外科人铭记在心、感恩在怀。泌尿外科同事们坚信七院明天会更好，泌尿外科明天会更好！

（宋　旭）

第九节　妇产科

一、学科背景回顾

2012年之前，七院是二级甲等综合医院，服务和保障浦东高桥地区人民的医疗安全。妇产科作为医院的重点学科，具有病床67张，医师23人，其中主任医师2

人。妇产科以保证母婴安全和女性健康为首要任务，在浦东新区微创手术领域勇开先河，创新开展腹腔镜下子宫肌瘤切除术、卵巢囊肿剥除术等妇科微创腔镜常规手术。产科的剖宫产率一直处于新区较低水平。当年，妇产科年出院3 500余人次，年分娩2 000余人次，门诊（含急诊）8万人次。

在临床工作任务繁重的情况下，妇产科团队在科研、教学领域也取得了一定成绩。承担了浦东新区卫生局课题1项，发表了学术论文。科室同时承担宁夏医科大学、海军军医大学、上海中医药大学妇产科临床教学任务。

二、学科发展规划

1. 学科发展瓶颈

尽管当时妇产科业务量大，临床工作繁重，但学科发展的瓶颈亦十分明显。

学科专业方向不明确。妇产科临床工作开展的诊疗技术均达到三级医院规定的项目，但没有优势的病种和学科特色。宣传力度不够，在患者中的影响力不高。

科研基础较薄弱。在"十三五"规划建设中，妇产科仅完成课题2项，发表的论文在数量和质量上较为弱势，且课题研究方向较分散，未能形成一系列的研究计划，对进一步申报课题立项不利。

产科服务条件落后，不具特色。当时，收治的孕妇多为外地流动人口，本地人群少。产科分娩量在浦东新区位于中等水平，产检孕妇虽多，但满意度低，故分娩量难以增长。

2. "十三五"和"十四五"期间学科发展

医院"十四五"建设规划中，非常重视妇产科的学科发展。医院搭建泌尿生殖医学部平台，重点推动中西医结合生殖内分泌诊治中心的建设。在现有腹腔镜治疗妇科常见疾病的基础上，进一步打造妇科肿瘤微创手术、术后快速康复品牌。以盆底疾病诊疗中心的形式，建设中西医结合盆底疾病诊治中心。改善目前产科服务单一的状况，开展镇痛分娩、导乐、家庭式陪伴产房等多种形式的服务，满足各层次人群的分娩需求。在康复师的参与下，提供产后中西医结合调理及盆底康复的全方位服务。

三、学科建设思路

十年来，医院始终秉承"做强西医，做浓中医，做实中西结合"的理念，不断探索特色发展道路。在"十四五"规划中，医院明确了"大健康、大智慧、大康复"的发展方向，制定"中西结合、医康融合"的发展方针。妇产科紧跟医院发展步伐，在专业领域不断努力和创新。

2017年起，伴随浦东新区优势专病建设项目"中西医结合防治产后盆底功能障碍性疾病"的开展，妇产科开设了产后病、盆底疾病专病门诊，开设盆底功能检测、盆底康复等治疗项目。在此基础上，科室进一步发展盆底疾病亚专科的建设，以盆腔器官脱垂、压力性尿失禁作为优势病种，建立集筛查、评估、诊断、治疗、康复为一体的诊疗模式，并与泌尿外科、针灸科、康复科合作，开展多学科协作诊疗。充分将中医理念与现代康复医学优势互补，建立集临床诊断、康复评定、中医康复治疗为一体的诊治流程和管理模式，使医康融合真正落到实处。

以泌尿与生殖医学部为平台，妇产科与男科搭建转诊机制，开展不孕不育患者夫妻共治，积极开展输卵管造影、宫腔镜检查、宫腹腔镜下输卵管通液等手术操作；同时以多囊卵巢综合征为重点专病，联合内分泌、营养科、针灸科开展多学科协作中西医结合慢性病管理工作。在医联体内进行中医特色诊疗技术的推广运用，扩大科室在浦东新区乃至全市的影响。

学科人才的培育是科室发展的基础。科室着力培养医疗、教学、科研能力优秀的学科骨干，选拔优秀中青年医师进入市、区等各级人才培养计划；鼓励在职人员攻读硕、博士研究生，提高学历层次；派遣青年骨干赴国内外参加专业培训，建设并完善各亚专业梯队建设。注重人才的中医内涵，重视中医流派传承，逐步培养本学科的名中医继承人。

四、学科主要成果

十年来，妇产科的业务量取得了很大提升，2022年年出院4 500余人次，年分娩1 500余人次，门诊（含急诊）10万人次。

在学科建设方面，完成浦东新区优势专病建设项目"中西医结合防治产后盆底功能障碍性疾病"、上海市中医妇幼专项建设项目、上海中医药大学预算内项目各1项，校级教学课题共7项。2021年获得上海市卫健委面上项目立项1项、浦东新区课题4项。

十年来，科室晋升高级职称6人，获得上海市级人才培养项目立项1人、浦东新区卫健委优秀青年人才项目立项1人、院级各类人才培养项目8人。

五、学科发展展望

回顾科室的发展历程，我们感到自豪；展望未来，更加信心百倍。把握医院大步发展的良好时机，以现代医学理念和中医理论为指导，中西医结合、医康融合为特色，优势互补，在生殖内分泌、盆底疾病、子宫内膜癌三大病种的诊断、预防、治疗、康复一体化管理方面形成特色优势，医、教、研协同发展，深化学科内涵建设，奋斗不懈，将妇产科建设成为浦东新区乃至上海市具有特色优势的示范性学科。

（李林霞）

第十节 儿 科

一、学科背景回顾

十年前，七院儿科作为一个普通二级医院的儿科，治疗以纯西医为主，尽管技术水平可以胜任患儿常见疾病的诊断和治疗，但被认可度不高，周边的民众依旧坚持至三级医院就诊。不仅儿科临床技术水平的认可度不高，临床教学和科研创新的能力亦欠缺。归其原因是当时科室定位不清晰、专科特色不明显。且儿科医生收入低，人才少，科室的医师没有动力去追求更高级别职称，同时院内也缺乏进行科研和教学的机会及激励措施。

直到2012年底王杰宁院长来我院后，带领儿科朝中西医结合方向转变，经过不懈的努力，我科引进了新的中医人才，开展了大量的中医治疗，科室也申请到了多项市级区级课题和人才项目，并且成为上海中医药大学附属医院，带教数名实习生、规培生，以及"儿科学""中医儿科学"的理论授课，在带教的过程中逐步精进医术。

二、学科发展规划

医院"十三五"发展的指导思想是：认真贯彻国家发展中医药、健康产业发展等的相关精神，积极落实与国家、上海医改的各项举措，坚持"患者满意、社会责任、员工幸福"办院宗旨；做强西医、做浓中医、做实中西医结合；将儿科规划成特色学科。2016年七院正式挂牌上海中医药大学附属医院（非直属），在医院的重视发展下，儿科在基础设施建设、学科发展、科研工作及人才培养等方面获得了大力发展。目前是浦东新区综合性医院最大规模的儿科之一，是上海中医药大学附属医院系统中规模最大的儿科之一。

在医院"十三五"发展规划和儿科庄承主任的带领下，科室在市级及浦东新区学科建设方面取得丰硕成果，其中"哮喘专科"建设获得浦东新区卫健委中医药发展办公室资助，并于2017年顺利完成结题。年诊治哮喘患儿5 000余人次，中西医诊治并重，辐射高桥地区，在区域形成了一定的影响力。2017年立项"市级薄弱领域专科建设"获30万元资助，立项"市级中西医结合专科建设"获100万元资助。通过以上项目建设，科室在学科建设上整体有了很大的提升，学科特色突出，服务能力加强，形成了一定的学术影响力。2017年科室立项"浦东新区中医药发展改革试验区"项目，成为海派徐氏儿科浦东分基地。2018年立项"浦东新区中医特色学科"，明确了科室未来3年的主攻方向及发展目标，科室的临床诊疗水平提高，在高质量科研方面亦有所规划并形成突破。2019年立项市卫健委"儿科门急诊标准化建设项目"，历时半年时间通过场地改造，修缮了新的诊室、病房，完善门急诊软、硬件设施，让门急诊焕然一新。儿科诊区宽敞明亮，设计也别具匠心，墙面添加了卡通涂画，装饰活泼，配备大屏幕及报号系统，输液室外增加一处儿童游乐场，消除患儿就医的紧张感。2020年儿科新立项浦东新区重点亚专科——中医小儿哮喘专科，持续推进中医儿科专科服务能力的提升。通过以上项目建设，科室在学科建设上整体有了长足的进步，学科特色突出，服务能力加强，形成了一定的影响力。

本着做强"大康复"品牌，儿科也加入了儿科康复的步伐，2020年开始已收治康复患儿。"十四五"规划期间，医院继续秉承患者满意、员工幸福、社会责任的价值文化理念，全方位做浓中医内涵，努力创建国内一流、上海有知名度的三级甲等中西医结合医院。

三、学科建设思路

经过十年的建设，儿科科室结构完整，由门急诊、病房、输液室、雾化室、观察室、中医治疗室、肺功能检查室等组成，总面积达1 500平方米，核定床位数30张，其中新生儿床位6张。现有医生17名、主任医师2名、副主任医师1名、主治医师10名、住院医师4名，其中有中医职称医师9名，其余为"西学中"医师。目前病房主要收治肺炎、哮喘、腹泻、新生儿黄疸、新生儿肺炎等儿童常见病、多发病。门急诊能熟练抢救高热惊厥、药物误服、食物中毒、腹泻脱水等各种危急重症。床位使用率95%以上，平均住院日4.75天。门急诊量达每日250～300例。科室设有3个传统优势病种：支气管肺炎、支气管哮喘、腹泻病。近年来，新增优势病种：急性扁桃体炎、急性支气管炎，并与时俱进，依照儿童疾病谱的变化，新增战略病种：性早熟、矮小症。设立4个专科门诊，即哮喘、徐氏儿科慢性咳嗽、徐氏儿科生长障碍及注意缺陷多动障碍，主攻方向以呼吸、消化、神经及内分泌系统疾病为主，主攻方向明确，学科特色鲜明。科室参照国家中医药管理局重点专科协作组制订的儿科常见病诊疗方案，规范中医辨证分型、理法方药、技术操作，逐年形成了一套符合我院情况的标准化诊疗常规。

名医的学术思想、临床经验是宝贵的智慧结晶，师徒结对，薪火相传，将名医的智慧结晶一代代传承发展下去，才能让古老的中医药历久弥新。2016年4月，儿科聘请上海市名中医虞坚尔教授作为儿科学术带头人、顾问和名中医传承导师，4位传承人行拜师礼，共同为儿科中西医结合特色发展贡献力量。虞教授定期来七院坐诊、带教及指导科室医教研工作，传承人通过对徐氏儿科学术思想、临床诊疗经验进行挖掘和整理，制定了具有徐氏儿科特色的诊疗方案。

对支气管哮喘，贯彻虞教授"分三期论治""从痰瘀论治"的学术思想，在急性发作期运用徐氏儿科特色方剂平喘方，在缓解期及稳定期扶正祛邪、培土生金，消除伏痰夙根，防止哮喘的发作或加重，运用徐氏儿科特色方剂补肾固表方。科室积极开展穴位敷贴疗法，用皮肤或局部穴位的吸收和刺激作用，达到治疗疾病的目的。方案的应用减少了激素、抗生素的使用，避免了不良反应，缩短了病程，减轻了急性发作的程度和次数，改善胃纳不佳、汗出较多等全身表现。哮喘中药饮片使用率90.3%，特色疗法（穴位敷贴）使用率80.2%。采用冬病夏治穴位贴敷配合冬季服用小儿膏方，减轻了疾病发作的程度和次数，预后良好。针对优势病种，博采众长，传承经验，积极创新，儿科开展数项中医特色诊疗技术：穴位敷贴、中药膏方、中医定向透穴治疗、小儿推拿等。自制咳喘敷贴散、足浴方、脐疗散、揿针、拔罐等，共计9项适宜技术，配合中药治疗，内服外治，取得了良好的临床疗效。在大家的努力下，2019年获得中国中医医院最佳临床型专科儿科。

四、学科主要成果

近年来学科人才也得到很大的提升，其中主任医师晋升1名、副主任医师晋升3名，培养博士研究生2名。获得多个学会的任职，中华中医药学会儿科流派传承创新共同体委员；中国中药协会儿童健康与药物研究专业委员会委员；上海市中医药学会儿科分会常务委员；上海市中西医结合学会儿科分会等多项任职，发表SCI论文1篇、核心期刊论文40余篇，主持上海市级、浦东新区课题10余项。获得专利2项："一种香囊自动售卖机及其使用方法和一种防漏防滑中药贴"。成立中西医结合儿科教研室，拥有一支优秀的教学团队，是上海中医药大学规范化培训基地，承担大学"规培生"、国际教育学院泰国班学生、大学"中医儿科学"的授课。科室医生获得海军军医大学A级教员、院级优秀教研室、优秀带教老师、优秀硕士生导师、金牌教师等奖项。立项5项校级精品课程，每年召开2次市级或区级学术会议。

2021年开始七院建立多元化、可视化交流平台，打造"大同健康"科普品牌，儿科积极参与科普，运用生动诙谐的语言，从患儿的热点健康话题进行宣传、普及医学知识。并且在医院微信公众号发表多篇科普文章，建立微信病友群，及时为患儿家属答疑解惑，为广大病友提供便利。

五、学科发展展望

十年风雨历程，经过儿科人的不懈努力，谱写了护佑儿童健康的华彩乐章。十年弹指一挥，站在新的起点上，不断提高技术水平，不断提高服务质量，继续以赤诚的爱心、圣洁的仁心担当作为，励精图治，再创佳绩！

（庄　承）

第十一节 护理学科

一、学科背景回顾

十年前,七院是一所二级甲等综合性医院,当时医院整体医疗护理水平、人才培育及学科建设等受制于诸多因素,停滞在二级医院的水平。

2012年护理人员最高学历是本科,高级职称仅副主任护师7人,无主任护师;无护理特色专科,无护理门诊;临床带教护理专业实习生只有承德医学院10人左右;1人入选浦东新区卫生系统学科带头人培育;3项区级科研课题;核心及学术期刊论文45篇,实用专利20项;市级以上课题及SCI论文空白。

二、学科发展规划

1. 学科发展瓶颈

无中医护理特色及专科护士;学科新技术新业务开展缓慢;无护理品牌。护理人员学历整体偏低,专业学识水平及科研能力受限。护理人才无系统培育计划;临床带教师资力量薄弱,受限于教学平台,无人持有教师资格证。医院对开展护理新技术新项目无制度性绩效考核及激励机制,护理人员创新积极性不高。

医院由二级甲等综合医院转型为三级甲等中西医结合医院。中医护理技术及专科护士实现从无到有的转变,培育64名专科护士;所有临床科室开展中医护理技术操作,每个科室开展3～5项。

2. "十三五"和"十四五"期间学科发展

"十三五"期间,围绕医院的发展方向,将中西医结合特色护理工作做细、做精、做强,打造七院特色护理服务品牌。逐步开设并规范专科护理门诊建设及管理;以中西医结合为特色,打造病区"一科一特色"中医护理内涵;以肿瘤康复、卒中康复、创面康复为主要发展方向,打造中西医结合康复护理特色。

卒中全程管理和乳腺癌多团队协作模式分别获得2018年度和2019年度上海市医疗服务改善项目服务品牌,2022年获评全国改善优质护理服务卓越案例,入围全国护理管理案例百强。

2021年成立护理专业委员会,包括20个专业小组,专科护理帮助医疗服务从院内延伸至家庭社区,从线下覆盖线上,为患者提供全程专业护理服务。

围绕医院"十四五"学科规划(2个高峰攀登学科、8个示范引领学科、9个区域特色学科、10个提升学科),护理部有计划培育专科护士,开展与医疗相适配的专科护理技术及专科护理主攻方向;人才培育向科研型倾斜;绩效考核激励科室开展中医护理技术操作。

三、学科建设思路

1. 人才

根据医院转型发展的需要，护理部启动"护理百人"多元人才培育计划，实施培育方案，通过建立"一体三翼"培育机制，承上启下，人才资源达到优化配置、优势整合，发挥他们在护理管理、专科护理、临床教学、护理科研等方面的示范带头作用。

（1）方向　根据人才的特点对应不同的发展方向，分层实施护理管理人才、护理专科人才及护理服务人才。

（2）方法　前期开展项目调研，对人才的可行性进行分析，根据护理人员数量及专业水平等进行评价，形成较为科学的方法，建立良好的管理团队，并实时调研优化流程。① 规范人才准入。按照本人申请和科系推荐相结合，公开竞争、择优选拔的原则进行遴选对象。② 制订培育计划，分层次培育人才。采用Benner进阶模型（即novice-beginner-competent-proficient-expert，"从新手到专家"的临床护士五阶梯发展模式），对不同层级的护士进行核心能力的评估和培育。为每一位护理人才制定短期、中期、长期的培育规划，体现护理人才的价值。③ 导师制带教。采取"一对一"导师带教，导师针对性因材施教，建立人才成长档案，定期培训，且导师与人才实时沟通交流，进行思想、学习、研究及发展等方面的教育和指导，促进人才独立思考，引导其树立良好的职业观及职业操守，形成良好的分析、判断能力，从而更好地度过培育阶段，成为合格及优秀人才。④ 教学方式创新。根据TCAP模型，基于政策、患者及人才需求的教学创新实践，使培训内容"内化"。以团队为基础的教学法（Team-Based Learning，TBL）符合年轻人的特点，培育护理团队合作能力；以问题为基础的教学法（Problem-Based Learning，PBL）培育其独立思考能力，加深对临床护理问题的理性认知；以案例为基础的教学法（Case-Based Learning，CBL）培育其系统分析临床实践案例的能力，促使其尽快适应专科护理岗位。

2. 特色专科建设

（1）护理门诊　"十三五"期间在浦东新区率先开设护理门诊。十年间，共开设10个护理门诊。专科护理门诊不仅负责就诊患者的疾病护理、健康教育等咨询；同时还承担院内护理会诊、专科护士培训等多项业务，满足就诊者多元化的需求。

（2）专科特色　为减轻乳腺癌术后上肢淋巴水肿的发生，护理部联合医务处及临床科室，建立了具有中西医结合特色的乳腺癌围手术期"七师协作一体化"多团队协作的管理模式，对乳腺癌患者实施全程管理，使乳腺癌患者术后皮下积液等并发症发生率显著下降。

（3）卒中康复　2017年建立由多学科专家组成的"心之桥"团队，在卒中后早期建立"心身同治"康复模式，改善患者失眠及心理问题，指导患者疾病后正确的应对方式，提高患者进行肢体康复锻炼的积极性。同时以中西医结合为基础，突出治疗特色，从患者康复开始就将肢体康复和心理咨询及治疗相联合。推出全程照护社区联动模式，通过住院—门诊—社区—居委会，借助专病管理软件及微信平台，为中风后"心身同治"患者提供全程、延续性护理及健康照护，实现了医院与社区之间信息互通。

（4）心肺康复　经皮冠状动脉介入（PCI）术作为治疗急性心肌梗死的主要术式，具有起效快、有效率高的优势。但PCI无法持续有效改善急性心肌梗死患者预后，术后患者仍面临运动功能减退、焦虑抑郁、失眠等多方面问题。2020年8月，护理部开设心脏康复医护联合门诊，使心脏康复患者在门诊得到延伸治疗和康复护理。多学科团队（MDT）通过信息支持、进行效果评估，在患者治疗的每个阶段进行多学科治疗团队的协作，满足患者治疗、护理、营养、心理支持多方面的需求。

四、学科主要成果

1. 人才成效

（1）专科服务人才　国家级、市级专科护士163人、护理后备人才14人、护理新星18人、金牌护士11人。

（2）科研人才　全国中医护理骨干3人、上海市卫健委扬帆计划2人、上海市优秀青年护理人才1人、上海市护理学会优秀青年计划1人、上海市护理学会优秀青年人才育苗计划1人、上海中医药大学后备卓越中医人才1人、浦东新区中医中青年骨干1人、浦东新区优秀青年医学人才2人。

（3）职称晋升　高级职称17人（其中副主任护师15人、主任护师2人）。

（4）学术任职　共39项，其中国家级12项、上海市护理学会16项、区级11项。

2. 专科特色及项目成果

十年来护理学科取得的主要成果如下：①护理部是上海高校I类高峰学科（护理学）脑卒中护理示范基地，浦东新区中医护理示范病区（PDZYXK-1-2013001）建设平台。②"心之桥"团队建立的"心身同治"康复模式获市、区级科研项目20多项、发表论文30余篇、培育市区院级人才10多名。③"七师协作一体化"多团队管理乳腺癌术后淋巴水肿项目，获市、区级科研项目10余项，发表论文20余篇，荣获上海市服务品牌项目。④"温和灸预防PICC置管后血栓的形成"作为浦东新区中医护理适宜技术进行了区域性的推广。⑤"十三五"期间护理部承担市、校、区各级各类课题立项近60项，获得国家实用新型专利授权200余项；发表论著、论文200余篇，其中SCI论文10篇，核心期刊论文70余篇。

五、学科发展展望

1. 学科主攻方向

康复、中西医结合慢病管理及危重症护理，中西医结合慢病管理包括亚健康症候群的管理、肿瘤患者慢性疼痛的管理；康复主要包括乳腺淋巴防治、卒中康复、心肺康复、烧伤康复等发挥中西医结合护理特色。

2. 科研论文

实现国家自然科学基金项目零突破；省部级课题3个并受到奖励；10分以上SCI论文2篇。

3. 人才培育

实现博士研究生零突破；硕士研究生20人以上；副高职称7～8人；正高职称3～5人；外部引进学术带头人1～2人；入选市级以上人才3～6人。

4. 新技术新业务开展

中西医结合乳腺淋巴水肿防治；现代蜡疗技术联合针刺放血疗法用于深度烧伤术后瘢痕的治疗。两项新技术处于国内领先水平。

（金咏梅）

第十二节　核医学科

七院核医学科创建于2012年。在这十年里，核医学科以医院发展战略规划为基础，在医院领导支持下，科室调整和完善学科主攻方向，以队伍建设为本，扶植青年；以科研项目为驱动，提升创新能力；结合学科优势，发展重点方向。经过十年建设，核医学科在行业内的影响力、临床业务量、人才培养和学术科研产出等方面都取得了跨越式发展。

一、学科背景回顾

核医学是采用核技术来诊断、治疗和研究疾病的一门新兴学科。它是核技术、电子技术、计算机技术、化学、物理和生物学等现代科学技术与医学相结合的产物。相对于其他临床医学学科数百年甚至数千年的发展历史，核医学从起步至今仅有60余年，仍然是一个非常年轻的学科。

核医学发展的历史虽然不长，但科学技术的进步和社会生产力的发展将分子影像学推到了医学领域的前台，核医学从一开始就以标记分子为显像基础，在标记技术、探测和显像方式、灵敏度及系统性和动态特征方面在分子影像之路上先走了几十年。

核医学的分子影像已成为现代医学发展最快的领域之一，已实现基因、蛋白质、细胞水平特定靶点的显像定量分析和氨基酸、蛋白质、脂肪、糖代谢的动态显像观察分析，在推动生命科学的进步中，发挥着巨大的作用。作为分子影像学的常用设备——正电子发射计算机断层扫描（PET），被认为是继高能物理及基因工程之后20世纪第3个最伟大的成就，PET现已成为诊断和指导治疗肿瘤、冠心病和脑部疾病这三大威胁人类生命疾病的最优手段，在临床药理、基因诊断和治疗等方面显示出巨大的潜力。核医学正是显示其他技术无法或难以认识的人体生命信息的有力工具，它利用PET、单光子发射计算机断层扫描（SPECT）以及PET/CT、PET/MRI、SPECT/CT等多种影像信息的成像技术和放射性靶向核素治疗，迅速发展成为功能成像、基因成像和微创治疗的新型诊疗方式，成为21世纪影像医学发展的主流，将使人们对正常和病态生命现象的认识进入新的境界，为人类的健康提供科学的保证。

作为核医学主要的组成部分之一，放射性核素内照射治疗是近年来发展较快的领域之一。^{131}I用于甲状腺癌和甲亢治疗，是最早用于临床的放射性核素，目前仍是甲状腺癌转移灶治疗不可替代的方法，也是甲亢疗效确切、安全可靠、成本效价比最低的方法。随着基因工程抗体的研制开发、基因靶向核素治疗的运用和分子核医学迅速发展，放射性核素治疗的应用研究越来越受到国内外重视，放射性核素治疗作用的进一步开拓和发展具有较好的潜力和应用前景。

虽然核医学在21世纪以来已开始呈现了井喷式发展，但由于核医学在国内外发展的历史毕竟仍相对较短，且所需设备较贵，场地对辐射防护要求较高，以及国内核医学专业人才严重不足等因素，当时在国内也仅仅是大部分三级甲等大型医院里配置了核医学科，二级医院鲜有核医学科的配置，浦东新区的区属医院尚无一家医院设置有核医学科。在这种情况下，七院的院领导集体确定了医院的战略发展规划和目标，决定要建设具有科学现代化标志之一的核医学科，并引进了核医学专业的夏伟博士进行筹建科室。

2012年七院核医学科应医院转型发展之时，应核医学蓬勃发展之势建立了起来。七院核医学的建立大大地推动了浦东新区核医学的发展，随后的十年，浦东新区的6家区属三级综合性医院先后建立了核医学科，为广大患者提供了更加方便及时的核医学诊疗服务。

二、学科发展规划

1. 学科发展瓶颈

七院核医学科投入运行之时，因刚刚从二级甲等综合性医院转型为中西医结合医院，医院大多数医务人员对核医学的了解不多，甚至很多人把核医学与核武器联想在一起，"谈核色变"，绕核医学科而行。对于核医学科到底有哪些仪器设备、核医学可以开展哪些医疗服务、有哪些优势项目，大多数医务人员都不太了解，患者更是知之甚少。

为了使医务人员快速了解核医学，促进核医学能为更多患者提供及时合理的医疗服务，推进核医学科发展，院长王杰宁做出了一个在七院历史上空前的行政安排：要求每天早上的医院交班会在核医学科进行，并亲自带领全院临床科主任和骨干人员参加。在每天早交班之前，由核医学科进行业务介绍，在历时一个多月的核医学业务宣传中，王杰宁院长从未缺席过一次。在院领导的大力支持下，快速地提升了核医学在全院的知晓率，从核医学科的地理位置和配置的仪器设备，到核医学的分子影像、核素治疗、功能检测，迅速地推广到了全院，促进医务人员能够准确地为患者选择合适的核医学诊疗服务。

同时，核医学科全体人员也非常珍惜这样的机会，在科主任夏伟的带领下，迅速地开展各项核医学业务，应开尽开，并及时向临床进行宣讲，由浅入深、从科普到专业，以及详细介绍每个项目的适应证、禁忌证和优缺点，从而保证了医务服务质量。在随后的科室发展过程中，核医学科全体人员持续学习先进技术，积极开展新项目新技术，建科十年，医疗项目已由建科初期的20项拓展到了60余项，推动了学科的持续发展。

这十年，在医院领导的大力支持下，上下协力促运行；在核医学科人员的奋发努力下，核医学科高速地运转了起来，建成了医教研协同发展的学科。

2."十三五"和"十四五"期间学科发展

一个新建科室运转之后，如何可持续性地发展，如何建设成优秀的学科，如何结合医院战略规划确定科室的发展方向，是每个学科带头人关心的问题，但如何创新是摆在他们面前的一道难题。

恰逢此时，七院刚刚经历了从西医医院转型为中西医结合医院，从二级医院到三级医院的重大变革，医院如何定位、如何制订战略规划也是医院领导层思考的问题。为了保证医院和每个科室在正确的方向高质量发展，院长王杰宁及时启动了学科评估工作，同时启动了医院和学科的"十三五"规划。历时半年时间，邀请了数十位顶级医院管理专家、学术专家，通过访谈、指导、论证等方式，摸家底、定目标、做规划。核医学科经过学科评估、"十三五"学科规划，以及之后的"十四五"学科规划，以医院战略为导向，结合核医学的学科特点，明确了目标，确定了主攻方向，确立了在继续夯实前期学科建设基础上，突出学科建设重点，深化学科内涵建设，将以核医学科的功能影像和分子影像、核素靶向治疗为主攻方向，结合医院中西医结合特色和康复医学重点发展方向，以脏器康复和神经康复的核医学影像诊断和疗效评价、中晚期肿瘤核素靶向治疗为主线，建立相关的核医学影像诊断流程和评价标准，深化组织化管理模式，培养康复核医学人才梯队，开展核医学影像量化分析新技术，实现康复医学与核医学技术融合、介入技术与核素靶向治疗技术的融合，提升核医学整体水平，以期达到浦东领先、上海前列、国内具有一定影响力的水平。

三、学科主要成果

学科的高质量发展，临床与科研教学必须全面发展，七院核医学科以人才队伍建设为主体，强化创新，开展新技术、新项目，初步形成了自身的核心竞争力。

科技是第一生产力，没有创新就没有发展。七院核医学科自建科之始，就极其重视科学研究，并将此贯穿到整个科室发展的全生命周期中，以不断地创新引领学科的发展。在科室成立第二年就获得了浦东新区重点专科建设项目，并获得了七院历史上第一个国家自然科学基金项目，同时又获得了上海市自然科学基金、上海市卫健委、浦东新区科委和卫健委的科研项目。此后，科室先后获得了浦东新区重点学科、上海市公共卫生重点学科、上海中医药大学高峰高原创新团队等学科建设项目。至今，核医学科已获得各类科研项目30余项，仍然是全院获得国家级和省部级科研项目最多的科室。

以项目为抓手，推进人才队伍建设。核医学科建立和完善了人才梯队建设的管理运行机制，在学科带头人、中青年人才的培养、学科结构的优化等方面取得了较大进展。建立了一支思想业务素质过硬、技术职务、年龄和学历结构合理的学术队伍。其中学科带头人先后入选了上海市卫健委学科带头人（七院首位获得该项目者）和高级中西医结合人才培养计划、浦东新区学科带头人和领先人才培养计划，科室骨干人员先后入选上海中医药大学杏林新星、浦东新区卫健委优秀青年、上海市医学会核医学专科分会青年骨干提升计划等人才培养计划10人项。

同时，核医学科注重师资队伍整体素质的提升，加强青年教师培养，提高教师的整体教学水平，重视研究生的培养。学科带头人夏伟为七院首批博士生导师和教授，并获得了上海中医药大学优秀研究生导师和七院金牌教师的荣誉，带教博士生和硕士生14人，其中毕业4人，就业率100%，并有2人获得上海市优秀毕业生，1人获得上海中医药大学优秀毕业生，同时研究生团队先后获得国家级、省市级、校级各类荣誉和奖项20余项。

医教研三位一体的协调发展，快速地提高了七院核医学科在该学术领域的影响力，例如创建了浦东新区医学会核医学专委会，学科带头人夏伟担任了专委会第一、第二届的主任委员；作为主要人员筹建了上海市中西医结合学会核医学专委会，并担任了第一届委员会候任主任委员和第二届委员会的主任委员；在中华医学会核医学专科分会被选为十一届青委的副主任委员；同时也是上海医学会核医学专科分会第七、第八届最年轻的委员，第九届委员会的秘书，第十届委员会的副主任委员。

四、学科发展展望

医学技术发展日新月异，从目前发展趋势看，精准医疗势在必行，智慧医疗、人工智能发展迅速，新技术、新设备不断涌现，要站在学科发展的前沿，紧跟国内外最新成果，持续创新，是学科建设的基本。

同时，在发展学科建设时要全程贯穿医院战略，以医院战略为导向，跳出本位主义，跳出所在专科，基于全局态势作针对性的部署，基于整个战略去创新。只有在将医学技术的发展和医院战略规划相结合的基础上，制订学科发展方向，才有先进性和可行性。基于此，七院核医学科确定了适合自己发展的目标和方向。确定在未来5年使学科的整体水平进入上海市同级同类医院前3名。学科建设将以"1+1+1"为核心主攻方向，即"1个心脏康复核医学影像评估流程+1个神经康复核医学影像评估流程+1个中晚期肿瘤核素靶向治疗方案"，以临床诊断和治疗水平的提高为基础，以这3个主要方向的人才队伍培养和临床技术发展为抓手，以相应科研水平的提高作为标志，重点突破，实现目标。跑起来，向未来进发。

（夏　伟）

第十三节　药学部

一、学科背景回顾

2009年，中共中央、国务院公布的《医药卫生体制改革近期重点实施方案》中的若干举措对医院药学部的服务提出了更高的要求，为适应医改的发展，医院药学部必须找准自己的位置，做好相应的调整。因此，彼时的医院药学学科建设主要对标卫生部和国家中医药管理局于2011年颁布的《医疗机构药事管理暂行规定》。该规定指出："药学部门具体负责药品管理、药学专业技术服务和药事管理工作，开展以病人为中心，以合理用药为核心的临床药学工作，组织药师参与临床药物治疗，提供药学专业技术服务。"然而，我国的临床药学工作开展得比较晚，尽管国内大多数医院已经开展了临床药学服务并取得了一些成绩，但整体水平仍不平衡且发展缓慢。

二、学科发展规划

1. 学科发展瓶颈

十年前七院的药学工作基本滞留在以调剂为中心的单纯供应型阶段，缺少引领示范作用的学科带头人，专职临床药师极度匮乏，中西医结合药学服务内涵仍需挖掘夯实，教学与科研相对落后。在医院整体学科布局下，将药学部建设成为浦东新区重点学科。

2."十三五"和"十四五"期间学科发展

医院深刻践行党中央给予浦东"排头兵中的排头兵，先行者中的先行者"的功能定位，充分利用浦东新区作为中国（上海）自由贸易试验区、国家综合配套改革试验区和国家中医药改革发展综合试验区的优势，以"需求导向、主动适应；把握重点、突出特色；围点打援、以点带面"为原则，高屋建瓴，制订"十三五""十四五"学科建设战略规划。在医院学科建设布局中，为药学部发展指明了方向，立足浦东新区，充分发挥中医药优势与特色，将药学部建设成为具有区域示范效应的中西结合药学重点学科，促进药学学科高质量发展。

三、学科建设思路

1.完善中西医结合临床药学服务机制

以中西医结合临床路径为切入点，选择传统医学科、神经内科、心血管内科和骨伤康复科4个科室，采用PDCA循环原理，临床药师参与优化中西药结合治疗方案，近5年优化的治疗方案从120例上升至293例；以信息技术为支撑，采用360循环管理模式，不断提高中西药联合应用处方质量，近5年处方不合理率从3.51%下降至0.88%；临床药师采用欧洲药学监护网络（PCNE）分类系统方法，对定点科室中西药联合使用患者进行药学监护，近5年药学监护人次从178人/年上升至846人/年；增设慢病患者中西药联合应用药学门诊，同时与"结队帮扶"的6家社区卫生服务中心药师深度合作，为患者提供用药指导，累积服务2 136人次；充分利用各种多媒体渠道，积极推广中西药合理使用科普宣教，保障用药安全。

2.传承创新，开展中药院内制剂研究与特色中药服务

搭建基础研究与临床医疗的双向转化平台，2020年立项浦东新区新兴交叉学科——中药制剂转化医学，探索一种"经验方药—院内制剂—新药研发—医工双赢—中药发展"的转化模式，实现"源于临床—证于临床"的转化路径，围绕明确临床疗效的中药经验方，搭建基础研究与临床医疗的双向转化平台，建设区域性中药经验方转化中心，引领浦东新区乃至上海市中药院内制剂创新成果转化。目前七院共有15个原有批号的院内制剂，已完成6个院内制剂的备案，另有5个正在申报中。聚焦51个有大量临床基础，且临床疗效明确的经验方，拟向院内制剂进行转化研究，其中有科研基础支撑的院内协定方12个。对已有批号的院内制剂，择优进行深度研发与转化。

院内制剂宁神丹香合剂（更新组方）目前已与企业达成初步合作协议，进入试药阶段；下一步将通过真实世界研究，考察院内制剂的临床有效性和安全性，进行临床前安全性研究，有效成分及作用机制研究，申请临床批文转化，为申报国

家创新中药奠定基础。2022年医院贯彻落实上海市委、市人民政府《关于印发中医药传承创新发展的实施意见》文件，体现中医药特色优势，满足患者个性化用药需求，开展中药临方定制加工服务，包括中药临方丸剂和中药临方颗粒剂，为患者"量体裁衣"。中药临方定制一方面保留了传统煎药方式，体现了中医传承与创新的思想；另一方面，与传统汤剂相比，浓缩丸剂与颗粒剂解决了汤剂口感不佳、患者依从性差的问题，更能满足患者的个性化需求，既可以减少药物的服用量，又方便患者服用和携带，还可以减少污染的机会，为患者带来更好的用药体验。

3. 智慧赋能，探索创新药学服务

2019年药学部与全球机器人"四大家族"之一的ABB公司达成深度合作，共同研发智能医疗服务机器人。研发落地机器人与人工智能技术在药品追溯、智能仓储、药品分拣、静脉配置、导航配送等多个方面的实际应用，并最终在门诊药房、住院药房和静脉药物配置中心等主要场景实现国内首个以智能机器人为核心的、应用于医疗机构中的智慧药房解决方案。2019年开始逐步探索建立中药饮片院内追溯体系，基于信息化手段，追溯中药饮片流程全过程，实现"来源可溯，去向可追"。本着"让患者少跑腿，让信息多跑路"的理念，药学部积极探索与实践"互联网+药学服务"。药学服务模式由传统线下服务转向"线下+线上"相结合的智慧化模式，实现远程审方、送药到家、用药指导，最终形成患者用药前、用药中和用药后的全覆盖式闭环药学服务，在为患者提供优质与便捷的药品供给服务的同时，确保用药的合理性与安全性。

四、学科主要成果

2020年立项浦东新区新兴交叉学科；2022年立项浦东新区重点学科。

2020年引进高层次学科带头人1名，引领学科持续、健康、稳步发展。对照上海市和浦东新区的人才培养计划，在医院创立的"七院三星"人才培养平台上，药学部立项"七院北斗星"1人，"七院新星"5人，并孵化浦东新区卫健委"优秀青年医学人才"1人。

经过十年的建设，药学人才队伍从以调配药师为主逐渐转变成一支以"药学服务和合理用药"为目标的中西药学结合、具有临床思维的临床药学队伍。药学人员学历及职称逐年上升，目前拥有5名高级职称、26名中级职称，中药专业技术人员占40%，本科及研究生学历人员占90%。临床药学团队拥有专职临床药师8名，其中7名已通过国家级或上海市级临床药师规培，覆盖老年慢病、抗感染、肿瘤、抗凝、中药学等多个专业。

药学部科教工作保持稳中有升的良好发展态势，在获得的科研项目数、论文发表、专利申请、学术任职等方面取得了新的突破。近十年共立项了包括上海市科委、市自然科学基金、浦东新区科委、卫健委课题、院级三星人才培养等课题在内的40余项课题，课题总经费超500万元；发表论文60余篇，其中SCI 20篇，核心期刊论文40余篇；获批专利30余项；国家级、市级和区级学术任职40余项。

临床药学教研室，目前拥有教研室主任1名、骨干教师10名，其中硕士生导师3名、在读硕士研究生6名。教师团队拥有丰富的临床及教学经验，每年带教研究生、规培生、实习生及进修生10余名，结对帮扶外高桥医联体、新疆及云南等地区临床药师，促进教学相长。紧扣医院"做好西医、做浓中医"内涵，定时下临床、进社区、科室内进行中西医合理用药宣教，定期在公众号、期刊、电视媒体进行中西医合理用药科普。近十年，立项了上海中医药大学课程建设项目13项；发表教学论文10余篇；举办国家级、市级和区级"继教班"20余项。获得校级及院级教学成果包括优秀教学团队、优秀教研室主任、优秀教学秘书及优秀教案在内的多项奖项。

五、学科发展展望

未来，七院将努力创建国内一流、上海有知名度的中西医结合医院，逐步向医教研全面发展的大学附属研究型医院迈进。药学部也紧紧围绕医院总规划，通过提供优质药学服务、信息助力流程优化、中西医结合彰显药学内涵特色等多种方式，探索"互联网＋"创新药学服务模式，充分发挥中医药优势与特色，逐步建设成基于临床需求为导向的区域中西医结合临床药事服务共同体，实现学科共建与同质化发展，最终建成具有区域示范效应的中西结合药学重点学科、上海市临床药学重点专科，为区域内人民群众提供优质、高效的药学服务。

（范　伟）

第十四节　医学检验科

一、学科背景回顾

2012年医学检验科有医技人员36名，以本科为主，硕士2名，对科室人才培养无相关计划；实验室环境因医院总体建设规划问题临时设置在15号楼3楼，面积约400平方米，实验室狭小局促，工作流程不合理；仪器设备落后，开展临床项目300多项，可建立基本的医疗质量管理体系，但年终专业质控成绩在全市排名不理想；科研项目少，论文发表不足10篇，无教学体系及教学人才，未举办继教学习班。

二、学科发展规划

1. 学科发展瓶颈

检验科的发展并不是一帆风顺、一蹴而就的，制约检验科发展的最大瓶颈是人才的培养，尤其是研究型人才和学术梯队，迫切地需要引入博士及博士后、扩大硕士研究生的人员比例，招录生信专业的研究人员，形成稳定的研究方向和科研团队，增强检验科的科研实力；在医疗方面，缺乏高新技术检测和分析人员，如质谱检测技术、高通量测序技术、肿瘤分子技术、遗传学报告分析等专业人才；微生物实验室、分子实验室、生物样本库的建设缺乏场地及相关管理人员，门急诊实验室空间已制约其专业发展。在未来，随着医院的不断发展，我们希望可以将七院检验科建设成为上海市重点学科，创建上海市区域医疗检验中心，更好地服务于上海人民。

2. "十三五"和"十四五"期间学科发展

"十三五"和"十四五"医院战略规划为学科发展指明了方向和目标。

在医疗上，科室检测人次和检测项次同比增长近500%，2021年服务1 493 136人次，检测项目12 165 177项次；不断满足临床诊疗需求，科室开展新项目50余项，其中限制类项目：新型冠状病毒核酸检测、耳聋基因、Septin 9甲基化检测、Xpert结核分枝杆菌rpoB基因和突变检测、七项呼吸道病毒核酸检测、多重耐药菌核酸检测等。

与浦东新区疾控中心共建慢性病实验室，探索医防融合的慢病防控工作模式，搭建三级医院及疾控中心三级网络架构，开展慢病及重大传染病检测、慢性病发病及其危险因素的流行状况和变化趋势调查。开展"二代测序在直接检测结核分枝杆菌在耐药基因中的应用"等研究，快速提升区域内检验技术水平。

在科研方面，学科致力于两大主攻方向——"肿瘤学研究"（肿瘤生物学标志物临床应用及机制研究）及"病原微生物感染的快速诊断"，并进行"大实验平台"建设：成立以检验科、病理科、中心实验室资源共享，优势互补的"大实验平台"，提供科研实验的场所、实验仪器、实验资源、统计分析等软硬件支持。学科建设期间获得上海市卫建委、浦东新区科委、浦东新区卫健委十几项课题资助，发表50余篇中文核心期刊和SCI论文。

在教学方面，学科成为中医药大学医学博士点培育项目重要成员单位，也是上海中医药大学临床检验医学专业的硕士研究生培养点和蚌埠医学院临床检验医学专业的硕士研究生培养点；成立上海中医药大学实验诊断教研室，承担上海中医药大学针推专业、康复专业"诊断学基础"的大学教学工作及安徽理工大学、江苏大学、上海健康医学院和蚌埠医学院检验本科（专科）学生的实习带教工作。

三、学科建设思路

医学检验科是临床重要平台科室，对医院高质量发展起到重要的支撑作用。十年来，科室技术、人才不断发展，拓宽了临床检验的范围，提高了临床检验的工作效率；各亚专业检测技术也飞速发展，临床血液体液以流式细胞术为基础，30%形态学人工复查；生化免疫从比色比浊、酶联免疫到化学发光、磁性微球免疫、荧光偏振技术、微流控、时间分辨免疫荧光等；分子生物学的生物芯片、核酸探针、生物传感器、多重PCR、高通量测序等；病原学从分离培养、化学鉴定到基质辅助激光解吸电离飞行时间质谱（MALDI-TOFMS）、宏基因组测序等，这些新技术的临床研究和应用，使医学检验进入新的天地。除常规诊断治疗外，进入精准化治疗，个性化治疗的时代。目前，已开展400多个检测项目，涵盖本学科五大亚专业；学科在疑难病原体鉴定、疑难细胞形态学鉴别的诊断水平在同级别医院中名列前茅。学科的检验服务质量、报告的时间得到临床和患者一致好评，满意度调查平均98.5%以上。

医学检验科于2018年搬至7号楼3楼，实验室面积已达到1 000多平方米，极大地改善了实验工作环境和工作流程，搭建医疗质量管理体系框架，建立完整的室内质量控制（IQC）和室间质量评价（EQA）系统，严格把关人员资质、实验方法选择、仪器校准、试剂监控、量值溯源、质量控制等临床检验全过程的标准化控制；学科培养了13名ISO 15189质量管理体系的内审员，按照ISO 15189的质量管理体系运行。2021年6月，通过中国合格评定国家认可委员会（CNAS）ISO 15189能力验证的认可。同时，"十三五""十四五"期间有247个检测项目参加上海市临检中心室间质量评价全部通过，各类"飞行检查"和现场督查均成绩优秀；145个项目通过国家卫健委临床检验中心室间质评，三级公立医院绩效考核成绩连年提升。

十年来，学科工作人员的整体素质得到了显著的提高，自培养和临床科室培养的医学硕士进入检验科，使检验科这个"辅诊科室"的人才结构得到了根本性的扭转。学科形成了以本科生（医学学士或理学学士）为主体，医学硕士为骨干的人才梯队。目前，本学科检验专业人员共43人，其中拥有医学硕士学位9人（20.9%）；中、高级职称29人（67.4%）；检验医师2名，平均年龄36.7岁。学科建设期间有11人入选"七院新星"和"启明星"人才培养计划，4人入选后备医学人才，不仅提高了临床科研能力，培养其管理经验，使其逐步成长为科室及医院骨干人才，促进学科从向医教研为一体的全方位综合性实验室发展。

四、学科主要成果

这十年，检验科在医院发展的大环境中逐步成长，一步一个脚印，通过ISO 15189实验室认可评审，以第一名的成绩通过浦东新区重要薄弱学科建设，多次获得上海市细菌真菌耐药监测网优秀单位，加入全国细菌真菌耐药监测网并成为核心成员单位，成立长三角细胞形态学诊断专科联盟，与疾控合作慢病共建实验室并获得浦东新区公共卫生学科建设项目，上海市首批获得基因扩增新冠核酸检测资质，带领下设6家医联体成员建设浦东新区区域检验医疗中心。科室于2015年成立诊断教研室，获得6名中医大硕士生导师资质及一批大学讲师资格，7年来参与中医药大学大学本科授课并培养全职研究生2名、带教蚌埠医学院等大学本科实习生30余名，获得多项教学类课题及论文发表，举办国家级、市区级继续教育学习班，成为上海中医药检验医学专委会心系病诊断学组承办单位，获得多项国家级学术委员会副主委等任职。在科研方面，现已获得国家"863"计划子课题项目1项、上海市科委项目1项、上海市卫计委面上项目4项、浦东新区科委课题3项、浦东新区卫计委面上项目2项、浦东新区卫计委青年项目2项、浦东新区卫计委人才培养项目3项、七院人才培养项目7项；以通讯作者或第一作者发表SCI和核心期刊论文50余篇，获得专利4项。建设培养了一支有战斗力、凝聚力强的医疗、教学和科研团队。

五、学科发展展望

在"精准医疗"和"个体化医疗"的大背景下，临床检验技术飞速发展，分子诊断技术（基因扩增、高通量测序）、质谱分析技术、多元整合的POCT（植入、可穿戴、芯片、纳米技术）技术是未来发展的方向，检验科应进行专业技术人才储备，通过标准化、规范化、网络化实验室管理，在及时、准确提供报告的同时，更关注为临床医生提供疾病诊断、治疗监测、预后判断的相关信息，对临床后续检查提出建议，更多地参与临床的诊断和治疗。真正将"医学检验"技术发展转变为"检验医学"学科建设，实现学科医教研全面发展，在未来十年成长为上海市重点学科，上海市区域医疗检验中心。

（陆志成）

第十五节　病理科

一、学科背景回顾

非凡十年，属于国家，属于医院，同时也属于七院病理人。这十年，每一个七院人都在拼尽全力，走出自己的一小步；七院病理人也激扬青春、逐光前行，让梦想照进现实。

病理科的设置是大型综合医院必不可少，也是"创三"过程中不可缺少的一环。病理人也是临危受命，场地不足、人员不足等都是硬伤，但临近退休的王秀玲主任并未被眼前的困难打倒，带领着科室团队经历了无数个从无到有的过程，新制度、新标准、新技术、新设备，从常规病理检查、液基细胞学检查到免疫组化、快速冰冻等，对评审标准的逐字推敲，对每一个环节的精益求精，硬是带着科室交出了一份满意答卷，做到除人员硬伤外零失分。

二、学科发展规划

1. 学科发展瓶颈

医院的一切医疗活动都是以患者为中心而开展的。任何一位医师面对患者都围绕着两个中心问题——诊断和治疗——进行着大量的医疗实践，而诊断和治疗两个环节中前者又是后者的前提，因此，每一个病例准确及时地诊断便成为医院医疗工作的核心。病理科恰恰正是担任着这份医疗工作的核心，但病理科的发展并不如大多数人想象的快，也没有大家以为的都是先进的仪器设备，科室最多的就是显微镜，很多工作都是手工操作，非常落后。当时病理科面临着场地小、人员少、机器旧、技术少、科研少，信息化更是天方夜谭的局面。但事在人为，为此王秀玲主任在目标责任书上对这些薄弱项都提出了行之有效的改革方案，为学科发展奠定了基础。

2. "十三五"和"十四五"期间学科发展

依旧忘不了"创三"汇报会上那令人动容的泪水，"创三"的成绩令每个七院人骄傲。得益于"创三"成功之后，病理科各项工作量逐年增长，但高级别的科研课题与教学一直是病理科的短板，人才梯队也出现断档。在王秀玲主任退休后医院果断引进了年轻的颜红柱主任，在科室"十三五"规划的基础上结合医院"十四五"规划，制定了全新的科室发展规划。规划中着重对科室的医教研提出了新的要求。经过短暂几年时间，在颜主任的带领下，科室逐步践行"十四五"规划，取得了丰硕的成绩。

三、学科建设思路

在巩固现有技术成果的基础上每年都开展新的技术项目，从服务临床角度出发，帮助临床更有针对性地治疗患者，同时也是更好地服务每一位来院就诊患者，真正做到一举两得，同时能够针对疑难病例开展多学科合作，为临床提供更好的手术方案。从医院病种的特性出发，寻找有针对性的科研方向，开展相关课题研究，在有一定的研究基础后，在国内外核心期刊上发表相关文章，提升科室内涵。组织年轻医师多外出学习、进修，鼓励在职的医师学历深造，强化职业技能。

四、学科主要成果

在医疗方面，科室医疗收入逐年增长，科室工作量也是每年呈两位数的增长，从2012年最初的常规石蜡组织量9 000余例，细胞量8 000余例，到2022年的组织量16 000余例，细胞类总量达到了35 000余例。免疫组织化学标记量更是直接翻3番。病理科每年开展多项新技术，从最初的十几项到现在的几十项。医疗收入的增长，科室业务量的增长，也没挡住七院病理科在科研上的进步。

在科研方面，七院病理科在主任的带领下及医院的帮扶下，寻找突破点，立足线粒体自噬与胃癌细胞的迁移、耐药的关系，从自噬通路调控的上下游中寻找核心靶点，仔细验证，发现多条有效的相关通路，申请了多项上海市级及浦东新区级课题，发表多篇相关高分SCI文章，影响因子5分以上2篇。其他相关核心期刊发表数量也逐年突破。科研上的进步，给七院病理科带来了学术上更大的自信，在上海市级乃至国家级学术团体中也收获了不少学术任职。

在教学方面，病理科跟上了医院前进的步伐，科主任颜红柱成为中医药大学的研究生导师，带教硕士研究生1名，实现零的突破。病理科也成为上海健康医学院实习生病理教学点，每年带教实习生10余名。每年均有召开浦东新区继续教育项目。

在人才梯队方面，科室先后来了2名研究生、3名本科生，且科室多人参与了在职学历的提升，已经有了一定的人才储备。

在社会工作方面，七院病理人也是勇于承担社会责任，对口支援云南大理州巍山县病理科、支援云南腾冲市病理科，参与每年的中老年妇女两癌筛查工作，下基层、社区锻炼，在疫情期间，病理人也冲在第一线，方舱医院、隔离点、社区核酸采样队伍中总能见到他们的身影。

钟南山院士说过："在一个大医院，病理科和病理科医生的水平，是这个医院医疗质量高低的一个重要标志。"诚如此，作为"临床医生的眼睛，临床诊断的金标准"，七院病理人从来没有一刻放松过。十年来，科室保持着医疗事故"零"的纪录，这是病理科能给出的最完美的答卷。

五、学科发展展望

希冀厚重，信心满怀。十年风雨同舟路，时代的车轮滚滚向前，肩上的使命催人奋进，让我们撸起袖子加油干，不忘初心，共同创造上海七院美好的明天。

（颜红柱）

第七章

筑基固本，多管齐下育英才

第一节 "引""培"并举聚人才

医药卫生人才队伍建设是党的"十九大"提出的教育强国、健康中国和科技强国建设的重要内容，是推动医院发展的根本动力，培养、引进、建设高质量的人才梯队在医院综合实力提升中起关键性作用。随着医学发展和广大群众对医疗服务需求的不断提升，医院更好地实现引得进、用得好、留得住，在发展及实践中培养和引进各层级的专业技术骨干及学科带头人，建设和优化人才队伍，是医院加快发展速度的重要策略之一。

一、人才培养的关键环节

医药卫生人才的培养是一个复杂的系统工程，涉及教育部、国家卫生健康委员会、人力资源和社会保障部、科学技术部、国家中医药管理局等多个主管部门，当前关于医学人才培养的具体模式、平台构建、政策规划、发展创新等方面已开展了诸多研究，且学术论文数量总体呈波动上升趋势，说明我国医学事业不断发展，医学人才培养理论体系日趋完善。医院在建设人才梯队的过程中，常常有培养和引进两大关键措施。

1.人才培养

中青年是医院的未来。要加大中青年骨干力量的培养，充分激发中青年在推动医院发展中的创新创效活力，建立健全后备人才甄选、使用及调整工作。同时医院应将医护药技管放在同等重要的位置上，避免培养上"重医疗轻其他"的情况，做到多方协同并重，实现人才队伍比例的协调，为可持续发展提供保障。应当结合医院的实际情况制定明确、有针对性的培养方案，根据培养方案，对医学后备学科带头人、护理及行政后备管理干部等制定选拔和评价要求、培养计划及目标，设立培养经费，定期评价，通过进修、出国等各类学术项目，搭建中青年人才发展的平台，调动中青年职工积极性，实现在临床、科研、教学等方面的能力明显提升。同时通过实行中层竞聘上岗，层层竞聘，使其在主动竞争中不断进步，加快学科带头人队伍的优化工作。此外，继续教育是医院培养人才的重要途径。我院从政策、财力和时间上对现有人才给予了大力的支持。一是发挥临床经验丰富医师的传、帮、带作用。二是按照科内及院内年度培训计划，落实科内及院内讲座，如疑难病例讨论、临床经验分享、MDT开展等形式培训。三是聘请专家讲学和指导。落实导师制带教，由导师一对一指导医学人才业务工作的开展和能力的提升。

2. 人才引进

引进人才应当牢牢与科室建设相结合，学科发展与人才梯队建设互为补充，以学科专业化布局为导向，引进高层次专业人才和学科带头人。医院应当具备高层次卫生人才引进管理办法文件，通过优厚的福利待遇以及政策吸引更多优秀的人才进入到医院内，并利用这些优惠政策留住高层次人才，使其在医药卫生事业上贡献自己的力量；同时要设立人才引进的专门款项，改善医院的科研及技术条件，开辟高层次人才引进的绿色通道，对高层次人才的引进手续进行简化，建立高素质水平的人才队伍，使医院的影响力、知名度得到提升。一方面，对于第一层次人才在行业领域内有特殊才能或突出贡献，有一定权威性的，且是本区域专业紧缺急需的领军人才，不限年龄，并且此类人才安家补助按"一人一议"的办法解决。保证其他类型引进人才的质量，提供并满足高层次人才对工作和生活的需求。及时签订引进人才的"协议书"，完成学科建设发展目标、远期规划等。另一方面，对引进的博士学历或者副主任医师以上的执业医师，由于各种原因无法入编的，仅和医院签订劳动合同。同时为调动编外引进专家积极性，发挥其能动性，可结合引进专家及本院原有部分学科带头人、名医等，初步探索并实施医院学科带头人的年薪制工作。进一步拓宽高层次卫生健康人才引进的渠道，提高人才招引精准度、成功率，实施猎头服务项目，选择优秀的猎头服务公司挖掘人才。及时实施猎头服务引进人才后续工作。充分调动各方人士参与挖掘并推荐高层次卫生健康人才的积极性，根据区域高层次人才引荐奖的政策，制订发放高层次人才引荐奖，并落实配套经费。

二、人才引进的常见举措

人才的引进和培养是相辅相成的，医院高度重视人才引进工作，其能够为医院学科发展、科研建设注入新鲜血液和发展动力；同时加强对本院内部人才的管理与培养力度及引进后人才的继续教育、培养及支撑工作的重视程度，通过完善组织框架、制定健全的制度，以留住人才、管好人才、用好人才，形成引与育协同的系统、长效、完善的人才培养、使用及上升机制；制订相对应的激励政策，促进医院"本土"人才和引进人才入院后的学习、工作积极性和创新性上升，形成可持续发展的后备力量，从源头上解决人才短缺的问题。常见的举措如下：一是建立人才激励机制，由单纯的政策激励向考核指标量化转变，从科研能力、临床能力、团队能力、成长能力四个维度，引导和鼓励医务人员提升包括科研课题、论文以及专利、学历、职称、临床技术、学科带动作用、组织管理能力等临床业务水平及增强个人综合素质，充分调动人才的积极性、创新性，使其实现自身价值。鼓励和支持我院广大专业技术人员开展科学研究、科技创新，根据医院科研管理规定，落实各科研项目、学科建设、论文、专利、人才项目申请等奖励，拨付各类配套经费。二是要深入实施人才强院战略，因地制宜地积极营造尊重人才的良好氛围，建立医院领导班子成员联系专家和高层次人才制度，同时以人事管理系统为基础，不断完善人事信息内容，快速筛选不同层次人才。发现医院及科室人才发展中的薄弱点，给予财政政策及人员招录等重点支持，通过高效的资源整合，发挥医院自身资源，借助外力释放潜力，造就出一批具有现代思维的复合型新时代高端人才。三是要加强组织管理能力，人才梯队建设是一项系统、耗时、耗力的工程，需要不断完善管理模式，对人才的引进、培养模式进行创新优化。想要打造一支对医院高质量发展有利的人才队伍，需要持续加强管理干部队伍建设，保证中层及以上管理人员每年参加培训的学时数。选派优秀干部参加高级卫生管理培训班，以期通过各类培训，逐步建立管理干部持证上岗。后续，医院将应用岗位说明书，从医院层面提出各管理岗位所需求的管理能力及操作、实践水平，强化绩效考核，使得管理者主动提升自身技能，并使更多优秀人员选择管理工作、重视管理工作。

（叶　颖　张语嫣）

第二节　"七院三星"培养体系

医院在人才培养过程中，很容易出现"两头重、中间轻"的问题，对中青年骨干的关注度和培养力度较为弱化。然而，中青年人才正处于创造力的黄金时期，是医院可持续发展的主力军，加强对中青年人才的培养对医院未来的发展方向和规划至关重要。将中青年人才培养成为一线主力军，有助于提升医院优质高效服务，提高医院管理水平和综合竞争力，实现医院可持续发展。在此背景下，七院注重院内人才的培育，始终坚持加强优秀人才队伍建设，以学科和专科建设为抓手，构建"七院三星"培养体系，保障医院持续、稳定、快速、健康地发展。

一、"三星"制度初起步

2013年七院对标上海市和浦东新区的人才培养计划，引入竞争机制，本着"宁缺毋滥"的原则，制订了《上海市第七人民医院人才培养计划管理办法》，规定从临床各科室遴选具有培养潜力的优秀人才进入院级人才培养计划，每年设立院级人才培养基金。针对不同层次的医学人才，匹配不同资助力度的人才项目培养经费，资助每位人才培养对象在3年项目周期内，完成一系列临床、教学和科研能力培养指标，使其能够站在医院间人才竞争的起跑线上，具备高级别人才项目的申报实力。该院级人才培养计划包含北斗星、启明星、新星（综合类、中医类、护理类、管理类）3个层次，故此计划又被全院上下亲切称为"七院三星"人才培养计划。

1. 北斗星

资助每位入选的培养对象10万元项目经费，培养在学术上拔尖、医技水平精湛、团队效应突出、具有推动医学学科发展的创新能力，并在重大疾病的预防与诊治，尤其是在疑难复杂疾病的救治及重要疾病的预防控制中具有显著工作绩效的高层次医学人才。

2. 启明星

资助每位入选的培养对象5万元项目经费，培养具有较高的综合素质，能把握本学科的最新发展前沿，具有较高的学术水平和学术交流能力，在卫生服务、医学教育和医学科研中成绩突出，能凝聚科室力量，引领学科发展的医学人才。

3. 新星

资助每位入选的培养对象3万元项目经费，培养具有扎实理论基础，科研创新思维活跃，业务水平过硬，已形成明确技术专长、德才兼备的优秀青年医学人才。

"七院三星"人才培养项目，每年申报一次，由科研处组织学术委员会进行汇报评审，按照"水平绩效优先"原则确定入选人员后，医院与培养对象及其所在科室签订培养任务书，明确各方职责和任务，确保人才培养项目顺利实施。

二、中医"三星"增内涵

在"七院三星"院级人才培养项目开展的同时，七院也注重由综合医院转型为中西医结合医院所急需的中医内涵建设。一家以西医为基础的医院在向着中医及中西医结合转型的路径上，要想做到弯道超车，做出中西医结合领域的学科影响力和特色，必须拥有一批自己的中医人才，尤其是具有中医和中西医结合领域科技创新能力的人才梯队。

为此，医院制订了《上海市第七人民医院人才培养计划（中医类）管理办法》，参照北斗星、启明星、新星三大层次的类别和经费，对标浦东新区中医类的人才计划，设立了"七院名中医""七院中医继承人"和"七院新星（中医类）"3个层次的中医类"七院三星"。每位入选的中医"三星"在项目周期内，均需要完成一系列具有中医特色的轮训计划和考核指标，中医名医大家作为导师，才能达到验收标准。

三、护理管理细分类

"七院三星"计划发展运行至2019年已初具体系规模，为医院输送了大批医学骨干人才，且随着医院护理学科及职能部门的快速提升发展，"七院三星"中具有创新能力和培养潜力的护理人才数量快速增长、具有软科学研究能力的行政管理青年人才数量不断涌现，此时，原有制度和办法在应对医院这一复杂系统运行中医、技、护、管等迥异的学科特色及人才成长路径上显得"捉襟见肘"，在一定程度上影响了医院护理学科和医院管理学科的发展提速。

为此，七院秉承着因人制宜、协同发展的理念，更新了《上海市第七人民医院人才培养计划管理办法》，将"七院新星"进行精准划分，除原先已有的"七院新星（综合类）"、"七院新星（中医类）"之外，新增"七院新星（护理类）"和"七院新星（管理类）"。

四、追加计划强激励

2020年七院进入"十四五"新的学科发展阶段，为加大院级人才培养对于高级别科研成果的孵育成效，再次更新《上海市第七人民医院人才培养计划管理办法》，设立人才追加计划。对于在院级人才培养期间，以第一负责人获得高级别人才计划、高级别科技课题资助立项的培养对象，医院给予项目追加经费，用于高水平科研成果的产出。追加经费使用办法与项目原经费相同，不同成果的追加经费在同一年度中就高计算。追加计划每年执行一次，如有特殊情况交由学术委员会讨论决定。

1. 北斗星追加计划

在北斗星项目培养期间，以第一负责人：① 新获浦东新区卫健委学科带头人、领先人才、名中医等区级同级同类人才计划资助，追加北斗星项目经费3万元。② 新获上海市卫生系统学科带头人（新百人）、上海市中医药管理局中医领军人才等同级同类的市级人才计划资助，追加北斗星项目经费5万元。③ 新获上海市科委优秀学科带头人、上海市科委浦江人才等同级同类的省部级人才计划资助，或新获上海市人社局领军人才立项资助，追加北斗星项目经费15万元。④ 新获上海市科委自然科学基金、引导类项目等省部级科技课题立项资助，追加北斗星项目经费5万元。⑤ 新获国家杰出青年科学基金等同级同类的国家级人才计划立项资助，追加北斗星项目经费25万元。⑥ 新获国家自然科学基金立项资助，追加北斗星项目经费10万元，与《推进自然基金工作的措施》中医院给予的"国自然"匹配经费互相独立，各自使用。

2. 启明星追加计划

在启明星项目培养期间，以第一负责人：① 新获浦东新区卫健委学科带头人、中医继承人等同级同类区级人才计划资助，追加启明星项目经费3万元。② 新获上海市卫生系统优秀青年（新优青）、上海市教委曙光计划、上海市中医药管理局高级中西医结合人才等同级同类的市级人才计划资助，追加启明星项目经费5万元。③ 新获上海市科委启明星等同级同类的省部级人才计划资助，追加启明星项目经费10万元。④ 新获上海市科委自然科学基金、引导类项目等省部级科技课题立项资助，追加启明星项目经费5万元。⑤ 新获国家优秀青年科学基金等同级同类的国家级人才计划立项资助，追加启明星项目经费25万元。⑥ 新获国家自然科学基金立项资助，追加启明星项目经费10万元，与《推进国自然基金工作的措施》中医院给予的国自然匹配经费互相独立，各自使用。

3. 新星追加计划

在新星项目培养期间，以第一负责人：① 新获浦东新区卫健委优秀青年医学人才、中医继承人等同级同类区级人才计划资助，追加新星项目经费3万元。② 新获上海市卫生系统优秀青年（新优青）、上海市教委晨光计划、上海市中医药管理局杏林青年等同级同类的市级人才计划资助，追加新星项目经费5万元。③ 新获上海市科委扬帆计划等同级同类的省部级人才计划资助，追加新星项目经费10万元。④ 新获上海市科委自然科学基金、引导类项目等省部级科技课题立项资助，追加新星项目经费5万元。⑤ 新获国家优秀青年科学基金等同级同类的国家级人才计划立项资助，追加新星项目经费20万元。⑥ 新获国家自然科学基金立项资助，追加新星项目经费10万元，与《推进国自然基金工作的措施》中医院给予的国自然匹配经费互相独立，各自使用。

"七院三星"人才培养计划实施至今，人才管理办法历经了概念整合、中医内涵强调、人才分类细化、激励政策强化等修改和调整，逐步实现了精细化管理，为全面建设人才队伍筛选出了"金种子"，看到了新希望。

五、境外计划阔视野

为促进医院高质量人才队伍建设，培养一批具有国际化视野和国际竞争力的优秀人才，提升七院人才培养质量和科技创新能力，医院分别与美国哈佛大学医学院、美国匹兹堡医院、美国梅奥医学中心、新加坡中央医院合作，搭建医院人才境外进修平台。

与此同时，医院还开展中青年骨干医务、护理、管理人员海外进修项目的英语培训工作。根据学科建设规划和医院发展需求，医院建立了出国进修前外语训练营，由各部门统筹推荐参训人员，培训内容与形式总共包括两大模块。① 第一模块——集中培训：外聘讲师，开设院内短期（8周）英语培训班，分设基础班和专业班。基础班：培训对象主要为管理人员和英语基础较为薄弱的医务人员；专业班：培训对象主要为护理人员和具备一定英语基础的医务人员。② 第二模块——互动交流：举办院内英语角、英语微沙龙等外语功能性应用交流活动，提高英语学习兴趣，强化培训学习效果。经过系统培训，分别选派4人到美国匹兹堡医院、5人到美国梅奥医院、1人到哈佛大学医学院、1人到加拿大多伦多大学、50多人到新加坡中央医院、1人到纽约大学等国际学术和医学机构进行访学，极大地提高了青年医学人才的临床研究格局和水平。

（叶　颖　张语嫣）

第三节　"七院工匠"培育方案

面对新的医改布局和政策机遇，以"职工创新"为抓手，以"医疗技术创新"为目标，不断提升医院对常见病多发病、疑难杂症患者的诊疗救治能力，严保医疗质量与安全，提升医院品牌影响力，是医院高质量发展的必然要求。

一、职工创新有平台

七院积极响应浦东新区卫生健康委员会开展的浦东新区科普项目申报工作，于2019年获批成为有工作机制、有科学技术知识普及活动、有科技创新实践、有人才培养机制、有科研创新项目、有创新成果转化机制的"浦东新区职工科技创新基地"，并于2021年顺利建成通过验收。同时，医院每年组织参加职工科技创新成果、先进操作法、合理化建议和职工科技创新英才、工人发明家评选活动；每年举行一次职工科技创新节；举办以"临床需求为导向，医工结合，加速医疗器械创新成果的转化"为主题，通过大赛打破临床与工程之间的壁垒，促进科技资源在医工间的合理流动，从而加速医疗器械创新成果的转化的"Dr. X医生医疗器械创新大赛"；为加强医院科学技术总结与推广，调动广大临床医生、科研人员开展实际研究、撰写科技论文的积极性，促进医院科技人才的成长和科学技术的进步，以创新性、前瞻性、实用性为导向的"科技论文评比大赛"；为推动大学和医院在学科发展、人才培养、成果转化等方面深入合作，通过培训、评比、大赛等为职工打造"万众创新"的良好创新氛围，更好地激发全院的创新创造活力。

二、工匠培育有方案

工匠精神是一种严谨认真、精益求精、追求完美、勇于创新的精神。七院为了更好激励广大职工弘扬新时代工匠精神，传承工匠技艺，打造七院特色品牌，培育造就新时代医德高尚、技艺精湛的工匠人才队伍。医院特制订了《上海市第七人民医院"七院工匠"选树培育项目方案》，面向具备一定的技术创新基础的临床、医技、护理、后勤等多部门的基层一线员工，要求其应：① 具有高超的工艺专长。在从事的岗位上，拥有一技之长，所具备的技能、技艺在本单位、本行业、本领域处于领先水平，同时拥有一定的社会影响力和知名度，在实施工艺、医疗技术等方面拥有不可替代的地位。② 体现工匠领军作用。善于解决疑难杂症、攻坚克难，运用个人技能、技艺带领团队解决实际问题；热心带教徒弟，善于向青年职工传授知识和技艺、传播理念、传承工匠精神，乐于帮助并带动身边的职工共同进步、共同成长。③ 做出突出贡献。在本部门本行业、本领域做出卓越贡献、取得重要成果，在新技术、新业态、新模式领域引领创新、做出突出贡献、取得重要成果。经过遴选，对于入选"七院培育工匠"及获得"七院工匠（工匠工作室）"荣誉称号者颁发证书、挂牌，给予培育经费。通过"七院工匠"的开展，激励了广大职工传承工匠技艺、弘扬工匠精神，提高了医院学科技术人才梯队建设的水平。

（叶　颖　张语嫣）

第四节　后备队伍梯队建设

党的十九届六中全会通过的《中共中央关于党的百年奋斗重大成就和历史经验的决议》指出："党和人民事业发展需要一代代中国共产党人接续奋斗，必须抓好后继有人这个根本大计。"如何抓好后继有人这个根本大计，关键在"育"人才，建立一支符合发展需求的后备人才储备队伍，既是事业发展的客观需要，更是打基础谋长远的百年大计。由于多方面因素制约，转型发展之初七院的人才队伍体系与快速发展的需求相矛盾，在院领导的指示下，七院以人才兴医为医院持续发展的战略方向之一，积极推进人才梯队建设工作，已建立了"七院三星"院内人才培养机制，为医院人才梯队建设打下坚实的地基，进一步充分利用现有资源，培养专业有所长、术业有专攻的后备人才队伍，为更高一级人才计划储备人才，推动医院高质量发展的新征程。

一、院级后备初缘起

医院以学科和专科建设为抓手，以高层次人才队伍建设为重点，始终坚持加强优秀人才队伍建设，保障医院能够持续稳定、快速、健康的发展。以入选"七院三星"及区级市级乃至国家级各类项目的人才培养对象为储备，由医院组织人事处牵头，各职能部门全力配合，建设了全新的后备医学人才培养制度。除培养对象的科研成果外，着重加强其临床医疗能力、科室管理能力、团队协调能力等综合素质的培养和考察，为医院中层干部岗位中临床学科，以及职能部门管理干部储备、输送人才。

二、院级后备新制度

入选本院"三星"人才培养计划的人员，要进行资质审核、科教水平、专技能力、获奖情况、面试表现、医德医风、服务满意度等多维度考评，在此基础上遴选综合素质高、具备管理潜质的人员成为医院后备干部队伍的"蓄水池"，实现"九个一"培养内容，即组织人事处、各科室为挂职锻炼的后备人才"一人一方"制订一份带教计划、后备人才挂职一个轮次后挂职科室对其进行考试，考核本科室重点工作内容；为每人安排一名院内或院外导师，对其带教培养；列出一份书单以提高后备干部的思想觉悟、理论知识和管理技能，并针对性开展沙龙活动；后备人才挂职期间代表科室在大、小周会，运营会议，中层干部培训讨论会等会议上做一次汇报；组织安排后备人才外出学习考察至少一次；参与至少一次疫情防控、隔离点等工作，提高管理及应对能力；形成一个专项工作，要求后备干部通过总值班发现的问题、运营相关会议和日常管理工作中涉及的问题，以专项任务形式考查和锻炼后备干部，以提高其处理问题的能力；也可参与到医院重点、难点、痛点、亮点工作；由组织人事处汇总资料建立后备人才选拔、培养、评估，为每人建立一份档案。在此基础上，进一步通过制订《后备干部培养量化考核细则》和考核手册，以积分制量化为依据决定该后备干部进入出战、拟提任、继续培养、退出培养体系、转为专技等培养方向。七院坚持优进绌退、动态管理，不搞一次选拔定终身，将个案管理、定向培养、跟踪考核、适时调整等环节有机结合，形成公平竞争、优胜劣汰的动态管理机制，精心打造了一支作风优良、特色鲜明、技术过硬、管理出众的后备医学管理人才团队。

三、院级后备展成效

院级后备人才培养计划实施以来，累计培养10批166名年轻骨干，其中36人现已进入科主任、副主任、护士长的行列，40余人成为了业务骨干，约37.3%后备干部已聘任为各职能部门正职、副职、护士长职务，其中正职岗位（含科主任、负责人、主持工作）14人，副职岗位31人，护士长（含正、副护士长）17人；约10.8%后备干部晋升为副主任（后备）；学历提升为硕士21人，学历提升为博士6人。在如此不拘一格的人才选拔方式下，具有医学创新研究能力、临床业务能力和团队管理能力的优秀人才大量涌现，极大丰富了人才梯队，优化了学科梯队结构，医学（管理）后备人才培养体系愈趋成熟。

（叶　颖　张语嫣）

第五节　培养规划双轮驱动

七院领导层反复讨论、精心设计，结合医药卫生人才成长的特质，以人才培养项目、中医药创新成果、临床实践成果、科研实践成果、岗位任职资格等为驱动因素，设置了全周期、阶梯式的中医药人才发展规划管理路线。

一、人才发展有驱动

一粒种子能否苗壮地成长离不开一片肥沃的土壤，七院作为上海市浦东新区区属医院、作为上海中医药大学附属医院、作为转型发展中的中西医结合医院，面对着国家、上海市、浦东新区及上海中医药大学的种种政策利好，面对着自身转型发展的强大动力，将其进一步转化为促进人才发展的内部驱动力。七院以各级各类人才培养项目、中医药创新成果、临床实践成果、科研实践成果为航行路上的明灯，指引着人才明确前进的方向，以岗位任职资格及激励政策为航行路上的船桨，为其提供前进的动力，二者形成共同的驱动因素，引导"金种子"积极主动地进入成长的快车道。

二、周期发展有规律

事物的发展常常是螺旋式上升的，而人才成长也具有一定的规律性，因此，在培养人才时要讲究顺序性，不可凌节而施，要做到循序渐进、润物细无声。七院结合医药卫生人才成长的特质将人才发展划分为孵化期、育苗期、成熟期和飞跃期4个阶段。

1. 孵化期

孵育期指初级职称、硕士学历者，通过鼓励该阶段人才积极申报七院新星，以此为起点逐步获得浦东新区优青、上海中医药大学杏林学者、上海市科委扬帆计划等人才培养项目完成专项技能进修、科研能力培养并进入育苗期。

2. 育苗期

育苗期指中级职称、有海外留学背景、博士学历者，通过引导其申报七院启明星、浦东新区中医继承人、上海中医药大学杏林学者、上海市卫健委优青、上海市科委启明星、国家优青等人才项目确定专业方向培养专科能力，积累科研、教学及传承成果，促进人才进入成熟期。

3. 成熟期

成熟期指成为硕士生导师、副高级职称、副主任级别者，可通过申报七院北斗星／名中医进而申请浦东新区学科带头人、上海市教委曙光计划、上海市卫健委新百人、上海市中西医结合人才、上海市浦江人才、岐黄青年学者、国家杰青等人才计划进入更广袤的天地。

4.飞跃期

飞跃期指已成为博士生导师、正高级职称、学科带头人等人才，建议其申报浦东新区领先人才、浦东新区名中医、上海市科委学科带头人、上海市领军人才、上海市名中医、岐黄学者等高级别人才项目。

三、制度体系有支撑

人才成长的全周期离不开各项制度的保障，医院通过人才培养规划、"三星"人才培养、后备人才培养及岗位聘任及晋升等全方位的制度保障，助力人才直上青云。通过建设全周期人才培养规划，加强院内"三星"人才培养及后备人才培养，对中层干部实行"竞聘述考"结合的岗位聘任及晋升制度。

（叶　颖　李一飞）

第六节　借势引才取长补短

聚焦医院学科人才发展战略目标，为解决因学科带头人或学科骨干短缺导致的学科发展受阻、学科特色不足及中医内涵缺失等问题，同时为进一步提高高端人才引进的成功率和稳定性，充分发挥其引领作用，七院创新人才机制，并制订了《上海市第七人民医院学科引进人才补贴标准》，通过柔性引进院士、名医、名中医等高端人才，作为医院重点建设学科的学术带头人，为医院的学科发展、学术影响力提升注入了雄厚的实力。

一、PI工程

高端人才是推动国家科技进步的关键群体，其布局对医院学科人才水平的提升具有重要影响。七院"十四五"学科规划明确了医院的目标发展定位——建设区域内有影响力的一流中西医结合研究型医院。在快速发展的过程和要求下，医院急需高端人才快速提升核心竞争力、学术影响力，但高端人才流动规模有限，部分机构会选择利用行政手段来"保护"高端人才资源，从而形成相对封闭的高端学术劳动力市场，愈发造成七院这样一家基础尚且薄弱、平台尚且单薄的医院高端人才数量规模不足的人才困境，因此如何组建具有行业影响力的学科人才队伍是当务之急。

综合其他同级同类医院的建设经验，结合等级复评审、质控、国家公立医院绩效考核等上级部门管理要求，七院树立"不为我有、但为我用"的信念，制订了

《上海市第七人民医院中医高级专家PI工程建设方案》，通过多种途径和方式引进医院重点发展的各学科领域内具有行业影响力的专家，形成决策咨询专家库、学科建设专家库（含学科PI、七院卓越PI工程），充分发挥上海市优秀专家的智力优势、学科引领优势，为医院在发展过程中遇到的发展方向、学科构建、政策导向、项目资源等问题建言献策，提高医院发展的科学性和有效性，推进医院快速打造中医优势学科。

为了进一步用好高端人才这一张"金字招牌"，在聘任PI任务书中，需各学科结合自身发展需求，从中医指标或业务量指标提升、国家级和省部级课题立项、第一或通讯单位的SCI发表情况、上海市级以上科技奖、知识产权转化金额、优秀学生来院或研究生成果提升等医疗、科研、教学上个性化设置考核指标，与PI签订服务任务书，并进行年度考核。

二、高级中医人才

作为一家由综合医院转型成为的中西医结合医院，面对着原有的西医底子，七院引中医、育中医，发展中医内涵刻不容缓。借助浦东新区中医药改革试验区建设项目的东风，医院陆续引进了包含国医大师、省市级名中医、全国名老中医药专家学术经验继承工作指导老师等一批名中医，通过学习名老中医经验，传承名老中医理论体系，迅速提高自身临床诊疗技术水平，打造深厚的中医文化底蕴，助推医院中医药特色发展。

同时为加强学科人才建设、提升中医内涵，七院踏实做好"一人一策"，结合各位名中医专家具体情况，为每个名医工作室制订详细的工作规划，成立项目推进团队，做好各项保障举措。通过项目实施，建立名中医临床经验示教诊室、示教观摩室、资料室等；开设名中医专家专科/专病门诊，组织名中医专家参与病房查房、疑难病例讨论和会诊，形成相应的临床诊疗方案，推广应用于临床；制订传承培养计划，开展继承性人才培养，提升临床诊疗水平和科研能力，培养一批学科带头人和学科骨干；整理、挖掘名中医的临床经验及技术专长，推进将疗效显著的方剂研制开发为院内中药制剂，建立临证经验和文献数据库，打造名中医典型医案、影像资料、继承工作成果及资源网络共享平台；充分发挥名中医专家的学术思想影响力，参与指导实施重大疑难疾病攻关、科技创新项目，提升学科中医药科技创新能力、诊疗水平和行业地位。

三、博后人才

2021年七院在师资力量上取得突破，首次有5名专家取得博士生导师资格，同时医院成为上海中医药大学博士后流动站，具备了招录博士后的资格条件，通过充分整合院内外临床资源和学术资源，实现了人才新突破。

为了进一步推动我院高层次人才队伍建设，保障和提高我院优秀博士后研究人员待遇水平，吸引更多优秀博士毕业生来我院进行博士后研究工作，并争取在科研流动站期间早出成果、多出成果，除了博士后基础年薪及项目立项资助外，七院特制订《上海中医药大学附属第七人民医院博士后创新激励计划》，以招收具备优秀科研能力的博士后为条件，以充分引导国家级成果产出为目标，设立定档激励和补充激励两个层次。

（叶　颖　李一飞）

第七节　贤达雅士共聚一堂

一、高端人才有"高"度

七院的"十四五"学科规划明确了医院目标发展定位——建设区域内有影响力的一流中西医结合研究型医院。在快速发展的过程和要求下，急需快速提升核心竞争力、学术影响力，其中，因高级人才流动性较小，医院结合等级复评审、质控、国家公立医院绩效考核等上级部门管理要求，制订了《上海市第七人民医院中医高级专家PI工程建设方案》，多种途径引进高级专家，借助浦东新区中医药改革试验区建设项目引入中医高级人才，与中医药大学药学院、交叉医学院、研究所合作开展人才双聘模式，组建有七院特色的、具有行业影响力的学科人才队伍。

截至2022年12月31日，七院共计引进了学科带头人18名、学科骨干5名、中医药大学人才双聘33人，其中参与医院科研指导4人、学术讲课14人、参与门诊2人。通过创新机制，柔性引进4支学科领军人才团队，以及双聘引进上海中医药大学中医药高端人才28名。在中医内涵建设方面，建立了陆氏针灸、顾氏外科、徐氏儿科、石氏伤科、张氏内科五大中医流派分基地，成功引进了共计26位名中医，其中国医大师2位、省市级名中医3位，组成了独具特色的中医学术传承平台。

二、职工创新有"新"意

一家转型发展中的三甲医院开展科研，最难的是调动一线医务人员的主动性和积极性。特别是面对繁重的临床任务，大多数职工没有时间、也不愿花费精力去从事科研。因此，七院在充分调研的基础上突破现有桎梏、障碍，制订了一系列科学规范的管理制度，并将项目实施情况作为绩效考核和评优推先的重要依据，进而充分调动了临床一线医务人员从事科研的积极性和能动性；同时将科研与个人成长紧密结合起来，鼓励职工挤出时间、找准方向，对于能科研、有成果的骨干人才，给予薪资待遇奖励及其他荣誉，从多个方面让职工享受创新带来的好处，鼓励其围绕医院重点学科建设方向，开展科技创新，实现个人与集体的同呼吸、共成长。此外，临床创新研究的最根本目的就是把成果应用到临床，发挥出最大效应，满足人民群众高质量医疗服务需求。七院注重科研与学科的有机融合，坚持高水平发展定位，鼓励临床一线多开展新技术、新项目科研工作，切实提升技术水平和服务能力。

基于转型发展以来的积极探索与实践，截至2022年12月31日，七院已获得上海市科委、浦东新区科经委、浦东新区卫健委科普课题7项，荣获市级以上创新成果共计21项，其中浦东新区科学技术奖8项（二等奖2项、三等奖6项）；上海市医学科技奖1项（三等奖）；上海市中西医结合科学技术奖9项（三等奖7项、科普奖2项）；上海市康复医学科技奖2项（二等奖1项、三等奖1项）；中国中医药研究促进会科学进步奖1项。七院举办"Dr. X医生医疗器械创新大赛"，医院宋旭荣获三等奖。累计申报各类科技创新项目138人次，其中创新成果70人、先进操作法43人、合理化建议20人、创新英才3人、工人发明家2人，累计获得各奖项21人次，其中创新成果入围奖9人、先进操作法入围奖6人、合理化建议入围奖1人、创新英才1人（二等奖）、工人发明家4人。除各类科研项目的新突破，在互联网时代之下，医院利用互联网的碎片化时间、多元化渠道、个性化表达的特点，开拓医学科普短视频及线上直播新模式，充分发挥青年人才的新生力量搭建了多元化、可视化交流平台——大同健康云课堂，运用生动诙谐的语言，从大众关注的热点健康话题入手，宣传、普及、倡导健康文明生活方式，传播健康科普知识，提供行之有效的健康建议，打造"大同健康"科普品牌，至今发布科普短视频大于100个，点击量过万次。支持和引导区属医疗卫生机构开展科普活动，推进科普原创作品的开发和推广。

三、培育体系有"梯"度

人才是医院发展的第一生产力，优秀人才是带动医院发展的引擎。七院转型发展十年，通过外引内育，夯实医院发展的人才基础，不断涵养人才蓄水池，实现了从无到有，培养了一批踔厉奋发、行稳致远的中青年骨干，汇聚了一批德术至善、精诚行医的名医专家，构建了涵盖院级、区级、市级、国家级4级的中医特色人才体系。

1. 院级人才项目

自2013年首批"七院三星"人才培养项目实施以来，累计为七院筛选培养了13位"北斗星"、3位"七院名中医"、35位"启明星"、18位"中医继承人"、196位"七院新星"，其中获资助进修300余人次，参与学术交流450余人才，获得授权专利200余项，累计产出了核心论文400余篇、SCI论文130余篇，立项国自然27项，立项市级课题80余项、区级课题近70余项，其中有40余人入选更高级别人才计划。

该院级培养计划现已成为新员工成长的起点，为青年人才提供"第一桶金"，为医院人才梯队建设播下了新希望。

2. 浦东新区区级人才项目

七院作为浦东新区区属三级甲等中西医结合医院，借助浦东新区批准成为"国家中医药发展综合改革试验区"及加快浦东新区卫生人才队伍建设的政策东风，十年间先后共计有72人入选浦东新区卫生系统卫生人才培养计划，其中2人入选中医领军型人才、4人入选中医中青骨干、7人入选领先人才培养计划、3人入选名中医、16人入选学科带头人、8人入选名中医继承人、31人入选优秀青年医学人才、1人入选浦东工匠，在国家、上海市及浦东新区相关部门的大力支持下，七院的人才培养工作逐渐迈入新台阶。

3. 上海中医药大学校级人才项目

七院于2015年7月28日顺利通过由上海市教委组织的上海中医药大学（非直属）附属医院评审，成为上海中医药大学（非直属）附属医院。借助上海中医药大学强大的学科背景和系统的中医人才培养计划，持续提升医院人才中医内涵和竞争力，十年间七院共计有10人入选上海中医药大学各类人才培育计划，其中3人入选后备业务专家（培育）计划、1人入选"杏林百人"计划（杏林学者）、2人入选"杏林百人"计划（杏林青年）、1人入选"杏林百人"计划（杏林学者—护理青年）、3人入选后备卓越中医人才计划，进一步为建成国家一流的中医药大学附属医院累积中医人才力量。

4. 上海市级别人才项目

上海市深入落实新时代人才强国战略，坚持育才、聚才、用才"三管齐下"，着力培养、引进和用好优秀人才，启动了多项人才培养计划，为其独立开展创新性科研、发展创新思想提供起步资金，帮助崭露头角的优秀青年科技人才加快成长。七院于2016年首次获得上海市科委的青年科技英才扬帆计划资助1项，后又在2021年、2022年陆续有5人获得科技创新道路上扬帆起航的"第一桶金"。同时上海市卫生系统注重中医药优秀人才队伍建设、加快高层次中西医结合人才的培养，启动了优秀青年中医临床人才、高级中西医结合人才培养项目、杏林新星计划等多项中医类别人才培养计划。十年间，七院入选优秀青年中医临床人才培养计划1项、入选杏林新星计划2项、入选高级中西医结合人才计划3项、入选中医药领军人才建设项目学术共同体1项。此外，为进一步加强上海市公共卫生学科人才建设，打造高水平的公共卫生学科人才队伍，七院于2020年有1人获得公共卫生体系建设三年行动计划优秀学科带头人项目。获得上述上海市级别人才项目，是七院在人才培养工作上小有成果的证明，也鼓励着医院继续打造中西医结合人才中心和创新高地。

5. 国家中医药管理局人才项目

七院在全院员工的努力下，在院领导的引领下，在浦东新区、上海市及国家多项政策的扶持下，继续创新中医特色的人才培养模式，十年间共有3人分别获批国家中医药管理局人才培育计划，成为第4批、第6批、第7批全国老中医药专家学术经验继承工作继承人，在老中医专家的指导下继承和发扬其丰富、独到的学术经验和技术专长。国家中医药管理局级别人才项目的获得，肯定了七院十年来在中医人才培养工作上的成绩和效果，见证了医院在人才培养工作上一步一脚印的成长。同时，国家级人才项目选拔培养能引领和支撑国家重大科技、关键领域实现跨越式发展的高层次中青年领军人才，七院的人才培养工作才刚刚起步，未来大有可为。医院将继续高度重视高层次人才队伍建设，持续加强人才内育精度，在创新团队建设、学术交流、科研保障等方面为中青年人才创新制度、搭建平台、营造氛围，积极推动支持优秀中青年人才入选国家及省市各类高层次人才项目，并取得突破性成效，为医院学科人才建设工作做出更大贡献。

（叶　颖　李一飞）

第八章

七院群星，"大同"路上露心声

常玲：我与七院共成长

时光荏苒，岁月如梭，2022年是我来到七院的第五个年头，这五年是医院蓬勃发展的五年，也是我快速成长的五年。每每在医院里穿梭，身边的一草一木都让我倍感亲切，思潮激荡。十分荣幸，人生中拼搏奋斗的五年融入到了医院快速发展历程中，也为之贡献了自己的力量！

五年来，从初出茅庐的一无所有，到"七院新星"、上海市扬帆计划、国家自然科学基金，再到七院最具价值员工及后备人才干部的入选，一步一脚印，勤勤恳恳一路走来，庆幸遇到各位"伯乐"赏识，肯定了我的努力，并给予我学习、生活和工作方方面面的帮助，才使我得以取得眼前的成绩，回想一路历程，思绪纷飞，感慨万千。

2016年踏出象牙塔，刚毕业的我带着一腔热血，孤身来到上海，由于准备不够充分，找工作处处碰壁。对未来深感迷茫的我进入到一家医疗公司做与行政相关的工作。然而，日复一日的琐碎工作让我倍感厌烦，也让我更加怀念临床工作中管理患者、处理病情的充实紧张感。痛定思痛，我开始重新进行职业规划，在工作了大半年之后，果断辞职，着手准备上海市住院医师规培考试。备考期间，多方打听、实地考察，感觉到七院在王院长的带领下，正处于快速发展阶段，适合年轻人加入并开创一番事业，我最终决定报考七院。

由于决心坚定，目标明确，从备考、笔试再到面试，我一路发挥稳定，如愿进入七院进行"规培"。之前的经历让我更加珍惜眼前的机会，在各科轮转期间勤于思考、及时总结，在诸位带教老师帮助下，让我在临床工作中更加如鱼得水。付出终有回报，我在上海市住院医师公共科目及模块一考试中以全院第一名的成绩被七院推选参评国家级优秀规培生。

特别是在消化内科轮转时，有幸遇到职业生涯中最重要的"伯乐"——时任消化内科内镜室主任周颖老师。她爽朗、率真的性格让我倍感亲切，娴熟的内镜操作技术让我崇拜，短短两个月的轮转时间便让我决心加入周老师的内镜团队。于是内科医生出身的我充分利用业余时间在内镜室学习技术，我的努力获得了周老师的认可，结业后顺利加入胃肠疾病诊疗部大家庭。

"做科研，发论文"这几个字会让大部分人感到无的放矢，我也一样。硕士学位我就读于长春中医药大学中西医结合临床专业，大部分时间管理临床患者、处理病情，缺少系统的科研训练，科研基础薄弱。上海是国际化大都市，而七院正处于高速发展阶段，医学科研要对标国际一流医学中心，科研的重要性不言而喻。我在七院"规培"的时候已然觉察问题之严重性并着手解决，我整理手里现有的资料，向优秀科研人员请教学习，去相关实验室学习实验技术，参加实验室组会汇报学习，从打杂做起，慢慢从科研"小白"成长为实验"熟练工"。

做科研离不开课题经费，正当我为课题经费发愁的时候，医院有了院级项目"七院新星"。我通过擂台比赛，顺利拿到了科研生涯的"第一桶金"，除了解决了科研初期的经费问题，更是对我前期工作的肯定和鼓励！

科研探索之路不可能是一帆风顺。如果没有发表论著，科研之路难以为继。然而，论文被拒再正常不过，我投出的每篇文章都经历了反复的拒稿、修改，才得以被接收，这一过程磨炼了我的意志力和耐力。拿到科研"第一桶金"后，我信心满满地探索起上海市科委扬帆计划以及国家自然科学基金，然而现实残酷，连续两年的申请都石沉大海。但我不畏困难，即使拿到了很差的评审意见，仍"厚着脸皮"向医院的专家请教修改意见，终于2021年先后成功拿到了上海市科技英才扬帆计划以及国家自然科学基金青年项目的资助。

刚拿到项目时我异常兴奋，但压力感也随之而来，这才是科研路的开始。如果说有什么申请成功的心得，那就是实力、用心和运气。我相信越努力越幸运，态度决定一切，细节决定成败。其实，无论做什么事情，想做出成绩，就需要付出极大的耐性和拥有强大的内心，正所谓世上无难事，只怕有心人。

我有时候会想，临床医生都这么忙，每天查房、手术、病历、值班、业务学习……面对每天各种应接不暇的事务，还要不要做科研？像现在这样，治病救人，也能为社会做出贡献，也能有一份稳定的收入，有何不可？但是，即使我们夜以继日、兢兢业业地救治患者，能获益的人数仍是很有限的，而知识的更新，推动医学进步和学科发展却能普惠更多患者。这是我对学术的追求，也是我始终不变的初心和情怀。

（常玲，消化内科主治医师，获选2021年上海市科委青年科技英才扬帆计划）

王莉：感恩七院，荣辱与共——致过去的十年

西风几时来，流年暗中换。岁月的浪花不断地拍打着时光的海岸，它或许可以

带走我们的青春，带走我们所挥洒的汗水，却带不走我们所经历的故事和所见证的成长。

回顾过去的十年，七院从一家二级甲等综合性医院转型为三级甲等中西医结合医院，并成功完成了上海中医药大学附属医院的创建。我个人也在师友的提携和同事的帮助下，从皮肤科最年轻的医师成长为今日能够独当一面的副主任医师。

十年前的皮肤科，共有7名医护人员，只有1位具有高级职称的医师，占地约200平方米。无论人员结构还是场地设备，都从一定程度上限制了皮肤科的发展。当时一些迫切需要开展的治疗项目及检查，如光动力治疗、真菌检测等，只能"临渊羡鱼"，不能"退而结网"。作为当时皮肤科最年轻的主治医师，医院的转型与发展对我个人的职业规划也提供了更多的机遇与挑战。2012年是幸运的一年，我抱着试一试的心态，申报了浦东新区优秀青年医学人才培养计划并成功入选；同年年底，作为科主任助理的我与科室其他同事一起申报了上海市中西医结合重点病种建设项目——湿疹（湿疮）并成功立项。中西医结合重点病种项目的成功立项，是医院转型后科室的"做浓中医、做好西医、做实做特中西医结合"之路的良好开端。

俗话说，一滴水只有放进大海才不会干涸，而一个人只有融入集体中，才能表现出最强大的力量。2014年底，在医院和科室的支持下，我有幸远赴大洋彼岸的美国匹兹堡大学医疗中心（UPMC）进行了短期的访问学习，并接触到了一些当时国内尚不成熟的医美项目。感恩愿倾囊相授的异国导师Suzan Obagi教授，更感激给予我学习机会的医院和科室。2015年我担任科室负责人参与了皮肤科独立新诊区的设计及改造。2016年，我顺利通过了上海市高级职称评定委员会的评审，成功地晋升为当时皮肤科唯一的副主任医师。彼时36岁的我，心中充满了对过往的感激和对未来的憧憬。

如果说延续了中医世家血脉的我，随着医院转型中"西学中"的大潮一起学习中医，是冥冥之中的安排，那么2018年入选上海市高级中西医结合人才培养计划，则源于我对中医学习的浓厚兴趣和临床工作的迫切需求。2018年，我尝试申报并成功入选上海市高级中西结合人才培养计划，且幸运地拜当时的岳阳医院皮肤病专家李斌院长及上海市名中医、龙华医院皮肤科马绍尧教授为人才计划的中医导师和游学导师。面对不同的患者，两位老师始终博学、谦和，尽心尽力地解决患者的疾苦。尽管马老当时已身有重病，但仍毫无保留，悉心教导。我也在整理病案、撰写跟师笔记中收获颇丰。基于坚实的学习基础，也出于皮肤科自身学科特色，我不断地提升中医内涵，并将所学中医知识应用到临床。2020—2021年，我在日常诊疗中的中药饮片使用率及中医特色治疗使用率居全院前列，中西医结合手段的推广和应用也吸引了更多的患者，专家门诊人次节节攀升。

美学大家朱光潜说：一切需要时间沉淀的美好，都值得我们耐着性子去等待。

人的成长亦是如此，只有耐着性子在时光中沉淀、打磨自己，才能活成自己想要的模样。学习、工作、人生皆是如此。过去的十年，于医院是风雨兼程、砥砺前行、日新月异的十年。于我个人是磨砺、成长、沉淀的十年。过去的十年，我们在做实做特中西医结合的道路上自强不息。皮肤科从一个单一的西医科室，成长为如今不仅有光动力、皮肤镜，还有火针、熏蒸等人无我有、人有我强项目的中西医结合特色科室，一路走来做得很充实，走得很坚定。而未来，则会有更高的要求去激励我们。作为一个已在七院工作15年的七院人，也是这十年风雨历程的见证者，我有责任和义务进一步劈波斩浪，砥砺前行，和医院一起去成就梦想、拥抱梦想。

（王莉，皮肤科副主任医师，获2018年上海市高级中西医结合人才培养计划）

韩文均：立足"大同"，立命生民，立心天地

"为生民立命"来源于北宋大儒张载所言："为天地立心，为生民立命，为往圣继绝学，为万世开太平。"一直以来都很欣赏这句话，从医以后更觉得这句话的重要性，正心诚意、谨小慎微地践行着这句话，或许这就是初心。"大同"一来指我们医院的地理位置位于浦东新区的大同路上，二来我觉得还有更深层次的含义，我们医院是中西医结合医院，医院的宗旨是"做浓中医，做好西医，做实做特中西医结合"。如何做实？智者察同，无论中医还是西医，一切都是为了病人，同有健康，这不就是大同吗？此外，《易经》同人卦也表明其主要精神是重视大同，这也正好与我院的高质量发展大方向——大康复、大健康、大智慧不谋而合。

从小就很喜欢中医的我，在高考填报志愿时，第一志愿全部为中医学院，后来如愿进入中医殿堂。本科后顺利来上海深造，读书期间，成绩也算得上是名列前茅，大到国家奖学金，小到学校奖学金，所有的奖项基本都获得过。除了理论学习，每周末我还主动跟随学校的名老中医抄方临证，加之研究生期间专业为临床型，所以临床还算见得比较多。说实话，当时感觉上临床还是信心满满。

2009年研究生毕业后，我带着满腔热情来到七院从事中医临床工作。开始独立管床开方，但有时候开出去的处方似效非效，久而久之，总感觉心有余而力不足，不是理想中的状态，疾病和书本中的描述相差甚远，越来越有一种无方可选、无方可用的无奈感。

2013年医院转型发展，顺利晋升为三级甲等中西医结合医院。为了满足医疗需求，在院领导的支持下，在孙建明主任的带领下，组建了男性病科。作为医院的新兴科室，一路不断发展壮大，至今联合泌尿外科、妇产科组成了泌尿及生殖医学部，

成为医院的六部五中心之一。泌尿及生殖医学部原来一直以西医为主，而我充分发挥自己的中医优势，协助整个泌尿及生殖医学部提高中医内涵。此外，我还攻读了中医针灸学的博士学位，师从上海市名中医陈跃来教授，临床上能够针药并用，熟练运用中医"五术"。

十年来，我在临床上始终保持着中医特色，做到中药和药物有机结合。目前已能日诊百人，时常出现专家门诊一号难求。中医处方比例、中药饮片使用率、中医非药物疗法、中医治疗率均能名列医院前茅。

十年来，发表SCI、核心期刊论文20余篇，副主编专著2部、参编专著5部。授权实用新型专利2项、发明专利1项。主持课题5项。兼任中华中医药学会生殖分会委员、中华中医药学会男科分会委员、上海市中医药学会生殖分会委员、上海市浦东新区中医药协会男性病专业委员会秘书长等。其间，获中国中西医结合学会科技奖、上海市中西医结合科技奖等，被评为上海中医药大学"十大医务菁英"，浦东新区"青年岗位能手"等。

十年来，我长期承担上海中医药大学理论课程授课，平均每年达80余学时，每年临床带教"二生"20余名。2018年获评上海市浦东新区"金牌讲师"。主持教学课题2项，发表教学论文3篇。2020年主持教学处工作1年，全面负责医院临床医学院的教学工作，协助顺利通过三级医院复评审，提升了我院的教学质量，也让我对从教学到管理有了更为深刻的认识。

这十年正好是医院"十三五""十四五"战略规划期间，其中的人才规划和实施对我的成长起到了长足的促进作用。我是第一批受益我院"三星"计划的人，在整个培养期间，凭着上海七院"三星"的培养成果，又获得了新区的相关课题，同时立项了浦东新区中医中青年骨干、上海市的杏林新星、浦东新区学科带头人等。在此期间也完成了继续攻读博士学位和职称的晋升，还完成了新加坡Ngee Ann Polytechnic、仁济医院、龙华医院的学习深造。不但开阔了眼界，而且对专业的提升起到了决定性的作用。

七院是我工作开始的地方，也是我梦想开始的地方，更是我筑梦的地方！我坚信，七院一定会越来越美好！我相信，梦想也一定会成真！

（韩文均，感染科主任，泌尿及生殖医学部男性病科副主任医师，
2020年获上海市浦东新区卫生系统学科带头人培养计划）

鲁成：乘风破浪，扬帆远航

我是胸痛中心的一名主治医生，2015年有幸来到七院参加住院医师规范化培训，

是七院招收的第二届规培生。当我偶尔漫步在职工之家时，回看七院的历史墙，发现曾经的七院只有破旧的老楼几幢，自从2012年开始成功转型，搭乘中西医结合的顺风车，我亦见证了七院的飞速发展。

从二级医院成功转型为三级甲等中西医结合医院，崭新的学术会议中心、住院楼相继投入使用。胸痛中心、卒中中心、急创中心的建立无一不是中西医结合的重大硕果，这一举措让七院成为高桥区域医联体的龙头老大，也在2021年"国考"之中位列全国中西医结合医院第3名。医院高速发展同时也给我带来了发展的机遇和挑战，我成功搭乘医院快车实现了快速成长，从实习学生到现在具有了中级职称，再到掌握心内科特色技术，成为科室业务骨干之一，为学科发展及医院发展贡献着自己的力量。

刚入职时我十分迷茫，面临最严重的问题就是如何"中学西"，如何快速提升自己的西医操作水平，如何提升自己的中医内涵。我始终不忘初心，将名老中医作为职业奋斗目标，向院内名中医学习，夯实理论基础，向区域名中医学习充实理论，再向上海市名中医学习提升中医内涵。同时逐步学习西医基础知识，不断提升自己的能力，进而熟练掌握了心内科很多操作技术，从西医小白成为科室的骨干成员。

我是医院发展路上最大的获益人。入职这几年，医院的发展为我指明了方向，首先做浓了中医（跟师浦东新区名中医抄方取名师所长），让我取百家之长，中医功底有了质的飞越；其次做实西医（跟从众多西医专家学习了先进的介入、起搏、超声技术）；最后做特中西医结合及康复（与康复治疗师共同查房提升康复理念与技能），让我在丰富自己的同时也找到了适合自己发展的道路。

十年路很长，路更宽，医院为我的职业发展量身定制了很多计划，例如"七院三星"培养计划、小鸭子行政挂职锻炼等等，让我在临床及管理两方面快速成长。回顾这十年，我在医院的培养下也取得了一系列的临床、科研成果，2017年"七院三星"计划给了我第一笔启动资金，让我从无到有、从少变多；2019年有幸在医院的安排下至外院进修超声技术，通过半年的学习我带回来了心内科非常重要的经食道超声心动图技术，并在后续工作中常规开展；2020年获得了上海市科委青年科技英才扬帆计划。2017年至今我所发表论文数量有了量的飞越，达10余篇，并在2017年、2020年先后两次获得国家发明专利，在科研课题方面从院级人才培养到市级人才培养，一步一个脚印沿着医院的规划发展。未来，我相信在医院良好的培养模式下我将会有更大的作为。

回想这几年医院和自己的发展历程，我见证了七院弯道超车快速发展，已经过去的国考A+成绩及医院日新月异的发展前景是最好的回应。我必将牢记初心，不忘使命，坚持院领导的正确领导，努力提升自己，怀揣着满腔的热情和抱负，在七院这片肥沃的土地上用自己最宝贵的青春换取最丰富的知识和最充实的生活，走出一条属于七院人自己的道路。

（鲁成，胸痛中心主治医师，获2020年上海市科委青年科技英才扬帆计划）

袁计红：十年磨砺，破茧成蝶

十年来，我不忘初心，以"南丁格尔"精神为坐标，用苦行僧的意志，以钉钉子精神，一步一步向优秀护士迈进。

2011年7月，我大学毕业后如愿成为一名急救科（ICU）的护士。在日常工作中，我始终要求自己以严谨的思维和认真的态度来对待每一次的"病情观察""医嘱执行""治疗评估"等各个环节，争取把每一次抢救任务都做到完美。ICU是个专业性极强的科室，危重患者多，病情变化快，病种复杂，患者生命体征、意识、瞳孔、心率往往瞬间发生变化，患者的"生"与"死"在分秒之间徘徊，每一场抢救都是一次与死神的赛跑。记得2014年12月31日晚，上海外滩突发踩踏事件，伤员多，值班护士少，工作量倍增。通过参与这次任务，不仅考验了我面对突发情况的处置应对能力，也让我体会到作为一名医护工作者的责任与担当，更让我对生命产生了强烈的敬畏心。2016年10月，我有幸被医院公派至新加坡中央医院学习，回国后我参与建立科室危重患者转运箱，不仅使危重患者转运更加规范，而且降低了危重患者转运风险。同时，通过床头台卡、床头悬挂患者位置牌了解患者动向从而减轻护士工作量。

与此同时，我深知学习对提高眼界和能力的重要性，在繁忙的工作之余，我顺利通过了复旦大学护理学自考本科，并顺利取得毕业证书。2016年考取同济大学护理学硕士研究生，于2019年9月顺利毕业。2019年4月，我被聘为七院肾病科护士长，年度完成Ⅰ护患者1 000余次、Ⅱ护患者2 000余次、手术患者100余次、血透患者200余次，收到表扬信30余封，获得上海ICU适任证书、血液透析上岗证、中医护理专业技术适任证书、重症超声上岗证、腹膜透析适任证书、高等教师资格证书等专科证书，带领团队获得2021年度院护理质量优胜奖、病区文化墙设计优胜奖、2022年11月浦东新区文明服务示范病区等荣誉。

2020年是"十三五"规划收官之年，"十四五"规划酝酿编制中，医院发展面临着新的机遇和挑战。护理团队整体偏年轻化，对生活、工作还缺乏明确的目标。如何去引导这些年轻人树立正确的职业观，让作为护士长的我困惑很久。经过慎重考虑，我决定放手让年轻护士们了解医院发展的前景规划，结合自身确定短、中、长期目标，制订实现目标的时间节点、实施的步骤及要达到的成效。2020年12月，为迎接上海市三级医院复评审工作，科室全员"白+黑""五+二"模式迎检，通过台账梳理、人员调配、骨干分配，同时带领科室参与区级中医质控检查2次，全部顺利通过。通过参与检查，我的护理管理能力有显著的提升。同年我获得医院年度考核优秀、院三级中西医综合医院等评复评审专项奖优秀个人奖和优秀团队奖。近三年以第一作者发表核心期刊4篇、SCI 4篇。先后获七院十佳抗疫巾帼、浦东新区疫情防控第五批先进个人、上海市医师协会肾脏内科最美逆行者奖、上海健康医学院"校长奖"——"安百达"抗疫先锋、2019—2020年度上海中医药大学三八红旗手、上海中医药大学附属医院优秀护士长、上海中医药大学附属医院优秀青年等荣誉称号。入选上海市扬帆计划人才培养项目，主持上海市卫健委青年项目1项。

这十年，是默默坚持、向下扎根的十年，是勤学苦练、苦心孤诣的十年，是不计辛劳，心系病患的十年。在十年的磨砺和坚守中，我悟出一个道理：要成为一名合格的护士，就必须具备"慎独"精神。困惑之时，耳边常常响彻冰心老人的一句话——"爱在左，情在右，走在生命两旁，随时撒种，随时开花，将这一径长途点缀得花香弥漫"。正是这句话指引着我守护在生命两旁，不离不弃，无怨无悔！

（袁计红，肾病科主管护师，获2020年上海市科委青年科技英才扬帆计划）

张瑜：千淘万漉虽辛苦，吹尽狂沙始到金

时光荏苒，2022年正好是我来到七院的第十个年头。回顾自己的成长经历，七院给了我广阔的发展舞台，让我受益匪浅。

大学毕业后我在一家规模较小的医院工作，麻醉技术及个人提升空间都非常有限。恰逢七院刁枢副院长来做区质控检查，他的睿智和麻醉理念给我留下了非常深刻的印象。2012年，在七院争创三级甲等中西医结合医院的前夕，我抓住机会，顺利来到了麻醉科工作。

初到麻醉科时，我在麻醉技术和科研上都是短板。科室为我制订了人才成长计划，不仅要提高麻醉专业技术水平，还要提升学历，申请科研课题。

麻醉科每天晨会上都有20分钟交流学习时间，学习的内容有医学基础、病例讨论、科研思路、新技术探讨、新理论进展等，每一位同事都可以作为主讲人，形式不限。我作为新来的同事，讲课和交流的次数自然会多一些。十年的晨会学习坚持下来，我发现不仅理论知识一直在更新和提高，讲课和制作PPT的水平也有了很大的进步，这也为后来申报课题和教学工作打下了坚实的基础。

在努力提高理论知识的同时，我也在勤学苦练自己的麻醉技术。七院地处浦东高桥地区，前些年集装箱运输主路上车祸外伤导致的急危重症抢救性手术特别多。记得刚报到的第一天就碰到一例车祸外伤、肝脾破裂的患者，失血量和手术出血量总计高达8 000多毫升，当时孙海峰老师沉着冷静地处理让我非常敬佩。后来我知

道麻醉科有自己总结的近20条疑难危重患者处理流程，这些流程的建立和应用让每个麻醉医生能够在面对各种危重疑难、重大手术患者时从容自信、有条不紊，真正担负起围手术期患者生命守护神的重任。十年间，我跟随刁院长和刘佩蓉主任学习，无数次地在疑难危重患者麻醉中历练，不断总结经验，逐渐成长为科室的业务骨干。

科室也非常重视我们的科研能力培养，每季度都会召开科研座谈会，了解我们对科研的想法和科研进展，同时让我参与一部分科室的在研课题，试写科研文章。2013年在医院和科室的指引下，我开始攻读海军军医大学的同等学历硕士学位。我非常珍惜这次学习机会，一年里利用周末时间去大学学习研究生课程，又用半年时间去长海医院进修，在导师熊源长教授的指导下进行课题研究，最终顺利获得了麻醉学硕士学位。2014年我入选了医院的"七院新星"人才培养计划，拥有了第一个科研课题，2016年我顺利获得了上海中医药大学后备业务专家（培育）人才培养项目，2019年我成了浦东新区麻醉专委会青年委员，有了正式的学术任职。2020年10月获得了浦东新区卫健委面上项目课题1项，2021年成为医院后备管理干部和医院运营管理员，开始学习医院管理知识。

在成为上海中医药大学的附属医院之后，医院也全面提升了临床教学水平。由于我对教学工作比较感兴趣，2016年起我开始担任科室教学秘书，负责实习同学的带教工作。在一次次的教学中，我不断总结经验，深知不仅要耐心传授临床知识，成为良师；更要循循善诱，成为益友。2021年我获得了医院优秀带教老师，这个奖项是由实习同学投票选取的。能受到学生的肯定，这是对我教学工作最大的鼓励。2022年我成了医院临床实训中心基础生命支持（BLS）培训课程导师，可以承担院内外教学任务，教学水平得到了进一步提升。

七院在十年间发生了翻天覆地的变化，我也在十年里收获了医教研水平的全面提高。在医院"十四五"规划当中提到，要将麻醉科建成国内有影响力、市内先进、区内领先的中西医结合麻醉学科，主攻中西医结合防治老年患者术后认知功能障碍为方向，这也为我个人的临床发展和研究指明了方向。我相信，只要肯努力，七院就会给我们无限的发展平台，大家同心协力，七院的明天也会更加美好！

（张瑜，麻醉科主治医师，获2016年上海中医药大学后备业务专家人才培养计划）

金珠："针"心"针"意，中医人的成长之路

每每说到中医传承，我始终认为我是非常幸运的。那是因为在中医传承之路上，有很多良师，给予我指导和帮助。行医路上又遇到了很多患者，就像朋友般，给了我很多治疗的体会和反馈，让我能自我反思、不断进步。

　　我的本科就读于上海中医药大学中医学，2006年初即将毕业之际，仅凭着对针灸的好奇和从想学一门技术的角度出发，就寻思着拜师学艺。恰巧与海派石氏伤科的石仰山国医大师有些渊源，在他的牵线搭桥下，结缘了我的第一位针灸老师尤益人主任（尤师曾侍诊于陆氏针灸创始人陆瘦燕先生），从此入门"陆氏针灸"，成了第4代传承弟子。当时尤老已经83岁高龄，每周三、周六都在黄浦区名医堂出诊，由于我毕业后进入岳阳中西医结合医院工作，只有周六有空跟诊，从2006年开始，我每周六跟诊，风雨无阻，坚持了6年。

　　直到2012年，海派"陆氏针灸"传承基地落户于龙华医院，由陆氏针灸创始人陆瘦燕的女儿陆焱垚教授在龙华医院开设工作室，我有幸开始跟随陆焱垚老师，并全程参与了陆氏针灸工作室的建设。

　　2014年是我个人职业生涯的转折点，我进入了七院的大家庭。当年七院已"创三"成功，正在申报成为上海中医药大学的附属医院。因为我有中医针灸的专业技术背景，所以在医务处担任副处长，分管中医内涵建设，同时又兼任针推科主任，全面主持科室业务工作。

　　在七院工作期间，我依然坚持每周六在龙华医院跟诊，陆焱垚老师因病无法出诊后，我就跟随她的哥哥陆李还教授学习。这一跟，就将这段缘分延续到了七院。

　　考虑到七院的中医内涵和我个人的专业发展，2016年，在陆李还老师的鼎力支持下，在上海市中医药管理局、上海中医药大学领导的见证下，陆氏针灸在七院针灸科成立分中心，由陆氏针灸嫡系传承人陆李还导师坐诊，开设陆氏针灸传承门诊。当年，我也申报了"七院三星——中医继承人"的人才培养项目，并以项目为契机，着力提升个人的中医传承能力。并于2017年分别获得"浦东新区卫生系统特色专病"和"上海市中发办中医特色诊疗技术提升项目"。

　　2018年，我又积极申报了浦东新区国家中医药发展综合改革试验区项目，在此项目支持下，"海派陆氏针灸"浦东分基地在七院正式揭牌，由此，陆氏针灸在七院落地生根，开枝散叶。通过"陆氏针灸"这个纽带，我分别获得2019年度浦东新区卫生系统学科带头人培养计划，2020年上海市卫健委"陆氏针灸健脾和胃法防治代谢综合征的随机对照研究"和2020年上海市中医药管理局传染病中医药防治能力建设专项。2020年，借助医院的平台和支持，本人有幸拜师于上海市领军人才陈跃来教授，并获得浦东新区陈跃来名中医继承人项目，致力于研究盆底功能障碍疾病，也由此获得了浦东新区尿失禁"倍增"计划项目。2022年，依然在"七院三星"人才培养的助推下，我申报成为七院名中医，并获得国家中医药管理局"新型冠状病毒感染肺炎中医药应急专项"中医药对COVID-19老年密切接触者预防性干预的临床研究，以及上海市治未病技术处方项目（电针防治产后压力性尿失禁的技术）。

　　回望在七院中医传承成长之路，从一个中医传承者到中医传播者，有付出的艰辛，也有收获的喜悦。但我时刻谨记着老师们的教诲：针灸，是一门治病救人的技术，要有"目无外视，手如握虎，心无内幕，如待贵人"的凝神聚力，进针的角度、深度、刺激度都要精准到位，"医乃仁术，以德为先"才是我们的行医之本。

未来，深耕细作，传承针道，创新发展，希望通过小小银针，能发挥大大的力量，我也将致力于高质量的中医传承模式和临床实践，为七院中医药事业的代代相传、薪火不熄付出自己的"针"心"针"意。

（全珠，医务处/针灸科主任，获2019年上海市浦东新区
卫生系统学科带头人、名中医继承人培养计划）

李四波：转型发展闯新路

自2006年到七院工作以来，不知不觉已经度过了16个春夏秋冬。我由初出茅庐的青涩住院医生成长为今天的骨科副主任医师，回忆过往，不禁感慨万千。2012年在王院长的带领下，七院走上了由二级综合医院转型三级甲等中西医结合医院之路，并成为上海中医药大学附属医院。为医院更好地转型，医院开设了"西学中"课程，并开展院内第一批人才培养，我有幸入选并得以成长。之后为了进一步深造医术，我又前往华西医院进修学习脊柱外科。2014年在医院及科室的支持下，我获得了在海军军医大学附属长征医院攻读脊柱外科博士的机会，在此期间个人能力也得到了进一步的提升。2019年为适应医院更好地发展，骨伤诊疗部细分为脊柱外科、创伤骨科、关节外科3个亚专科，我有幸担任脊柱外科负责人，并在2020年担任骨伤科教研室主任、党支部书记。

负责脊柱外科工作以来，科室在医疗、科研、教学、人才等方面都有着巨大的变化。

在医疗方面，从我做起，积极钻研医术，提升个人医学知识储备，丰富自身医学理念，吸纳前沿医学思想和医学技术。随着科室的不断发展，医疗水平不断提高，十年前科室仅能处理一些简单的创伤、骨折等问题，面对一些较为复杂的手术时，往往束手无策。经过十年的沉淀和发展，从简单创伤至复杂创伤，再到脊柱、关节、运动医学等各类骨伤问题，科室均能有效诊治。同时，对于一些高精度的手术，如脊柱矫形、脊柱肿瘤、脊柱感染、复杂的关节置换、肩袖韧带的损伤重建等，我们也均能顺利开展。在这十年的努力发展中，科室医疗团队不断壮大及完善，最终制订了骨伤诊疗为一体、脊柱、创伤、关节、中医伤科4个亚专科全面发展的路线，推动科室医疗服务范围进一步扩大化，使得科室综合医疗水平更加精细化、专业化，科室医疗能力、医疗康复率不断提升，因此获得了众多患者的认可，本科室也成为

上海市优势专科。

在科研方面，我深刻明白医学学术的重要性，在忙于科室工作的同时，我也十分重视医学学术研究，对于医学的一些疑难杂症，都会追根溯源，寻找解决方案，勤于问，勤于学。我坚持每天阅读最近的学术论文，始终保持"他山之石，可以攻玉"的谦虚态度，埋头科研。近年来，我以第一负责人完成区级课题2项、校级课题1项、市级课题1项；以第一作者或通讯作者完成核心论文7篇、SCI论文4篇，参编著作1部。同时作为脊柱外科负责人，我定期组织科室内业务学习讨论，开展医疗问题研究，不断强化理论结合实践，确保医术、科研同步。在脊柱外科、关节外科、创伤骨科、中医伤科等亚专科的共同努力下，整个大骨科确定了"中西结合、医康融合"的阶梯化诊疗方式，创立腰突症、膝骨关节炎、老年肌少症患者"髋部损伤"三大专科优势病种，以中医药融入分子生物学的形式，针对三大优势病种制订相关的临床及基础研究，创新医疗手段，完善诊疗方案。

在教学方面，科室极为重视学生的临床带教工作。针对临床教学工作，采取了医学理论结合临床实践的方法，通过理论教育帮助学生树立医学理念，培养医疗思路，通过临床实践给学生讲解医疗方法、注意事项等。为了更好地帮助学生成长进步，科室开设了骨伤科教研室，由资深医师一带一帮扶。通过多媒体软件开展理论学习，利用实际治疗病例，给学生进行病例分析，加深学生对医疗理论知识的理解。在开展部分骨科手术时，也让学生在旁观摩，增加学生的临床经验，强化学生对理论知识的理解。组织定期考核，了解学生的学习情况。科室教学团队屡次获评优秀教师团队，培养了老中青优秀教学梯队，探索出了新的教学方法和教学模式。

在人才培养方面，随着"健康中国"战略的提出，我们高度重视科室医生队伍建设。根据医院"中西结合、医康融合"发展理念，建设科室中医、西医、康复医生结合的复合型人才梯队，多次组织科室人员进行医学理论学习和学历深造，经过多年的努力，也取得了不错的成果。目前科室医生的学历水平较十年前显著提升，中高级职称人数也有所增加，并且科室内已培养了一批年龄在40岁左右的中年骨干医生队伍，肩负起科室的主要医疗工作。这批人有着丰富的医学理论知识，有着10余年的临床医治经验，且精力充沛，接受新理念、新知识的能力较强，目前是成为科室的中流砥柱。

回首过往，感慨无限。我从未后悔选择这一身白衣，我将秉承着从医初心，以高度的责任心和强烈的使命感投身于新时代医疗事业发展中，与七院同舟共济，在新时代发展中开创新的未来，为七院的发展贡献出自己的一分力量。

（李四波，脊柱外科主任，获2019年上海市浦东新区

卫生系统学科带头人培养计划）

张晓丹：十年成长路，斗转心不移

2008年，我自上海中医药大学硕士研究生毕业来到了七院传统医学科。来医院的第一天，我就知道我们科在整个浦东新区都很有名，关键是有位上海市名中医，由此我对我的职业生涯满怀憧憬。当时的我不会想到，四年后我们医院就成功转型成为中西医结合医院，再接下去就是"创三"成功、成为上海中医药大学附属医院。而我也随着医院的发展，一步一个脚印，十年间，从一个满怀理想的新手医师，成长为一名学科带头人。这其中的变化有我自己的努力，但更多的是医院学科建设和人才培养机制赋予了我们这批年轻医师前所未有的机遇与挑战。

第一次挑战是在2012年，时任传统医学科主任的叶玉妹老师带来消息：浦东新区获准我院转型为中西医结合医院，将我科与肾病科学科人才优势整合，申报国家级学科建设项目。以此为目标，我科医师团队总结叶景华名中医防治慢性肾病的学术思想与经验，最终成功获得国家中医药管理局"十二五"重点专科建设项目，而我也在这次申报中初窥学科建设、人才培养的重要性。

第二次挑战是在2013年，七院正式申请成为三级甲等中西医结合医院。为了能够申报成功，王杰宁院长带领全院医务人员开始了近一年的"白+黑""五+二"的筹备工作。而我承担了协助骨科、心血管内科等临床科室制订中医优势病种诊疗方案、规范中西医结合住院病史书写等任务，虽然只是一颗小小螺丝钉，但当时的我对医院的明天充满了希望，对自己的职业规划也日益明晰。在院科两级领导的支持下，我考取了博士研究生，同时获得了医院第一批"七院启明星"人才培养项目，获得上海市卫健委第一批上海市青年医师培养资助计划项目（"医苑新星"人才项目前身）。

第三次挑战是在2016年，医院启动了"十三五"规划，确立了医教研同步发展、管理领先、医疗专科特色明显的发展目标，升级"七院三星"人才培养计划，而我有幸成为医院首批后备管理人才。通过后备管理人才项目培养，我来到医务处挂职锻炼，第一次跳出临床医师的思维模式，开始尝试结合行政管理思维处理协调医疗工作：DRGs、JCI、现代医院管理、公立医院绩效考核等。在此期间，我获得了浦东新区中医中青年骨干人才培养项目以及浦东新区卫健委学科带头人培养项目。

第四次挑战是在2019年，在院领导的鼓励与支持下，我通过竞聘担任了传统医学科主任，有机会将近年学习到的行政管理理念与方法应用到临床学科管理中去，带领科室医护团队先后获得浦东新区中医重点专科建设项目、上海市中医药管理局中医重点培育专科建设项目，不断摸索传统医学科将来的发展方向。医院启动了"十四五"规划，将立足浦东新区北片区域医疗中心，努力创建国内一流、上海有知名度的三级甲等中西医结合医院作为发展目标。科研处组织多次专家论证，为传统医学科设计制定了今后5年的学科发展规划：以建成上海市中医重点专科、浦东新区中医老年病专科联盟牵头单位、浦东新区中医高峰高原学科为目标，以围绝经期综合征、老年共病、老年恶性肿瘤为优势病种，确立了中西医结合诊疗技术、老年共病护理体系两大主攻方向。

斗转星移，十年前那家年轻的中西医结合医院已成功发展为立于全国前列的三级甲等中西医结合医院，而我也由稚嫩的医学生历练成为医院的中坚力量。建设以医康融合为特色的中医老年病科是我及我的学科团队的发展之路，我将带领团队继续踏踏实实地走下去，希望我们的医院能再创下一个十年辉煌。

（张晓丹，传统医学科副主任医师，
获2018年上海市浦东新区卫生系统学科带头人培养计划）

叶亮：德守仁术砺精，创人民满意的胸外科

2020年7月1日，我来到七院工作，这一天是党的生日，作为党员的我参加了外高桥医联体党建联盟举办的"纪念中国共产党成立99周年"主题活动，又一次温习了入党誓词，自本科入党——"不忘初心，牢记使命，建党99周年纪念日，今天是我入党第6 999天"。第二天我就要正式进入科室工作，那是我"不忘初心，牢记使命"的第7 000天！预示着我在七院必须脚踏实地，从零开始。

七院历史悠久，周边居民众多。但是周边老百姓若发现胸部肿瘤，还是习惯去浦西的医院。这无论对患者还是医疗系统，都造成了不良影响。患者奔波往返，费时费力。浦西医院拥挤不堪，患者很难得到细致的照顾及长期、完整的术后随访。

如何才能吸引、留住患者？这是摆在我面前的第一道难题。

七院的环境很优美，一条小河穿过院区，河边巨石上镌刻着院训："德仁、术精。"每天进出住院大楼，我都会凝望着这四个大字，它一遍又一遍地提醒我，这不就是我们一切医疗工作的核心吗？

德守仁，就要给每一位信赖我们的患者以最好的照顾。胸部肿瘤术后，最需要的是密切、长期的跟踪随访。我将每周二上午的专家门诊专门开展随访，既按照科学规范进行，又照顾到每一位患者的个体差异，同时又给患者尽量节约费用。对于外地不方便来上海复查的患者，也可以在当地检查后，把CT和验血的结果发给我看，最大限度地为患者提供方便。

术砺精，我给自己定下手术的4个要求：安全、有效、舒适、经济。每次手术前，我都会反复地查看病史资料和检查结果，仔细地研读影像图片。我自学了CT三

维重建技术，在自己的电脑上，重建手术三维模型，优选最佳的手术方案。这不仅为患者节约了好几千元的费用，还能更加灵敏地发现组织结构的变异。两年来，我将胸外科的各项手术做成了精品手术，开展了各个亚专科中的高难度手术，手术质量一流；同时，我也关注患者的感受，我们在术中、术后全程进行疼痛管理，将手术疼痛减小到最低。

经过不懈努力，我们实现了两年手术无并发症，患者100%满意率，除了周边的居民，好多外地的患者也慕名前来。为了激励也为了鞭策自己进步发展，我申报了医院"北斗星"人才、"七院工匠"和浦东新区卫健委的学科带头人培育项目，我的努力也得到了医院和区卫健委领导的认可。

学科的发展必须有特色，如何才能找到和发展自己的特色专长呢？我想到了胸外科领域的顽疾，让患者煎熬，让医生痛苦的并发症——支气管胸膜瘘。

这是胸外科公认的世界难题，患者众多，很难治愈，传统方案造成了极为恐怖的外观和功能残疾。如果能用微创的办法解决这个难题那该多好。之前我也作了一些这方面的探索，具有一定的经验，我们采用腹腔镜微创获取大网膜，转移到胸腔进行胸瘘口的封堵和脓腔的填塞，成功率高，而且最重要的是，术后外观和功能完全正常。

我沿着这个思路继续探索，进一步提高了疗效，降低了损伤。第一个患者是浙江两位医生的父亲，两年前做的左侧全肺手术，术后并发支气管胸膜瘘，两年内跑遍各家医院，做了6次介入封堵都失败了，最后一次封堵器穿破了食管，又并发了支气管食管瘘，住进我们病房的时候患者已经是骨瘦如柴，虚弱不堪。功夫不负有心人，我的创新方法获得了巨大成功，患者一次性就治愈了。出院时，患者是身形矫健地走出病房的，与来的时候判若两人。我查阅了很多资料，这样类似的病例在全世界都没有成功的先例。浦东发布、东方网、《新民晚报》、今日头条和中新网纷纷进行了报道。

创新之路毕竟是艰难的，在医院的支持下，我申报了区卫健委的特色专病项目。希望有一天能把我们的胸外科建设成为全国知名、甚至在世界上有一定影响力的支气管胸膜瘘的专病诊治中心，为发生这类并发症的患者解除痛苦，带来健康，使其恢复正常的工作和生活，把我们的科室建设成为患者满意的胸外科。

（叶亮，胸外科副主任医师，获2022年上海市浦东新区
卫生系统学科带头人培养计划）

孙芳园：着力危重病建设，传承创新中医药

2016年，我"规培"轮转毕业后进入七院工作，报到时，迎来了很多特殊的目

光："看，ICU居然有个女医生！"因为ICU工作的特殊性：救治紧急、技术复杂，并不适合女性，但我热爱这样有挑战性的工作，进入了七院最复杂、最危重的岗位工作，这是何其荣幸！

像很多刚毕业的年轻人一样，那时我的目标是努力工作，对个人的发展概念薄弱。但入职后我迎来了第一个任务：申报中医特色诊疗项目。这个任务使我开始思考，ICU的优势病种是什么？中医可以做什么？为此我翻阅了各类文献，并和主任反复探讨，最终将目标锁定在脓毒症和针灸上。由于医院的转型，我们受到了诸多支持，5年间，围绕着针灸治疗脓毒症，拿到了包括国自然在内的各级资助，我个人获得了2项市局级资助，主要完成人取得了市级、区级科技进步奖。入职不久后，我获得了人生中第一笔资助——"七院新星"，其最精华的部分是给初出茅庐的青年设定目标和计划，这让我更加认识到工作不只是升职称，还要做个人规划，在三甲医院工作，医生绝不只是看病，更是一个研究者、教育者、领域内的佼佼者。3年培养结束，我已成长为上海市规培基地考官、上海市中医单病种质控专家等，医教研同步发展，没有当初的目标和计划，就没有今日收获的喜悦，非常感谢医院的指导和培养！

我入职的第一个5年，正值国家"十三五"规划进行，作为一个危重病领域的中医医生，如何将中医西医结合并传承创新，是医院和科室交给我的任务。我们作的第一个规划就是从重点病种脓毒症着手，针药结合，临床和基础研究并进。先规划后实干，5年间，急创中心成立、院士工作站建立，而我作为主要的青年医师，承担了临床二线班、科研秘书等职责，在中医治疗危重病中不断探索新方法、新思路，我和我所在的学科一同成长，医院对学科的支持帮助我从一名临床医生成长为中层干部。2021年，医院的"十四五"规划启动，紧随医院目标，我们有了更进一步的规划：对标国家重点专科，针对危重病后高依赖患者，发展重症康复，形成特色诊疗体系，深化专业优势、流派传承创新，2021年沈宝藩国医大师工作站成立，2022年重症康复病房成立，我成为沈老5名首批弟子之一，传承国医大师经验，打造七院重症康复品牌。感谢医院的支持和培养，我先后获得七院名中医继承人、浦东新区名中医继承人、浦东新区中医高级别师承人才等人才计划，紧随医院发展步伐，发展中医临床、中医科教。

"想要比别人更优秀，加班是常态，不要抱怨多苦多累，优秀的人比你更努力。"正是因为这样的环境，努力已经成为一种习惯：上班处理病例，下班回家看最新的文献、统计数据、总结报告；学习行业内最新技术，和同行交流经验；紧盯试验进度，观察效果，推广兄弟科室临床应用，形成规模性的成果结集申报科技奖。在充满西医优势技术的监护室，我观察到很多危重患者是气虚血瘀证，于是结合沈老的诊治思路，拟定补气化瘀汤治疗；传承陈跃来教授经验，以感传针法治疗危重病昏迷、胃肠损伤等；现在科室结构稳定、新生力量充足，我不仅成为一名优秀人才，更成为一名优秀管理者。

现在的中国，正经历着百年未有之大变局，中医药迎来了全面发展，这是一个群雄并起的时代，我们要抓住这些机会，肩负起弘扬中医、发展中医的重担，只有我们自强，中医才能强，中华瑰宝不应被埋没，尤其是危重病的中医建设，更应该深化壮大。中医是我国的传统瑰宝，在未来，希望我们的中医危重病发展得更高、更远、更强大！

（孙芳园，急救创伤中心主治医师，获2020年上海市浦东新区
名中医继承人培养计划）

刘伟伟：宝剑锋自磨砺出，梅花香自苦寒来

"健康所系，性命相托"，当我步入神圣医学学府的时刻曾庄严宣誓。怀揣着"悬壶济世"的梦想，十年如一日，我仍饱含着最初的热情在医学道路上坚定前行。

2009年我考入山东中医药大学七年制本硕连读班，犹记得新入学时教导员对我们的教诲：医学之路，如履薄冰。你百分之一的失误，对于患者来说就是百分之百的痛苦。我们必须有无比的耐心和严谨。我刻苦学习，无论严冬酷暑。

毕业之后，为了崇高的职业理想和自我提升，我毅然选择来上海攻读博士，彼时遇到我的恩师曙光医院肾病科高建东教授，是他教会我"好的科研来源于临床，我们做的所有工作都是要回归临床""科研不是只为了发文章，而是要服务于临床"，使我真正明确了科研的目的。"细节决定成败"，这是每次例会导师的开场白，这句话潜移默化地影响着我，使我不论在临床还是科学研究上，每件小事我都要精益求精。这也是我未来职业发展路上的护身符。

2020年，我以优异的成绩完成住院医师规范化培训，成为七院唯一国家中医药管理局"十二五"重点专科——肾病科的一员。在这里，我们拥有全国名中医叶景华教授和"十二五"重点专科学术带头人路建饶主任。秉持医院"做浓中医，做好西医，做实做特中西医结合"理念，不断充实自己，完善自己。我临床业务能力突出，很快完成角色转变，对于临床患者收治、诊疗，肾病科常规穿刺操作处理也游刃有余。我也被科室委派去龙华医院完成专科医师规范化培训，进一步提高专科技巧和修养。

2020年12月，上海市三级医院复评审工作，我们采用"白+黑""五+二"模式迎检，协助科室顺利通过。明确尿酸性肾病、高尿酸血症研究方向，在院级人才培养"七院新星"中收获科研"第一桶金"。在科研处老师的帮助下，国自然标书不断

被打磨、提升，成功获取国家自然科学基金青年项目、上海市自然科学基金，实现科室相关项目"零"的突破，为科室高峰高原学科发展做出了贡献。作为科室教学干事，已指导2名研究生毕业，3名研究生开题。负责申办叶景华、何立群学术经验继续教育学习班。

这十年，正是处于"十三五"规划圆满收官、"十四五"规划酝酿开展之际，在大康复背景下，医院发展面临新的机遇和挑战。作为七院一分子，要紧跟医院发展步调。上海高评委政策大改革，针对自身发展和学科定位该如何规划。对于科研博士出身的我来说，这既是机遇又是挑战。培养周期的延长，可以不断沉淀临床技能和经验，结合自身科研优势，有利于临床感悟和跟师心得得到科学验证，并进行学术推广。2022年我获得了公派出国深造的机会。

近5年我发表核心期刊12篇、SCI 4篇，单篇最高影响因子6.684分。成为国医名师学术经验传承工作委员会首届委员，何立群名中医工作室（上海七院）成员。主持国家自然科学基金1项、上海市自然科学基金1项，校级、区级、院级课题共3项。参编著作1部，获批发明专利、外观发明专利各1项。

我自2020年8月入职以来，年度完成住院人次500余人次，手术穿刺患者100余次，收到表扬信10余封，获得GCP证书、血液透析上岗证、上海市肾内科质量规范化培训合格证、高等教师资格证书等专科证书。

七院是三级甲等中西医结合医院，"国考"成绩A+，拥有国医大师传承工作室、全国名老中医药专家传承工作室、上海市重点学科/专科等。我在七院获得的成绩，离不开医院和科室的支持，更离不开科研处老师们兢兢业业的指导，寒冬腊月我们并肩奋斗过，完善PPT我们热烈讨论过，这一幕幕深深印刻在我的脑海里。在此，心怀感恩，与夏伟主席、叶颖处长及科研处的各位老师道一句真诚的感谢！

这是一片丰沃土壤，作为新生力量，医院未来有我。我将继续秉持谨言慎行、勤奋好学的品质，向下扎根，与七院风雨同舟。医者仁心，牢记使命，方得始终。

（刘伟伟，肾病科主治医师，获2022年上海市浦东新区
卫生系统优秀青年医学人才培养计划）

刘璐：与医院共奋进，和科室同成长

2016年，从同济大学毕业的我在踏出校门后，有幸成了七院大家庭中的一员。历经6年，医院不仅见证了我在医生职业发展道路中的进步与成长，同时我也深深体验到了医院在不断发展壮大过程中所承载的艰辛与喜悦。医院10余年的跨越式发展，尤其是2013年转型升级为三级甲等中西医结合医院后，不仅为广大就医患者提

供了更多优质的医疗资源与服务，更是给每一位医院的新生代医护人提供了有力的职业发展平台，当然我也并不例外。

进入七院后，我定岗在了我所热爱的内分泌科。在前辈医生的关怀指导下，我不断加强医学理论进修与实践学习，在李晓华主任的模范带头下，追求工作中的精益求精与尽职尽责，在与同行群体的携手并进中，在持续性的探索与思考中，时刻践行着为医者的岗位责任与职业操守。与此同时，我也深深意识到自己作为行业新人还有许多有待提升与改进之处。由于自己实践经历与专业水平的局限，如何用适配的临床技术治愈患者，并为患者提供更好的诊疗服务成了我当时面临的第一大职业发展难题。在我个人职业发展的瓶颈期，是科室的领导、老师还有同事们给予了我非常多的支持和鼓励，支持我在理论研修与实践锻炼中增真知、长才干，引领我向着正确的方向大步前进。

科室的发展和个人的成长离不开领导的关怀与支持。在李晓华主任的带领下，"十三五"期间，内分泌科在医院的重点支持下，依托上海中医药大学中医学科优势，已发展为以中西医结合为特色，集医疗、科研、教学为一体的专业学科，并获评上海市中医培育专科和浦东新区中医高峰学科。"十四五"期间，内分泌科不忘初心、再接再厉，致力于打造涵盖理论创新、科研提升、人才培养、技术推广的优势专科平台和示范单位。与此同时，在"引进来、走出去"的人才队伍建设方式下，内分泌科通过学术顾问带徒教学、指导科研工作以及将团队成员送到国内外一流医院或学术机构学习进修等方式，进一步助推科室临床治疗技术与科研能力的提高与优化。本人也在医院和科室的培养下，获得了2021年浦东新区优秀青年医学人才培养项目。

随着内分泌代谢性疾病在我国发病率日益提高，内分泌学科更是进入了快速发展期。基于此，我秉持严于律己的职业发展态度，抓住机会，利用资源，深入学习专业知识，不断厚植自身的医学理论素养，同时躬身实践，力求为患者提供更加细致全面的服务与管理。在作为主治医师历练的时间里，我对自己有了更高的要求：临床实践中，我要独当一面，追求职业卓越；科学研究上，我要更上一层楼，将理论与实践紧密结合；政治理想信念上，我更要不忘为医者的初心与本心，为人民服务坚守不变。同时要更加积极地投身于公益事业，坚持跟随团队在社区开展义诊和健康宣讲，传播健康理念，提高居民的健康意识，这也是我作为医生义不容辞的责任。

重视人才培养并充分给予他们施展才华的机会，这是七院给我的第一印象。正是得益于人才建设带来的内涵质量的提升，七院在全国医院科研和综合实力的排行也得到了稳步的提升，而通过团队的支持和自己的不懈努力，个人综合能力也得到了质的飞跃。在过去的几年中，我先后获得了国家自然科学基金、上海市卫健委等多项课题的资助，相关研究成果也先后在 *Experimental and Clinical Endocrinology &*

Diabetes、*Bioscience Reports*、*Pharmaceutical Biology*、*Xenobiotica*、《中华内分泌代谢杂志》等期刊发表。与此同时，我也受邀参加了国内学术会议，积极了解学习内分泌科新的发展方向和诊疗方法，提高自己的诊疗能力。

回顾这6年，面对着科室前后的点点滴滴，我的目标更加明确了。在未来的5年、10年、20年，甚至是更久，我都将进一步夯实自己的临床和科研能力，努力践行医学人在健康中国行动中的使命，用责任和担当诠释新时代青年医生的医学情怀，共筑医院美好未来，谱写医院发展的新篇章。

（刘璐，内分泌科主治医师，获2019年国家自然科学基金青年项目）

庄菊花：风雨十年，砥砺前行——我与科室同生共长

七院核医学科，是我梦开始的地方。从2012年初建科室，到如今蓬勃发展，我在这里生根发芽，顽强成长，见证了它的十年风雨历程。这是拼搏奋进的十年，更是让我获益匪浅的十年。

走进七院的2012年，我刚拿到医师资格证书。在夏伟主任的领导下，我和技师倪晶一起在3号楼二层一间10平方米不到的办公室，从起草科室制度、岗位职责、SOP，到科室装修、装机、办公室布置，再到2012年9月正式开机运行。科内拥有一台双探头SPECT/CT、两台化学发光仪、一台摄碘功能仪，共计开展16项技术，能够满足基本的临床需求。这一年我不断参加学习班及培训班等学术活动，一边向同行吸取宝贵经验，一边提升业务技能，1年后我们的团队也从3人增加到5人。

2013年，我不断总结和深挖业务技能，新增影像诊断、骨密度测定及体外检测项目等11项新技术，并开设核素治疗门诊。8月我们迎来了第一次上海市核医学质控中心全面检查，在主任的带领下，我作为主任助理、质量专管员，顺利通过考核，评价"优秀"，在全市同行评级前5名，我也成功入选上海市医学会核医学专委会青年骨干提升计划。

在院领导的大力支持下，全院齐心协力，实现了从二级甲等综合性医院转型为三级中西医结合医院质的飞跃，核医学的分子影像、核素治疗、功能检测，迅速推广到了全院。作为主任助理及影像组组长，每年业务量100%增长率，实现了连续3年的质评"优秀"。王杰宁院长高度重视青年人才的孵育及培养，实行院级"三星"人才培养计划，我非常珍惜这个机会，在夏主任的指导下，我成为第一批受益的青年骨干之一。在医院医教研全方位的培养下，无论管理、学历、职称还是科教能力均获得快速提升，成为医院后备干部。

以医院"十三五"学科规划战略为导向，核医学科经过学科评估，以功能影像

和分子影像、核素靶向治疗为主攻方向，结合医院中西医结合特色和康复医学重点发展方向，以脏器康复和神经康复的核医学影像诊断和疗效评价、中晚期肿瘤核素靶向治疗为主线，重视培养康复核医学人才梯队。2019年我被医院内聘为（后备）副主任医师，带领大家一起快速发展业务，以第一作者发表论文8篇，其中SCI 5篇，并参与获得上海医学科技奖1项、区科委科技奖1项，立项市局级课题2项及区级课题1项，入选上海中医药大学杏林青年学者、浦东新区优秀青年人才培养项目等。任职上海市医学会专科分会，任职青年委员兼任秘书。在医教研全面发展推动下，我的综合能力获得医院认可，2018年"记功"，同年获得院长颁发"最具价值员工"奖，2021年任影像科党支部副书记。

2020—2022年，大家并没有停下前进的脚步，连续6年入围全国中医医院百强榜单，位列国家三级公立中西医结合医院绩效考核第3名，成为中国康复医学会医康融合工作委员会主任委员单位。核医学科在夏主任的带领下确定了适合自己发展的目标和方向，学科建设将以"1+1+1"为核心主攻方向，其中我主管心脏康复核医学影像评估研究部分，在夏主任的领导下，以临床诊断和治疗水平的提高为基础，以相应科研水平的提高作为标志，不断突破，不断探索。

七院，七院核医学科，十年的梦想，十年的风雨，因你，我才能更优秀，人生更精彩！

（庄菊花，核医学科副主任医师，获2017年上海市浦东新区
卫生系统优秀青年医学人才培养计划）

周欢霞：3D环绕的人才培养环境

我国已进入了全面建设社会主义现代化国家、向第二个百年奋斗目标进军的新征程，比历史上任何时期都更加接近实现中华民族伟大复兴的宏伟目标，也比历史上任何时期都更加渴求人才。七院亦深以为然，"求木之长者、必固其根本"，学科发展，离不开人才的培养；"终身之计、莫如树人"，中国医疗的发展，更离不开人才的培养。

2012年初，是我本科毕业面临择业的时候，彼时十院正在热火朝天地申报三级甲等中西医结合医院，与上海中医药大学康复医学院建立"院校共建"临床、教学、科研同步发展模式，将"康复"定位为医院特色临床及优势学科。当时学院领导和老师们达成共识，全专业同学的简历都由辅导员代投到七院，医院即刻组织了集体面试，幸运的是我过五关斩六将，于同年5月转实习至七院，6月毕业后，当即来院就职。

来院伊始，七院康复科与市内其他康复科相比，并无特色之处，甚至规模、人员等还略有逊色。但随着"院校共建"计划的迅速落地，科室迅速成立了康复医学部，让康复专业人才得到良好的专业发展环境。新员工也在其中立刻找到个人定位，即以康复为重点发展的三级甲等综合性医院康复学科的医教研全面发展的专业人才。

院校积极搭建人才桥梁，鼓励青年人才走出去学习。基于学科发展规划，及人才储备的要求，我于2013年9月前往广东省工伤康复中心进修学习。广东省制造业人数众多，工伤患者的康复需求庞大，各种与工伤相关的病例扩大我的视野、增加了工作经验。同年10月"上海中医药大学-（美国）Duquesne University"培养计划项目落地，我就直接在广州报考并通过了托福考试，回沪之后就是按部就班地准备材料、打疫苗、办签证等。次年8月踏上了赴美读硕的征程，拿出了比高考还认真的学习态度，经过了焦头烂额、迷茫彷徨、适应习惯，到柳暗花明又一村，终于磕磕绊绊顺利毕业了。

制订实施科学研究人才专项，用长期稳定的政策支持具有明显创新潜力的青年人才，医院设立了"三星"人才培养计划。非常幸运的是，我于2017年获得"七院新星"人才培养的立项，再于2021年获得"七院启明星"人才培养立项以及"七院工匠"项目的立项。

借助学科人才带头作用，在学科发展中引进视野开阔、前瞻性好、判断力佳、跨学科理解能力优、作战组织能力强的PI，成了广大青年人的"阳光"，在前辈的监督、引领、指导下，我继续有幸于2020年获得浦东新区优青的项目立项，2021年获得上海市青年研究项目的立项。2016—2021年，参与出版教材3部，翻译国际康复专著3部。2021年成为中国康复医学会作业治疗临床指南的编委、华西医科大学康复教材其中一部的副主编。2022年入选教育部"十四五"教材的编委，同年11月获评上海中医药大学"金牌教师"。在前辈光芒的照射下，我定会传承他们的精神，更加有进取之心，砥砺前行。

建立以信任为基础的人才使用机制，在培养人才的过程中，医院把政策重心倾向在了青年人上，支持青年人勇于挑大梁，鼓励青年人勇于尝试，在重点领域、重点工作中积极发挥作用。比如我入职的第一年，即面临了"创三"的重大任务，作为刚出校门的新手，经历了"无知、无助、忙碌、焦虑、成就感"等一系列心情起伏，在这一年中，个人综合能力得到了相当大的提升。随着"创三"工作的告一段落，接踵而来的就是"附属医院"的创建工作，我根据评审要求，落实每一项细则对应的支撑材料，细致、认真努力的工作态度，踏实的工作风格，使我又成了第6批后备人才，2021年成为后备副主任，获得更多的锻炼机会。这些举措和机会使我们青年人才学习进步，施展拳脚，出成果、出成绩。

造就规模宏大的人才队伍，我们有理想、有本领、有担当，学科有前途，发展有潜力，创新有希望。科室由人才组成，医院由数十个科室组成，我们携起手来，齐心筑牢学科发展的基础，合力织密学科发展的计划，共同推进医院发展的征程。

（周欢霞，康复治疗科主管治疗师，获2022年上海市卫生健康委员会青年项目）

王国玉：七院这十年——有缘相识，有幸同行

忙完工作回家的路上，脑海中时常会浮现一个问题："如果没来七院，现在的我会是什么样？"当然，凡事没有如果，这个问题只是我内心深处的感叹。

十年前的七院正和所有七院人一起，充满斗志地迎接着三级医院评审。而十年前的我却在人生路口踌躇不前，甚至因为某些原因一度有了放弃学医的念头。迷茫中，我选择了先去读书。那段日子结识了一位前辈，初相识只觉她是位知性美丽的姐姐，熟悉后才知她已是副高职称，孩子刚上大学。在当时的我看来，已是人生美满，为啥还来读书？她笑着说："努力试试，圆自己一个梦吧！"读书让我想清楚了一些问题，也坚定了我继续医学之路及做一名合格、称职医生的决心。

和七院相识，要感谢我核医学专业的领路恩师——院工会主席、核医学科主任夏伟，夏主席不仅仅帮助我们解决问题，更注重引导我们如何迎接挑战。他常说："很多时候，如果方向错了，所有的力气都成了蛮力，所做的努力都将白费。"冲着对夏主席的崇敬，也感恩他的引荐，我如愿成了七院核医学科的一员，自此开始了我与七院的不解之缘，开启了我与它的同行之路。

如今的七院已不仅仅是一所集医疗、科研、教学为一体，健康管理、康复为特色的三级甲等中西医结合医院，它还是国家健康管理学科建设与科技创新中心、国家卒中中心联盟单位、国家胸痛中心、国家代谢性疾病规范诊治和管理中心、国家药物临床试验机构，更是连续5年入围全国中医医院百强榜单。无比荣幸，我能和伙伴们一起见证它的快速发展，能在这其中贡献自己的一份微薄之力。

七院如家一般，做我们坚实后盾，为我们提供丰富自己、提升能力的平台，也让我有机会离自己的梦想越来越近。

这十年，在院领导的大力支持下，我们科大型医用设备从无到有，陆续配置了SPECT/CT、PET/CT，场地也由原本的角落小楼换成8号一楼整层。从此，不断拓展核素诊疗新项目成为可能，我也有了更多将专业理论知识付诸实践的机会，不断的临床实践又进一步提升了我的专业诊疗水平。在此期间，临床兄弟科室也给予了我大力支持，我们相互协助、持续改进、不断进步。

七院作为上海中医药大学附属医院，承担着大学的教学任务，这也为我提供了

报考高校教师资格的机会。医院的平台，加上自己的努力，2018年我很荣幸地被聘为中医大学讲师。虽然目前只是临床带教，但能为学生成长提供一点助力，已然足够让我自豪。

在七院这艘快速前行的方舟上，我个人的综合能力得到了很大提升：从最初入院时的科研小白，到现在摸到了些许门道；从原先对管理工作的误解和抗拒，到现在能够设身处地地换位思考。在这过程中，我也获得了一些成果和荣誉，2015年入选浦东新区优青人才培养项目，2021年入选院启明星培养计划，同年成为医院首批运营管理员，并入选上海中医药大学杏林青年学者培养项目，在此期间还被纳入院后备医学管理人才培养，近两年在年度评优中均获优秀。

所有的成绩，都得益于院领导层制订的"十三五""十四五"战略规划，院领导带领着七院人，从无到有、从有到创新、从创新到拓展，不断优化服务流程、改善服务环境，努力为社会提供更优质的诊疗服务。在此期间，医院还荣获"上海市抗击新冠肺炎疫情先进集体"称号。前辈们以自身的行动告诉我们新一代七院人不能仅仅依从本能做擅长的事，而是要耐着性子做自己不擅长的事——"想只有困难，做才有答案"。

感恩与七院相识，有幸能一路同行，陪伴她走向百年辉煌。未来，期待与伙伴们一起，不忘初心、砥砺前行，创造七院更美好的明天。

（王国玉，核医学科主治医师，获2021年上海中医药大学
杏林青年学者人才培养计划）

许开亮：无悔奋斗的十年

回首成长经历，非常庆幸和心怀感恩，赶上七院高速发展的快速通道，得益于七院整体发展规划和投入，以及科室重症医学科雷鸣主任栽培，这10多年来，步步充实。在重症医学的领域我成长为学科骨干，专业发展有所侧重，尤其是在重症血液净化和脓毒症肾病的发展和研究方面，与科研的项目相互结合，相互促进。带领的血液净化小组日益成熟，成为学科发展的重要支撑技术。而管理方面的培养和成长，提供给我更宽广的视野，更多维度地审视自身和学科的发展，学会更多分析问题、解决问题的思路。

进入医院伊始，我对个人规划是不清晰的，片面地认为掌握好所在学科的专业技术，成为一名好医生就是职业规划了。没有机会了解院外的人才成长渠道，对人才评价体系缺少清晰的概念。视野上也有所局限，缺乏规范的科研思维、教学方法的训练。所在的学科发展定位不够清晰，学科发展规划也比较局限，而个人的发展

与学科的定位与发展是紧密相连的。如果不做出改变，无法想象学科与个人会面临怎样一种境遇。

幸好遇到医院的整体规划，医院做出增强医学科研能力的规划，人才、学科建设上均有所计划，院内实施"三星"培养计划。我也非常荣幸成为第一批"七院新星"培训对象，获得医院的资助，从而第一次插上了翱翔的"翅膀"。

在第一个3年的培养期间，我逐渐从医教研几个维度不停地提升自己；在医疗上逐渐明确专业发展和技术专长，结合当时学科急需的一种技术——重症血液净化技术，成立血液净化小组，由我任组长，逐渐带领团队从零开始。从2014年后团队形成并迅速发展，自行独立完成常规CRRT技术，拓展开展DPMAS、血浆置换，率先开展局部枸橼酸抗凝，如今已形成15人成熟的血液净化小组团队，开展各种模式如DPMAS、双重血浆置换、血液灌流、血浆置换、CVVHDF的治疗，熟练运用枸橼酸、甲磺酸萘莫司他等新型抗凝技术，并将重症血液净化技术作为重要支撑，为医院其他学科提供帮助，比如重度烧伤患者合并多脏器功能衰竭、急诊科严重中毒患者的血液灌流等等；并协助其他医院开展血液净化技术，使得学科这一技术在所在区域有一定的影响力。

在医疗技术特色逐渐形成雏形的同时，在医院科研部门及科室支持下，围绕这一技术特色开展科学研究，医院新星的培养给予了我很好的训练，使我打下了良好的基础，为自己后来获得区卫计委及上海中医药大学的项目奠定了基础。我也有幸成为第一批教研室的骨干教师，逐步有了实习生、规培医师的带教任务，并接受了上海中医药大学的授课任务，从专升本学生大课授课到预防本科学生的授课等等，逐步积累了教学方面的经验。

这十年学科也发生了翻天覆地的变化，从一开始生存都举步维艰，无入口、无出口的一个边缘科室，逐渐成长为区重点学科、区高原学科，最终拥有院士工作站、国医大师传承工作室的一个标志性学科，而我自己也不断随着学科的发展乘势而上，不断提升自我。

从2012年获得医院人才培养计划"七院新星"开始，经过几年的积累，2017年获得浦东新区"优秀青年医学人才"培养、2020年获得上海中医药大学后备卓越中医人才培养计划，一步一个台阶，不断夯实自己理论学识基础，也不断充实自己；在此期间于2016年获得浦东新区卫健委青年课题项目资助、2021年获得上海中医药大学大学预算内课题、2022年获得浦东新区科委课题项目资助，科研方面的进展慢慢赶上了发展的轨道。在此期间以第一作者或通讯作者完成各类论文7篇，其中SCI收录4篇、中文核心期刊收录3篇。

展望未来，我对七院的发展充满信心，我们必将沿着中西医结合的道路不停向前，随着各个学科的发展，形成学科间互相扶持的良性循环，而我辈也将更加努力奋发上进，在更高的舞台上书写属于自己的人生篇章。

（许开亮，重症医学科主治医师，获 2020 年上海中医药大学
后备卓越中医人才培养计划）

刘文瑞：我与七院的十年行

十年前，还在上海市第一人民医院住院医师规范化培训时，听说时任院内分泌科主任的李晓华教授去到了上海市第七人民医院工作，这是我第一次听闻这家医院。打开七院网站，了解到这是一家新晋的三级甲等中西医结合医院，而肾内科是"十二五"全国重点专科。当时正逢我毕业前夕，因此赶紧向七院投出了简历。

2015 年我如愿来到医院，成为肾病科的一员。进院遇到的第一个问题就是要学习中医药，故我立即报名参加上海市卫健委"西学中"培训班。培训班的理论课地点在上海市徐汇区宛平南路，而医院远在浦东新区高桥，单程一个半小时。为了让年轻人更好学习更快进步，时任血透室负责人胡静主任和即将退休的王新华主任，主动承担了许多日常工作，依据我的课程档期排班，在时间上为我创造条件。为兼顾学习与工作，我上了数不清的夜班，但也因此在临床业务能力和中医基础上都得到了飞速提升。

也是在 2015 年，七院成为上海中医药大学附属医院。年底，为了鼓励青年人不断提升自我，医院发布了西医可在职参加第二军医大学博士入学考试的通知，在科室路建饶主任的支持下，我顺利报考。备考阶段，刚好遇上急诊轮岗 3 个月，复习时间非常有限，好在自身英语底子不错，我在 2016 年 9 月开始了博士阶段的学习。

博士阶段的理论课结束后，我结合医院及科室的发展，选择中医药治疗慢性肾脏病方向进行课题设计，并获得了"七院新星"人才培养计划的支持。有了医院的政策和资金支持，我在科研道路上就有更多的探索机会。在学习中医药理论与临床实践过程中，我也获得了科室及医院各位老中医和中青年专家的悉心指导与帮助。

2018 年，我"西学中"培训结业，正式开始了中西医结合的执业生涯。此时我更加注重基础研究与临床结合及科研成果的转化，为寻找有效的中医治疗方式提供理论依据。临床工作中，我逐渐准确把握患者的主要矛盾，同时发挥自身"西学中"的优势，根据名中医叶景华教授在肾脏病方面多年的临床经验及经验方药，为患者遣方用药，真正达到了中西医结合治疗疾病，减轻患者痛苦的效果。

在临床工作的同时，我紧跟学科前沿进展，有了较强的创新能力和学术水平。

专业基础理论的不断积累及学术新成果的密切追踪，培养了我广博的科研意识、勇于探索不惧失败的创新精神，同时我也掌握了实验方案设计、开展实验研究和撰写学术论文等多方面的科研方法。经过3年的积累，我有了较为丰厚的学术成果，于2019年底被授予博士学位。

2021年在科研处的指导下，我的"七院新星"项目以优秀的成绩结题，并获得浦东新区卫健委优秀青年医学人才培养计划的支持。在两个项目的培养下，我以第一作者身份发表SCI论文4篇，单篇影响因子最高5.39分。在科主任路建饶教授、导师郭志勇教授和于青教授指导下，多次参加肾脏病相关学术会议交流，科研能力和临床水平均获得同行的认可。在七院的临床科研实践中，我主要聚焦中西医结合方案对肾结晶、肾纤维化的治疗效果，为中医药的标准化、国际化提供基础，同时为推动中医药文化传播提供依据。

在与七院同成长共发展的这十年间，我经历了学习、工作的艰辛，也收获了临床经验的积累及业务能力的提升。展望未来，医学未知领域亟待我探索解决的难题仍有很多。我希望在不断提高自身中医水平的同时，继续提升科研、临床和教学能力，为我科叶景华、何利群和胡静名中医工作室的传承创新作出更多贡献。通过推广我科名中医的学术思想和经验方药，推进中医药传承精华与守正创新，以七院为平台，打造浦东新区肾脏病的中医药发展新高地。

（刘文瑞，肾病科主治医师，获2021年上海市浦东新区
卫生系统优秀青年医学人才培养计划）

刘娟：赓续青春百年志，踔厉奋发向未来

2010年我正式成为七院的一员，见证了七院从二级综合医院转型为三级甲等中西医结合医院，再到上海中医药大学附属医院，2021年度国家三级公立中西医结合医院绩效考核第3名、A+水平。医院建立"三星人才"体系建设和后备人才培养机制，为年轻医务人员提供发展平台，作为受益人之一，我完成了从"七院新星"，到后备干部，再到科室副主任的成长。

2009年，国家中医药改革试验区落地上海市浦东新区。2012年，七院作为改革试点医院，需要在最短的时间内，从一家二级综合医院转型为三级中西医结合医院。"创三"的号角吹响后，我和同事们一起加入了"赶考"的大潮。作为药学部的主力队员，最大的感受就是：事情很多，时间紧迫。容不得我们思索太久，对照三级医院等级评审标准，我和同事们开始进入"五+二""白+黑"的战斗模式。一年的"创三"资料准备，虽然身体上很辛苦，但是内心很充实，从药学部的部门设置到制

度建设，从流程管理到精细化落实，我都全程参与。2013年4月，七院成功转型为三级甲等中西医结合医院，经过"创三"的洗礼，我也从一个药学小白转型为科室骨干。

"七院三星"在七院人人皆知，对照上海市和浦东新区的人才培养计划，专门为院内年轻医务人员建立的人才培养机制。2015年，我报名参加"七院新星"的遴选，对照评分细则，认真梳理和总结了药学工作与成果，并制订职业规划，在药学服务转型中寻找个人定位，实现由通科临床药师向专科临床药师的转变。通过擂台竞选，我成功进入院内"七院新星"人才培养，也是我的第一个人才培养项目。

培养期间，我去国家重点专科——新华医院药学部进行了为期半年的抗感染临床药师规范化培训，获得临床药师"上岗证"。回到七院后，我将所学知识应用在药学查房中，深入开展在院患者用药教育、书写精品药历、协助临床医生制订抗感染治疗方案、参与病例讨论、开展合理用药讲座等，不断提升药学服务技能，为临床合理与安全用药保驾护航。3年后，我顺利完成"七院新星"人才培养，并以"优秀"等级，获得后备人才培养的机会。

后备人才培养的第一课是王院长与我们开座谈会，至今仍记忆犹新。王院长一改严肃的作风，讲述了自己从一名小医生到医院院长的人生经历，机遇是留给有准备的人。让我印象最深的是王院长分享的"小鸭子上台阶"视频，寓意深远，使我受益匪浅。至此，我们有了共同的称谓——"小鸭子"。在后备人才培养阶段，除了开展本职工作，我还有机会到医务处、组织人事处等职能部门挂职锻炼，深入了解核心制度管理、中医内涵建设、学科规划与人才培养等。通过学习管理经验，提高管理格局，为做好科室管理工作奠定了良好的基础。

以"七院新星"为起点，在医院为后备人才搭建的广阔平台上，我不断积累与总结，拼搏奋斗，励志笃行。

2020年获得浦东新区卫健委优秀青年医学人才培养项目，2021年立项上海市卫健委青年科研项目，2022年立项上海中医药大学教学课题。发表核心期刊论文10余篇，授权专利7项，参编专著3部。担任上海市药学会医院药学专委会药学科普学组成员、上海市浦东新区医学会药学专委会青年委员等。担任七院临床医学院药学教研室骨干教师，带教规培生与实习生20余名，开展院内外合理用药培训40余场。

此外，我还获得第十届全国医院品管圈大赛三等奖、上海市优秀青年药师、上海中医药大学优秀青年、浦东新区优秀志愿者、浦东新区首届医务青年健康科普大赛"铜奖"、七院"最具价值员工"等荣誉称号30余项。

创新之道，唯在得人。在七院丰沃的人才培养体系土壤上，必定能培养出越来越多的优秀人才。在这个充满无限生机的新时代，七院人秉承报院之志，不负医院所托，提升专业水平、强化管理能力、攻克专业难题。众人拾柴火焰高，笃行不怠，踔厉奋发，向着"全国一流的三级中西医结合研究型医院"的目标不断迈进！

（刘娟，药学部主管药师，获2020年上海市浦东新区
卫生系统优秀青年医学人才培养计划）

何成山：我与七院共成长的这些年

我与七院的故事要从2016年开始说起，刚刚大学毕业的我走向了人生的新阶段，考取了蚌埠医学院临床检验诊断学硕士研究生，即将步入新的学习生活。对于一名研究生来说，一名优秀的导师不仅是自己学习和科研生涯的指路人，更是自己人生道路的标杆和不断砥砺学习的榜样。我的研究生导师是七院医学检验科的陆志成主任，他和蔼可亲、教学严谨、学风正派、言传身教，培养了众多业务扎实、敬业爱岗的七院检验人。我与七院就此结缘，开启了新的人生故事。我很庆幸选择了七院，也很感激七院接受了我，让我在这片广阔的土地上生根发芽，茁壮成长。

十年前的七院原本是一家二级综合性医院，2009年国家中医药改革试验区落地上海浦东新区。2012年，七院作为改革试点医院，必须在短时间内由一家二级综合医院转型为三级中西医结合医院，以在全国范围内起示范作用。综合性医院转为中西医结合医院在全国范围内都无先例，彼时王杰宁院长刚刚上任，他将转型比作绿皮火车升级为高铁的过程。老的车厢、轨道都无法沿用了，必须重新铺路、设站、换列车，脱胎换骨地改造、大刀阔斧地改革才能适应新形势、新任务。为了增强医院的中医实力，医院在2012年开设了"西学中"培训班，组建了中医临床专家指导小组，每个中医专家都有结对的科室，带动所有科室的中医技术发展。如今，七院每个科室都有了浓厚的中医特色，医生问诊时也习惯了把脉、看舌苔等中医手段。十年风雨，日新月异，从二级医院到三甲中西医结合医院的蜕变，从以治病为中心到以人民健康为中心，点滴发展都见证着医院做实做精中西医结合的决心，以及寻觅独特发展道路的成功。

"十三五"和"十四五"期间医院战略规划为人才的发展指明了方向和目标，医院创立了自己"三星"人才培养计划。所谓"三星"包括新星、启明星和北斗星，为不同年龄和技术职称的青年才俊们定制了契合自身发展的人才培养计划。医院又进一步从"三星"人群中优中选优，作为后备医学人才并冠以"小鸭子"称号，王院长亲切地将自己比作"老鸭子"，带领着小鸭子往上爬。后备医学人才享受岗位津贴还有优选出国进修培训的机会，选择最好的专家作为他们的导师协助他们尽快成

长，成为新一届的"老鸭子"。医院完备的人才培养方案让每一位怀揣梦想的青年医生都能找到自己梦想的舞台，支撑起了医院的可持续发展。

我于2019年研究生毕业入职七院检验科，从事细胞和分子组检测工作，负责项目的室内质控、室间质评、仪器维护保养、标准操作规程制定、新员工上岗培训以及检验报告审核发布。2020年获七院新星人才培养计划并主持上海市卫健委临床科研专项面上项目；2021年主持浦东新区卫健委科研面上项目，医院年终考核评定为优秀；2022年获浦东新区优秀青年医学人才培养计划，共计发表核心期刊及SCI论文7篇；参与实验诊断学教研室小讲课活动，带教蚌埠医学院、上海健康医学院实习生毕业论文设计。入职3年以来，我稳步成长，从一个初入职场的应届毕业生已经蜕变成可以独当一面的青年骨干，是医院和科室为我制订了良好的发展方向并给予了足够的成长空间，使我实现自己的人生价值，让我能在医学事业道路上不断前行。在未来的日子里，希望自己能在医、教、研方面更上一层楼，通过同等学历博士研究生考试，取得博士学位；深化业务知识学习，遴选为医院后备医学人才，在工作岗位上发光发热；增强自身科研能力，向更高水平的科研课题和学术论文发起冲刺，为医院建立"大实验平台"添砖加瓦。

我很幸运作为七院的员工见证医院近十年发展的历程，希望能以七院大家庭的一份子继续陪伴下一个10年、20年，遇见更美的七院。机遇与挑战并存，以人为本、中西合璧、敬业奉献，七院人的精神将永远被传承。

（何成山，医学检验科主管技师，获2022年上海市浦东新区卫生系统优秀青年医学人才培养计划）

邸英莲：深怀感恩之心，牢记使命担当

2005年的夏天，作为护理实习生的我，第一次踏入上海这片土地，步入七院的大门，并在实习后成功留在医院，成为七院的一分子，自此开始了与医院共成长的人生旅程。回顾这一段成长旅程，感慨良多，何其有幸得遇人生指路之良师，何其有幸恰逢医院飞速发展之盛世。

作为一名5年制的全日制护理本科生，刚刚步入临床岗位时，理想与现实的巨大落差也曾让我彷徨失落过，甚至有几次动过离职的念头。是刘忆菁、胡祎等老一辈优秀的护理部主任，她们扎实的知识、精湛的技术、超强的人格魅力让我折服，心甘情愿地留在护理岗位上，并拥有了以本科生轮转形式到护理部管理学习的机会，为我的职业生涯带来了巨大的转变，成为同龄人中最早步入护理管理岗位的一员。此时医院"创三"之旅已经步入征程，医院飞速发展的滚滚车轮让我对自己的不足

有了更加深刻的认识——科教成果的实际产出与三级医院对护理管理人员的定位相距甚远。如何快速提升自己的科教综合实力成为最为困扰我的问题。

2012年，医院"三星"人才启动，作为第一批有幸入选的"七院新星"，站在医院给年轻人搭建的平台上，我以全新的姿态踏上科教成长之路。伴随医院"创三"成功，我在入选浦东新区青年医学人才培养计划的同时兼有一个科研项目获新区科委立项。此后的几年，我先后有课题荣获上海市卫健委及上海市教委立项，入选全国中医护理骨干人才培养计划，通过教学竞赛获得海军军医大学A级教员及上海中医药大学理论授课竞赛一等奖的荣誉。此外，还配合胡祎老师一起，成功获得上海中医药大学"灾难护理学"课程自主挂牌资格，开始了"灾难护理学"课程建设工作，经过数年的建设，"灾难护理学"课程成功入选大学"精品课程"，本人荣获大学"金牌教师"，团队2次荣获上海市灾难情景模拟竞赛团体二等奖及上海中医药大学优秀教学团队的荣誉。

2016年，医院启动了后备医学人才培养计划，我作为第一批光荣的"小鸭子"之中的一员，成功入选了上海市优秀青年人才培养计划（护理类）。我知道，医院的机遇和平台是给每一个有准备的年轻人的，在医院前进的车轮中，每一个人都在努力前行，以前自己所引以为傲的护理本科的学历在医院快速发展的进程中已明显后劲不足。庆幸的是，医院的快速发展在给我们挑战的同时也提供了前所未有的机遇，因为医院成功创建为大学的附属医院，我拥有了进一步学历提升的机会，成功考取了上海中医药大学护理专业的研究生，而医院定向培养的方式让我无后顾之忧地学习，为我今后的科教发展之路奠定了更为扎实的根基。因为前期丰厚的积累，我的各级人才培养项目均顺利结题，其中新区优青培养优秀获通报表彰，全国中医护理骨干人才培养也因出色的成绩获结题评委专家的赞誉。感谢医院在培养我们时所花费的心血、精力和物力，我们才有了走出国门，学习知识的同时开拓自己眼界的机会。

在各级人才的培养之路上，我们通过不断的完成指标，成就更优秀的自己。历经11年的时间，我从一名普通护士成长为护理部副主任，经过4年的护理管理经验的积累及在教学方面所取得的成绩，2021年度开始转战新的战场，担任教学处处长职务，开始专职教学的职业新生涯。我很幸运在职业生涯之初就遇到好的老师指引，在最该奋斗的年纪遇到好的单位提供机遇和平台。我希望自己也能像所遇到的这些人生路上的好老师一样，成为一束照耀他人的光，温暖学生的心，照亮他们的人生路。我也希望，自己培养的优秀学子能以七院人的身份，在七院这片育人的沃土上健康成长为新的参天大树，将七院优良的师风院风代代传扬下去。

（邸英莲，教学处，副主任护师，获2016年上海市优秀青年医学人才计划）

李冬梅：平凡的岗位，不平凡的十年

十年，从一个起点走向另一个起点，我不断前进的脚步从未停止；十年，从一个科研"小白"到课题申请、专利申报、中医新技术开展，我坚持不懈的信念始终高涨；十年，从一名普通的护士到一名护士长，我奉献岗位的情怀依然炙热。身为一名普通的临床护士有幸见证了七院快速发展的十年，七院也为我们这些临床护理人员搭建了圆梦的平台，提供了提升自身实力的机会。

记得2013年我从工会职工转型到临床一线做一名护士长，正值医院"创三"成功之际，如何做一名合格加有特长的护士长，是摆在我面前的一份试卷。作为上海市重点专科"骨伤康复"的护士长，仅仅把病房管理好、护理质量安全落实好，显然试卷上的分数是不高的，用过去二级医院对护士长的要求显然不能适应三级医院的快速发展。首先要转变理念，围绕骨伤康复专科树立工作目标，进行自我调整，快速实现角色转换。"如果你愿意学，一定有人愿意教你。"正是秉承这样的想法我找到了护理部的胡祎老师，作为护理教研室的主任，她有着非常丰富、扎实的科研功底，我把心中的困惑和胡老师做了交流，胡老师鼓励我作为一名护士长身上一定要有闪光点，既然你不愿在工会求"安稳"，那么就在护理临床好好"折腾"一番，围绕病区专科凝练特色，做深、做细、做实。在更好地服务患者的同时，提升团队凝聚力、提高自身竞争力，让自己的星光度足够亮！答题的过程虽然十分辛苦，但你的分数肯定不会低。胡老师的一席话给了我无限的动力，与其在别人的世界仰望星空，不如执着耕耘好脚下的路。

都说万事开头难，要怎样发掘护理特色、打造团队，成了我这份试卷的第一道问答题，科室里的殷磊医生给了我很大的帮助。从如何查阅文献、确立研究方向、从第一份标书的修改、第一个专利的申请，他给予了我很大帮助。当我的课题能够入围新区课题的擂台赛，护理部、科研科又给了我很大的支持，从擂台赛的课件，到汇报内容的主次顺序，一遍遍地修改，当我的课题成功入围新区卫生局课题时，所有的付出和艰辛都值得。完成课题的3年，其实就是打造专科特色、凝聚团队精神的3年，只有团队作战，才能善于成事。我带领护理团队积极探索现代化的康复技术融合传统的中医技能，在颈椎病、腰痛病、骨关节疾病方面形成护理特色；结合名老中医自制的中药方剂，将中药湿热敷、砭石温熨、温灸走罐、石膏疗法等技术创新性地运用到患者身上，解决了患者由于疼痛导致康复锻炼依从性差的难点；有效改善患者病况，中医绩效及服务人次逐年提升；我带领团队连续2年获得医院综合实力奖，连续3年获得医院品牌科室。我积极拓展延伸服务，建立"妙手护骨"微信公众号；编排的"舒筋壮骨动感操"获新区中医药技能竞赛一等奖。2017年课题结题，4篇论文、3个实用新型专利、3份专科特色宣教折页为课题结题画上了一个圆满的句号。时间何曾亏待过内心强大、踏实努力的人，正是有了医院为我提供的平台，使我有底气站在高级职称晋升的会场里，接受专家的评审。

2020年医院等级复评审，作为重点迎检科室，从5年台账的准备到病史的完善，从模拟交班到护士长查房演练，从一遍又一遍操作训练到应知应会地背诵，我带领护理团队凭着高昂的战斗力、强大的凝聚力顺利通过复评审的大考。所有遇到的困难都是前进的动力。

我深知只有紧紧围绕医院发展的大方向才能不断提升自身实力，保持着一股冲劲和热血，不断磨砺自身，与医院齐发展；2021年我又有了另一个崭新的身份——"七院工匠"，这既是一份荣誉，更是一项新的任务使命，总说人到中年，要学会急流勇退，但我觉得，随着经验的积累，阅历的丰富，不惑之年的护理生涯依旧可以绽放无限的能量，赶考路上的我风风火火，不知疲倦。征途漫漫，唯有奋斗和实干。

回顾这十年，有泪有汗，有甜有苦，有失落也有欣喜；虽然一度我也曾想离开护士这个职业带给我的纷杂与劳累，但在领导的鼓励和支持下，给了我正确的职业定位，让我坚定在临床一线耕耘；一路走来，最辛苦的岗位却带给我最多的收获与感动！既然选择了奉献与坚守，我将一生热爱并忠诚于我的护理岗位。

过往的十年成为我今后前进的敲击石，时刻提醒我前进、加油。每一个努力工作的七院人，都是最美的奋斗者，致敬每一个七院的奋斗者，让我们一起踔厉奋发新时代，笃行不怠向未来。

（李冬梅，脊柱关节外科副主任护师，获2022年上海七院工匠人才培养计划）

徐震宇：蜕变——一名普通医生的成长

从走出上海中医药大学的校门，成为一名医生转眼间已经18年了。回首这18年的从医经历，2017年2月来七院工作的6个年头里是我成长最快的一个阶段，也是我蜕变的重要时期。虽然没到10年，但这6年间我跟着转型后飞速发展的七院快速地成长。转型后七院的人才培养机制给了我历练和成长的机会，使我从一名普通的急诊科医生成长为一名有一定医教研和管理经验全面发展的医生，也成了七院人才培养项目中的"北斗星"。

成长过程总是困难重重，好在医院已经完成的"十三五"规划和正在开局阶段的"十四五"战略规划指导我克服了遇到的瓶颈和困难，对我的成长起到了极大的促进作用。

在临床业务能力上，我始终以"患者安全"为中心，发挥自身专业优势，开展各种床旁血液净化技术、血液透析滤过及血液灌流人次数大幅度增长。做强西医的同时，做浓中医，2017年将中药及非药物治疗技术大力应用在急诊危重症诊治当中，改变急诊在危急重症方面中医药参与率低的现状，创建了浦东新区做国家中医药发展综合改革试验区建设的中医药特色品牌项目——"第七人民医院脓毒症中医药特色"，并把该项目建设成为市卫计委中发办中医优势病种培育项目。脓毒症专病以扶正清毒理论为基础，内服与外治相结合为特色，一年里实现了院级、区级、市级三大步的跨越发展。在学术任职上获得上海市医学会急诊专委会青年委员、门诊专委会委员等8项学术任职。近两年多次在东方急危重症年会、上海医学会急诊专委会年会等高级别的学术会议上作临床经验分享。

在科研方面，我根据专业发展方向，明确以脓毒症急性肾损伤为科研目标，提升科研能力。科研是我的薄弱环节，但在科研处的指导下我的科研能力得到大幅度的提升。2017年加入急诊内科工作，至今已在国内外期刊发表论文6篇、其中SCI 4篇，作为第一负责人获上海市卫健委面上项目、浦东新区科委面上项目、浦东新区"国家中医药发展综合改革试验区"建设中医高级师承人才培养项目、七院"北斗星"项目各1项。协助科室获得市级、区级学科建设项目立项。

医院给了我各种管理岗位的历练机会，提升组织协调管理能力。2018年作为医院的后备干部，挂职医务处，除了做好常规医疗质量管理工作外，在院领导的支持下，从管理方案、人员队伍、培训演练等方面全方位完善和优化了医院应急急救体系。根据医院实际情况，借鉴外院成功模式，负责制订急诊外科、ICU整合方案（创伤急救中心建设方案），完成了学科整合，建立了创伤急救中心。2019年调任门急诊办公室主任负责门急诊各项工作的管理，分析评估了医院的专家、专病、普通门诊的结构比，制订了调整优化医院的门诊结构比的实施方案。2020年远赴新疆莎车县中医医院开展脱贫对口支援工作，挂职副院长，克服疫情影响，从援建模式、医院管理、临床业务及中医特色、人才队伍、学科建设、信息化建设六大纬度开展工作，顺利完成对莎车县中医院的全方位的帮扶工作，通过国家及自治区卫健委的对口帮扶项目成果验收，获得自治区卫健委的高度肯定。2021年担任七院急诊与感控部副主任兼感染性疾病科副主任（主持工作），负责急诊与感控部的学科建设。优化了平战结合疫情防控模式，经受了疫情的考验。中医的药物及非药物治疗内服外治相结合参与整个发热门诊的诊疗流程的各个环节，体现中西医结合优势。急诊与感控部的运行体现了急诊与发热门诊管理的集中性、切换及时性、流程顺畅性、患者的安全性、防控的有效性。以患者安全为中心，大部制优势、中西医结合诊疗的"一中心，两优势"得到了充分的体现。

正所谓"业精于勤荒于嬉；行成于思毁于随"，医生的成长过程是个终生吃苦奉献的过程。弘扬伟大抗疫精神和仁术济世精神，始终坚持"以患者为中心"，护佑人民生命健康。七院给了我历练和提升的机会，我的未来是通过自身努力和奋斗赢得的未来，同时在"十四五"医院发展战略规划的指导下，为七院的发展贡献出自己的一分力量！

（徐震宇，急诊与感控部副主任，获2015年上海市
第二批"杏林新星"培养计划）

杨光华：圆梦七院——一名外科医生的成长之路

时光荏苒，转眼间，我来到七院工作已是第8个年头。8年前，我满怀着对未来的憧憬，带着一点好奇、一丝忐忑的心情走进了七院的大门。8年前，七院还是一家处于转型阶段、刚成为上海中医药大学附属的新生三甲医院，无论临床工作还是科研工作，都处在转型发展阶段。8年间，七院人在院领导的带领下，在"十三五""十四五"医院战略规划的引领下，提供给年轻医生丰富的展示平台和发展机遇，使得七院成为一家成熟、有底蕴、有内涵、有实力的中西医结合三甲医院。8年间，我感受到了七院蓬勃向上的精神和力量。我一直坚信在七院这个大家庭里，我能够实现自己的人生理想——成为一名优秀的外科医生。如今在平凡的岗位上，通过8年的辛勤耕耘，作为一名医院发展的建设者和受益人，我可以自豪地说："我已经成为一名优秀的七院外科医生！"

作为一名普外科医生，2016年我被聘任为主治医师，2021年被聘任为副主任医师，在医院的支持下，我获得了各个层次的学术兼职共8项，其中包括中国康复医学会修复重建专业委员会创面治疗（腔内）专委会委员、上海市浦东新区医学会肝胆外科第二届专委会委员、上海市浦东新区医学会特殊感染防治第一届专委会委员、中国中西医结合学会周围血管疾病专业委员会创面及组织修复学组青年委员、上海市中西医结合学会外科专业委员会青年委员等。在专业能力方面，我从一、二级手术开始认真钻研专业技能，现已能够开展四级手术，同时紧跟学科技术发展的前沿，在医院提供的广阔平台上，开展了一系列腔镜下的普外科微创手术，并同时掌握了内镜下相关微创操作，尤其擅长三镜联合的胆道结石相关的微创手术及腹腔镜腹股沟疝手术（TEP、TAPP）等。

作为一名科研型硕士，我切身感受到了医院提供的一系列科研发展平台和充足的经费资助对年轻医生在科研道路上的帮扶。本人在前期"启明星"项目资助的基础上，2022年再次获得了院内最高规格人才培养项目"北斗星"项目的资助。在此期间，我开展了一系列的科研工作并取得了相关成果。2020年我作为第一负责人获得了上海市浦东新区卫健委卫生科技项目（PW2020A-33）资助，2021年又作为第

一负责人获得了上海中医药大学预算内项目（自然科学类）项目（2021LK057）资助。另外，作为第一作者或通讯作者共发表了SCI论文4篇、核心期刊论文5篇。

作为一名硕士研究生导师，2021年我所带教的研究生获得上海中医药大学"研究生创新培养"专项科研项目一项（Y2021045），并发表SCI论文1篇。2022年带教研究生获得上海中医药大学优秀学生称号。另外，我还担任七院中西医外科教研室骨干教师、上海市住院医师规范化培训结业综合考核考官等任职，肩负着科内海军军医大学本科实习生，上海中医药大学规培研究生的临床带教工作以及上海中医药大学本科生的授课工作。

作为一名普通党员，我在医院的悉心培养下，2019年开始担任七院外科党支部支部副书记，2019年支部获"优秀党支部"集体荣誉称号，2020年我参加中共上海市浦东新区委员会党校学习并结业。

作为一名普通的七院员工，我在2017年、2018年、2019年连续3年获院级"年终考核"优秀员工，2019年、2020年连续两年获"优秀科研秘书"称号，2020年获院级"记功"一次。这些荣誉是医院对我既往工作的支持和鼓励。未来的每一个平凡的日子里，我更应该脚踏实地，在七院这个高速发展的平台上辛勤耕耘我所热爱的医学事业。

过去十年，七院人挥洒青春和汗水，七院转型成功持续蓬勃发展，为未来更上一个台阶奠定了重要基础，与每一位普通的七院人一样，我不仅见证了这段充满汗水和艰辛的七院发展史，同时也是这段辉煌院史的建设者之一。我坚信未来的七院一定会在既定的道路上发展成为一家顶级的中西医结合三甲医院。让我们一起筑梦大同，圆梦七院！

（杨光华，甲乳疝外科副主任医师，获2022年七院北斗星人才培养计划）

杨静：十年成长路，"三星"照前程

2012—2022年，是我院"三甲"开端的十年，也是我院转型发展的十年，不管是"艾力彼"排名还是"国考"成绩，我院一年一个脚步，真正地转型升级成为一家三级甲等中西医结合医院。回首十年路，我也在这十年里，从一名新手医生成长为一名专于肝胆、精于腔镜的外科医生。其间的点点滴滴虽微不足道，但于我个人也算是刻骨铭心。

把时钟拨回到2012年，当时的我也恰处于职业的十字路口，有时候会很迷茫：工作已近十年，读了硕士，升了主治，却感觉一事无成，除了写病史和拉钩，自己还能做什么？未来的我，是重复现在的一切，还是成为一名真正的医者？就在我迷茫和困惑的时候，我有幸入选了我院第一批"七院新星"培养计划。正是这个培养计划，改变了我的未来。入选"新星"计划以后，由时任普外科大主任的赵滨主任亲自指导我的临床实践。赵滨主任提倡从临床工作中发现问题，并带着问题去查阅文献，学习文献。在他的指导下，我的临床实践能力提升明显，并且养成遇到问题查阅文献的良好习惯。人才培养计划也给予我更多外出学习的机会，特别是美国梅奥医疗中心访学的经历令我印象深刻。作为世界上最好的医院之一，其所提倡的患者第一的理念，创新探索的科研精神，临床与科研结合的方式，都给我留下了深刻的印象。在我心中树立了一座丰碑，坚定了我成为一名优秀外科医生的信念。从美国梅奥医疗中心访学归来，我又获得了去长海医院进修学习的机会。如果说梅奥更多的是理念上的冲击，那么在长海医院的进修学习更多地落在临床实践和意志磨炼。在长海学习期间，不是手术到半夜，就是业务学习到深夜，高强度的工作学习极大地提升了我临床实践能力，并且磨砺出部队医院特有的"战狼"精神。这些学习经历，彻底改变了我浑浑噩噩的状态，使我坚定了方向，启发了灵感，磨炼了意志，是我个人成长经历的一次"文艺复兴"。随之而来的是我也收获了一些成绩。2015年，我获得了上海市卫健委的课题项目"循环肿瘤细胞及其分子标记物与胰腺癌分期和预后的相关研究（201540176）"，2016年进一步入选医院启明星人才培养计划。

在启明星培养阶段，2016年作为后备干部，我参与了援滇工作，担任了腾冲中医院外科副主任，这是对我综合能力的一次考验和检阅。因为担任科室副主任，需要我能够主持查房、主刀手术、科室带教和疑难病例讨论等工作。在腾冲期间，我白天工作，晚上带着问题翻阅文献书籍，加强学习，同时在工作中不断改进提升，最终圆满胜利地完成了工作任务。在腾冲期间，开展各级各类手术100多台，带领腾冲中医院外科的同志们开展了腹腔镜下肝胆胃肠等微创手术，提升了当地腹腔镜微创技术，获得腾冲中医际外科同行的好评。2017年下半年，我获得医务处挂职锻炼的机会，在医务处挂职期间，我认识到医务管理的重要性，尤其是核心制度的管理和落实，是保障医疗安全的重要环节。在医务处期间，我积极地参与各项管理工作，在建立健全手术部位标识和手术授权管理方面做出自己专业的贡献。

2017年我晋升副主任医师后，担任了肝胆亚专科的副主任。2018年医院聘请东方肝胆外科医院施乐华教授担任我科特聘教授，我有幸跟随他专攻肝胆外科方向。在这期间，我对于肝胆外科的兴趣也越来越浓厚，最终将肝胆外科确认为自己的亚专业方向。2020年报考了上海中医药大学博士学位，师从上海市中医医院的李勇教授，科研上也聚焦于肝癌的分子机制及中医药干预靶点的研究。

2022年我获得了"北斗星"人才项目的立项，从十年前"新星"起步，到十年后的"北斗星"立项，"新星"是起点，但"北斗星"不是终点。不忘来时路，方知向何行。我生于浦东，有幸学医，成于七院，愿用自己所学，通过七院这个平台，更好地服务人民，保健康、减病痛、促长寿，共筑大同梦。

（杨静，普外科副主任医师，获2022年七院北斗星人才培养计划）

时扣荣：千里之行，始于足下

2012年起，我院作为国家中医药改革试验区的试点医院，由一家二级综合医院转型为三级中西医结合医院，此次成功转型开启了医院发展的新起点、新篇章。借着医院改革发展的浪潮，我院药学的转型发展也顺势推进。随着全国陆续推出取消"以药养医"政策，医院药学未来发展的重点必须向药学服务方向转化，而药学服务的最终目标就是服务临床。

我作为一个刚入职的普通药师，彼时正经历职业起步的朦胧期，医院人才培养新政和科研支持力度让我近距离地感受到了医院的热情、务实、向上的氛围。虽然当时的我没有任何科研基础，专业能力也非常薄弱，却凭着一股韧劲，在科主任的帮助和院领导的支持下，成功入选为第一批"七院新星"，并以药学学科建设为导向，帮我量身定制了一套培养计划，真正体现了医院培养人才的初衷，做到"人人有归属、人人有定位"。

这十年也正是医院"十三五""十四五"战略规划的建设期，"三星"培养计划帮助我快速成长，在专业素养、管理能力和科教工作方面均有明显提升。

2012年我在长海医院完成了上海市临床药师"规培"，成为我院第一位临床药师；2013年取得执业药师和主管药师；2019年取得门诊接诊药师、审方药师资格；在此期间获得了海军军医大学临床药学硕士学位和副主任药师职称，还赴台湾省台北市立万芳医院参加国际医院评审管理交流进修，完成了国家卫健委的培英计划，不断提升专业素养。

与此同时，在科主任的帮助下，成立了临床药学室，从无到有，慢慢建起了临床药学的组织架构，采用外引内培的方式，提速人才培养。发展至今，建立起了一支拥有8名专职临床药师的团队，覆盖老年慢病、抗感染、肿瘤、抗凝、中药学等多个专业。我也从最初的临床药学负责人成长为药学部副主任。2019年开始探索临床药师绩效改革，推进临床药学重点专科建设，提升我院药学服务内涵，立足浦东新区，瞄准市级传统三甲医院药学内涵标准，注重传承创新并重和差异化发展，充分发挥中西合璧的优势与特色。

在教学方面，2016年取得教师资格证（"药理学"），2022年获聘上海中医药大学讲师、上海中医药大学硕士研究生导师，同时为上海市"医苑新星"健康讲师团讲师。一直致力于教学工作，带教规培生、实习生和进修生共32名，举办浦东新区学习班3次；主持教学课题1项，发表教学论文1篇；参编专著1部。先后获得"优秀试讲老师""优秀带教老师"和"教学成果奖"等10余项教学奖项。

基于临床需求，挖掘科研思路，我积极开展相关药学研究，真正实现临床药学服务"源于临床，用于临床"。整个人才培养期间共主持课题9项，其中市卫健委1项、市药学会1项、区级2项、校级1项、白求恩基金1项、院级3项。学术兼职6项，包括上海市医院协会临床药事管理专业委员会委员、上海市药理学会治疗药物监测研究专委会青年委员、上海市药学会医院药学专委会青年委员等。第一作者发表文章11篇，获得各类会议"优秀论文二等奖"2次、"优秀论文三等奖"1次。参与发明专利2项、实用新型2项。

身居药职、心怀梦想，十年成长之路更加坚定了我走药学之路的决心。未来，我将继续不断适应新时代对医院药学工作的要求，做"懂医精药"的药学创新人才，从而不辜负这个时代赋予我们药师的历史使命！

（时扣荣，药学部副主任药师，获2022年七院北斗星人才培养计划）

盛文博："大同"梦指引我的"启明星"之路

虽说来我院工作尚不满4年，在筑梦"大同"的路上前行不久，但我已实实在在得到了医院人才培养的惠泽，在医院各项举措及资源的支持下，我开启了在七院的启明星之路。

2019年，我从部队医院转业到地方，初次面试时，王杰宁院长便给我留下了深刻的印象。王院长常说的就是人才培养的规划以及科研能力锤炼的重要性。初来七院骨科工作，虽说已有8年多的临床和科研经验，但是医院的环境、医疗的流程、科室的学科规划，对我来说都是新的挑战和尝试。正是王院长创立的人才及科研培养计划帮我度过了最初的适应期。也是得益于此，在医务处、科研处等部门轮转，我也快速地了解了医院各部门的职责、运作，开拓了临床工作之外的独立思考能力、团队协作能力、科研与临床转化能力。

自七院成为上海中医药大学附属医院、创建三级甲等中西医结合医院以来，医院的临床业务水平、科研水平、教学水平不断提升，医院的口碑、地位及国考排名都逐年攀升，每年都有优秀人才涌入，人才队伍壮大的同时，培养的进度同时也迈入了快车道，为人才提供了各类学术资源的支持。医院创立的"三星"计划，从不同专业、维度和方向，为不同科研能力的人员提供了科研方向和支持。每年的"三星"遴选都是医院各类人才同场竞技的舞台，随着"三星"人才队伍的壮大，遴选的难度也逐年提高，医院组织了各学科的领军人物，从临床、科研、教学、管理等各个维度、全方面考查人才能力，提供专业的指导建议，为每个人量身打造适合其发展的规划，同时提供最丰富的资源和支持，为人才成长保驾护航。

2019年我入职的第一年，在科主任李四波的建议和指导下，在科研团队结合科室临床业务现状及基础上，我作为第一申请人成功申请2020年度上海市卫健委青年项目1项，并于年底顺利结题，发表SCI文章2篇。在临床工作过程中，注重积累，发现问题，提出方案，小心求证，应用实践，最终于2022年成功申请实用新型专利1项。入院后即报名参加"西学中"培训，经过两年多的学习，我对中医理念有了一定的认识。在中医与西医产生碰撞中，互相激发科研灵感，在接下来的临床及科研工作中，增加了中西医结合的技术和诊疗手段，将发现的结果转化为科研思路及方向，成功申请2021年度浦东新区卫健委面上项目1项。在后备干部培养阶段，有幸加入工会主席夏伟教授组织的科研组，定期参加组织的学术和科研讨论学习、文献汇报解读、外出参观学习等活动，不同学科和专业的学术思想交流，使思维拓展和延伸，碰撞出崭新的科研闪光点。

在这些点滴的滋养和潜移默化中，我的科研能力得到了极大提高，在临床工作中激发出了更多的灵感，能够深入地探究临床与科研的联系与转化。在经过入职3年来的临床工作，"西学中"以及医院中西医结合、康复一体化的诊疗理念熏陶和积淀后，我明确了自己未来的研究方向及科研计划，扎实准备，虚心求教团队成员，在大家的协助和支持下，确定了课题题目，在"启明星"的遴选中展现了3年来取得的各项成果，展示了科研素质和临床能力，最终得到院领导和学科带头人的肯定，如愿以偿成为2021年度启明星中的一员，进入了更高层次的科研环境。迈入医院"三星"行列，需要不断正视不足、扎实提高、突破自我。通过和其他人才的交流，发掘自身的不足和缺陷，逐步提高思考和分析问题的能力，在科研前进的道路上不再埋头孤身奋战，与康复科、针推科等成立多学科联合科研团队，分工合作，团结协作，只有这样才可以攻坚克难，事半功倍，攻破一个个难题。

医院如今的学科地位、科研实力、获奖成果见证了院领导在人才培养上的远见卓识，以及全院职工的高度凝聚力、进取心。回看过去的十年，我们挥洒汗水、奉献青春，筑梦大同，未来我们初心不改、脚踏实地、仰望星空，相信我们会在更高的平台上去实现更辉煌的成就。

（盛文博，创伤骨科副主任，获2021年七院启明星人才培养计划）

李书：仰望夜空中最亮的星

一定要说十年，我愿意从2013年的1月4日说起，那天我做了母亲，在剖宫产后的第10天，我去参加了研修班二年级第一学期的期末考试，那时不知道研修班有什么用，只是觉得自己总得做点什么。在这一年，医院通过了三级医院评审，从二级综合性医院转型提升为三级甲等中西医结合医院，也有了七院自己的"三星人才"培养计划。

与其说自己是"三星人才"中的一颗星，不如说此人才培养项目是指引我前行的一颗星。当时我并没有明确的目标，只是对比了第一批入选的同事，觉得我应该可以。2013年5月上班后第一件事就是想想临床上有什么好的着手点可以研究，先把附带课题写出来。很快，我有了第一个想法，每天下班后，留下来写标书，每一个部分都仔细研究琢磨、虚心向人请教，步行回家的路上耳机里是周华健的《风雨无阻》。仍然没有目标，只是做好当下，很是充实。

在护理部来通知我去别的科室进行骨干轮转的时候，我非常不愿意，我跟护士长说，一定要把我留下，我不做骨干，也不做护士长，我只想待在我喜欢的科室，做我喜欢做的事情。护士长跟我说："有人推那就向前走，一切顺其自然。"

2014年1月，带着我的第一个课题，我如愿成为第二批的"七院新星"。这一年，我们医院成为上海中医药大学的附属医院，我也成为护理部的内科总带教，凭着热爱去做的事情，果然事半功倍，学生们的好评给了我莫大的动力。2015年，我成了护理部的教学干事，也是从这时起，本应早早下班的我几乎没有在晚上7点前到过家，报课题、写论文、做PPT。在2015年11月立项浦东新区优秀青年医学人才后，我开始全力准备报考上海中医药大学的全日制研究生，且顺利通过初试、复试，在2016年9月成了上海中医药大学护理学院一名硕士研究生新生，也在这一年成为医院第一批后备人才。一个个人才项目的结题指标让我只能前进，不能后退。

为了让我的研究生学业能够顺利完成，2017年护理部将我调到与我研究方向相同的肿瘤科，并兼任护士长。这一年，我也入选了全国中医护理骨干人才，需要去至少6家全国一流的中医医院学习，每家医院1周。从那天起，我的生活除了工作还有学业，除了出差学习还有前面两年打下课题的结题指标。也正是这样的一天当成两天过的日子，垫起了我在专业上的高度。在2018年上海市"医苑新星"的角逐中，我从复旦大学、上海交通大学系统的硕士、博士中拼杀出来，为上海中医药大学系统拿下1个名额。

2019年的春节7天假期我完成了硕士论文的初稿，经过十几遍的修改，终于顺利完成了答辩，顺利毕业。这一年，我的课题和项目也都顺利结题。我调到呼吸内科做护士长，在迅速理清工作思路后，我发现我对自己的个人规划又没有那么清晰了，我要做点什么呢？我想到了6年前我的七院新星，从为了申报新星而申报新星，为了结题而写论文，到现在高级别的人才项目和课题、硕士学位。我明白了，是新星的项目一路在推着我走。想起当初我的护士长说的那句话：有人推那就向前走，一切顺其自然。既然有些迷茫那就回到最初，再回到医院"三星"人才，于是，我申报了2020年的"启明星"，并开始带领科室的护士一起，做课题、写论文、报"新星"、报护理的后备人才，像我当初一样，后来我科护士有2位成为七院新星、2位七院后备人才、1位护士长、1位副护士长、1位上海市的专科护士、1位金牌护士。

中医更讲自然、讲顺势而为。因为工作的需要，现在的我已经离开临床，在党政办做党务和纪检监察工作。但是每当遇到困难时，我都会去给自己找这样一颗星，帮我定好方向、推我一路向前，而我只管奔跑。

（李书，党政办，副主任护师，获2017年全国中医护理骨干人才）

王青：与七院同行

2012年，是七院转型发展的开端。而那一年对于我而言，也是我成长蜕变的开端。

毕业之后我很幸运来到七院实习，更幸运的是第一个工作的科室就是急诊，当时的我带着一身懵懂和稚嫩，一心就想着做好自己护士的本职工作，上好自己的班。有幸的是急诊病区的护士长益雯艳老师成了我的临床启蒙导师，一直给予我积极正向的引导。在做好临床工作的同时，带着我参与她的课题研究，提供机会让我想到的"金点子"转化为成品，并于2012年拿到了我人生中的第一个国家实用新型专利——医用注射泵固定装置。5年的本科学习生涯加上2年在急诊科的锤炼，使我这名小护士也有了在院领导面前展示自己的机会。在那一年医院启动七院"三星"工程，将医院人才分为"北斗星""启明星"和"新星"，并为之创建了完善的后备人才培养机制和宽松、自由的发展平台。我很幸运地搭上了医院的快车，成了首届七院新星。

在工作之余，我还参加了与专业有关的新技术新进展学习班；到老牌三级甲等医院进修学习；参加医院组织的英语提高班及各类专题讲座；到国外的医院开阔眼界，渐渐地我觉得自己的境界得到了提升，懂得将临床实际中遇到的问题通过查阅文献的方式去寻求证据，将外院学来的小技巧在临床上应用。我学习PICC穿刺技术及骨髓腔穿刺技术，为危重患者迅速开通静脉通路；学习并熟练运用各项中医技术并与科室常见病相结合，由此也诞生了我的第一篇中医相关的论文，并在核心期刊进行了发表；考取了教师资格证，更专业地带教临床实习生，甚至去大学进行课堂授课。

2016年我成为上海中医药大学优秀青年护理人才（培育），我继续努力着，深耕临床、教学及科研能力。2017年获得了上海中医药大学课程建设的一类重点项目。在医院给予的广阔平台上，我努力地前进着，并有幸入选了上海市优秀青年护理人才（第三批）培养计划。我这才知道，跟着医院的大方向，默默地努力，不掉队，机会可能就会接踵而至。为进一步跟上医院的快节奏发展，我考取了同济大学的研究生。

不管怎样的目标，总需要人去实施，医院的发展更离不开人才。对于医院的后备预选人才的培养，王杰宁院长有自己的一套管理办法。于是人才队伍里，有了"小鸭子"，而我也一路从"七院新星"走到"启明星"，走到上海中医药大学优青、上海市优青，也荣幸地成了2018年的"小鸭子"，在"鸭笼"里又进行了一番洗礼。

"人有专长，团队高效"是七院近年学科建设和人才梯队搭建的重要战略。在2015年我也有幸成为最年轻的副护士长，在护士长的带领下，在科室组建人才梯队，有效带领急诊监护区，创建了连续性肾脏替代治疗（CRRT）小组，培养CRRT相关专科人才12名，成立危重患者管理小组，团队也获得浦东新区优秀青年突击队、上海中医药大学优秀团支部、上海市"五四"奖章集体、全国"最美护理团队"二等奖等各项殊荣。

而今，在医院和护理部的培养下，我已调全重症医学科进行磨炼和学习。来到这个更大的平台，继续按照医院目前"大智慧、大康复、大健康"的发展理念，医康融合、护康融合，将中医技术与重症症状有机结合，为患者的重症康复提供护理上的有效措施，优化护理流程，进行清单式护理管理，推广实施危重患者的非语言交流，扩大了CRRT及ECMO小组。

我始终不认为自己是人才，只是幸运地搭乘了医院的快车，站在了巨人的肩膀上。但我始终会秉持自己的初心，踔厉前行，为医院的前行道路铺砖垫石，用自己的微光始终发着热。我感恩现在的际遇，时刻提醒我自己还有一种经历让自己思索，还有一种心声在喊着自己前进，加油！

（王青，重症医学科主管护师，获2017年上海市"医苑新星"
青年医学人才培养资助计划——护理人才项目）

张玉珍：七院带我"奔跑"的十年

认识我先生之后，我才渐渐熟悉了七院，一所坐落于高桥地区、拥有着悠久历史的医院。也因他的一句戏言："营养科在招人呢，要不你也来七院，如果能步行上班不也是一件美事啊！"我一直相信他的眼光与判断，便递交了简历，通过层层选拔，最终很幸运地成了七院的一名正式职工。

入职七院营养科后，我感受到医院领导班子以及各职能部门对我们员工的期望与用心：临床业务的实施临床科室会给予各种帮助；想在科研上有所作为，科研科老师们会一对一悉心指导……2016年我入选"七院新星"人才培养计划，那时每次看到培养目标都会头晕目眩，无从下手。科研处老师们似乎感知到我们这群"小白"的茫然，于是定期开展各种课题申报方法技能培训课程、邀请前辈们分享经验交流、举办文献阅读沙龙等等。我也慢慢紧着科研处的步伐，工作之余把临床病例以及所思所想慢慢汇聚，开始钻研如何开展课题研究、如何撰写科研标书、如何撰文投稿等。

这个过程特别煎熬，最初只为能顺利结题。在完成一个个计划目标的同时，也让我对自己的职业有了较为清晰的规划。

营养科日常业务主要是承担患者营养咨询、营养诊断、营养治疗、营养素检测以及管理营养食堂的医技科室。在临床工作中，针对患者营养状况随时实施营养治疗方案，跟踪观察，个体化精准地给予调整营养治疗方法。每年参与会诊150人次，协助临床医生设计肠内肠外方案，大大减少了住院患者的营养不良发生率。每年参与多学科疑难危重病历讨论10次余。

在临床营养领域内，有课题收获，联合康复与营养改善吞咽障碍的临床效果。参与主持上海市局级课题1项，发表SCI 1篇，发表核心期刊论文16篇，其中第一作者5篇、通讯作者1篇，参与本领域书籍编写5部。此外，对新近营养学热点性问题撰文投稿60余篇，具有扎实的理论基础和实践经验。发挥营养学特长，经常联合社区进行居民义诊及健康宣传工作，宣传及普及营养知识。

我院作为上海中医药大学营养教学基地，为营养专业学生专门设计制作临床营养实习手册。我撰写临床营养学教学方案及授课PPT，带教本科实习生10余名，大专生2名。指导毕业论文2篇，科普文章2篇。参与区级继续教育授课3次，院内及社区授课20余次。参与上海市营养学会青年科普大奖赛1次。多次给临床及医技科室授课，如重症医学科、急诊科、内分泌科、药学部等。

2019年"新星"人才培养顺利结题，2021年被正式纳入启明星人才培养计划。

在前期基础上拟定科研方向，开展老年人群营养状况监测和评价、老年人群的营养状况监测、慢性病人群营养支持的策略研究、重症患者的肠内外营养治疗等，旨在推动七院营养科研团队的建设和发展。同时在医康融合的时代，以老年人吞咽障碍课题为切入点，与临床医技、康复治疗团队共同协作，通过营养支持可显著增强临床治疗效果，减少感染等并发症，加快患者康复，缩短住院期，并减少医疗费用。围绕"中医药和营养"展开职能科室合作，推动营养学科发展；进一步发挥营养科对全临床科室的服务作用，深入探究科室合作的障碍所在及原因，建立营养介入和服务的临床路径。以医联体内的社区成员为试点，开展慢性病人群的营养状况监测和评价，逐步建立慢性病人群的营养介入方案。

食堂管理方面推荐"互联网+明厨亮灶"等智慧管理模式，规范食品加工制作过程。最终实现病员餐，可追本溯源，可知晓营养摄入情况对疾病的治疗作用等。

十年时间已使我在工作上渐渐得心应手，游刃有余。医院体制改革成果丰硕、发展突飞猛进。感谢感恩七院，期待我们的日子蒸蒸日上，更期盼七院的明天更辉煌！

（张玉珍，营养科主管营养师，获2021年七院启明星人才培养计划）

肖华：做一棵倔强而挺立的桧木

七院始建于1931年，1993年被评为上海市首批二级甲等综合医院；2012年开始推进从综合医院转型成中西医结合医院——这种我国近三四十年医院发展的新模式，2013年七院通过了国家的等级评审，成为三级甲等中西医结合医院。在成为三级甲等医院后，我们继续探索自己独特的发展道路，努力将七院建设成为全国一流的三级甲等中西医结合医院。

为什么要成为三级甲等医院，入职典礼上我听到了特别好的答案——桧木理论：台湾的桧木无论生长年数，总是高度接近，而粗细不同，原来桧木为了获得更多的阳光，必须尽快地长高，然后在阳光的沐浴下逐渐茁壮成长，经过时间的沉礼越长越粗壮，那些不能快速长高的桧木苗子很可能因为接触不到阳光而枯萎。七院就像一棵倔强而挺立的桧木，2013年达到医院的最高级别三级甲等，当然这时我们还是刚刚接触到阳光的小桧木，这些年在阳光的滋润下七院快速成长壮大，在国家中医药管理局公布的2021年度国家三级公立中医医院绩效考核成绩单中，七院在全国三级公立医院中西医结合医院中排名全国第3。

我来七院的时间不算长，2020年6月入职，在我院工作的两年多时间里感慨颇多，收获颇多，总有种相见恨晚的感觉。我感受到新职工入职时院领导对新鲜血液注入的热情与重视、感受到我院同事的关爱与包容，也让我很快融入到呼吸科这个大集体。初来时我总想着一定要低调行事，安安静静，做个平平凡凡的呼吸科医生，为患者解决病痛，给患者最好的治疗足矣。然而，我院的魅力在于它总是有办法调动年轻人的积极性，给院内优秀的苗子充分的养料与培育，给年轻人宽广的成长空间。2021年初春收到了院级人才培养计划，我根据培养要求和自身条件申报了2021年的"启明星"人才培养计划。作为在学生时代获得上海市优秀毕业生，在规培阶段获得上海市优秀住院医师的我对此还是有些信心。启明星人才培养计划如期举行，擂台赛上每个七院人都有5分钟的发挥时间，我成功地进入了启明星人才培养计划，之后又进入了后备干部，在我院称之为"小鸭子"的人才培养项目。这就是七院，是一个是金子就会让你发光、是千里马就会有伯乐来认领的地方。

七院在进行人才培养的过程中，有非常完整且翔实的培养计划，通过培养我获益良多，能更全面地看待问题。比如，在培养之前我总是将医患看作对立面，培养之后我知道了医患其实是协同关系，我们要一起对抗的是疾病。再比如，在培养之前我总是觉得行政部门就是管着临床，让临床处处受限，培养之后我才知道我们一起要做事，目的是让我院这个已经触及阳光的桧木苗壮成长，我们要面对的不只有国考还有其他各个方面的考核。要想桧木长粗壮，只有全院上下齐心协力，行政职能部门在大方向上给临床作攻略和指引，同时这个攻略和指引又需要通过奖惩的方式让大家充分执行。

七院提供平台，个人更加努力，跟着院"十四五"规划"大康复、大健康、大智慧"的脚步，在科主任的带领下，实现我院呼吸内科做出康复品牌；打造以呼吸内镜技术为特色，开展MDT多学科合作呼吸品牌；开展具有特色的中医品牌。为了达到上述目标，我积极学习并协助开展科室新技术、多次参加义诊宣传我院呼吸科特色、认真带教学生，努力的同时也收获许多。培养期间获得浦东新区卫健委面上项目1项（经费10万元），发表中文核心期刊论文1篇，参与学术交流若干次，多次荣获"优秀带教老师""理论授课竞赛二等奖""教案评比二等奖""医师技能大赛优胜奖""优秀住院总"等奖项，申请专利2项。

展望未来，我想有着这么完备的人才培养机制，紧跟时代脚步，换下绿皮火车，变成高铁动车，七院一定能做到：中西合璧挽救患者得健康，丰厚人文凝聚人心促发展，高超学术赢得未来铸辉煌。祝愿七院越来越好！

（肖华，呼吸内科主治医师，获2021年七院启明星人才培养计划）

唐虹：初心不忘，筑梦远航

十年前，精彩纷呈的大学研究生生活为我的医学道路打下了扎实的基础，也给我留下了自信、热情、进取的印记。2014年，我踏入七院的大门，开始住院医师规范化培训工作，我却对今后的职业开始感到焦虑和迷茫。怎样规划我的医学职业生涯？怎样才能不忘初心，保持对医学的热情？怎样才能保持动力，而不是止步不前？

很快，这些问题七院给了我解答。记得在入职培训时，王杰宁院长打了一个比方：高铁列车之所以高速，是因为每节车厢都有动力系统。医院要发展，每个科室、每个人才都是动力，只有大家劲往一处使，才能推动医院的进步和每个人的进步。作为七院首批规培住院医师，我们就像医院的长子一般，受到医院最大的重视，给予了我们最多的资源来学习。医院十分重视中医医生的跟师学习，在完成规定的科室轮转计划的同时还安排跟随七院中医名师抄方。我有幸和叶玉妹老师结缘，成了浦东新区名中医的弟子，感受到了如家一般的归属感。

2017年，我入职妇产科，成为七院的正式员工。医院给年轻医生搭建了"三星"培养平台，为不同年资的医生制订了培养计划，也给我们指明了努力的方向和目标。入职同年，我就抓住机会，申报了"七院新星"人才培养项目，从临床、科研等方面严格要求自己。3年的培养期满，我完成培养计划，达到培养目标，顺利结题。但是，出于对自身提高的不断追求，在2021年我再次申请进阶计划"名中医继承人"，督促自己，完成更高挑战。

工作以来，我在临床一线摸爬滚打，具备处理妇产科常见病、多发病的能力，多次参与妇科及产科危急重症的抢救。作为中医医生，更是在临床中积极发挥中医特长特色，在门诊及病房开展中药及中医治疗，临床疗效较好，获得患者好评。同时，也帮助科室建立中医优势病种的诊疗方案和一系列中医协定方，带领科室共同发挥中医的优势和疗效，提升科室的中医内涵，造福患者。

紧跟着建设"研究型医院"的步伐，我始终保持着科研的敏感和积极性。作为科研秘书，我不仅传达各级各类课题申报信息，管理科室的科研成果登记工作，更是协助科主任申报及参与完成市级、区级、校级课题10余项。经过辛勤的耕耘，播出的种子终于也有了收获。今年我申请的浦东新区级科研课题成功立项。近5年，我在国内核心期刊发表论文4篇、发表SCI论文3篇。去年起，我开始攻读同等学历博士研究生，再次回到校园深造，为提升自己的科研能力添砖加瓦。

作为上海中医药大学附属医院的医生，我很荣幸也被赋予了"教师"这一身份。我参与上海中医药大学国际教育学院泰国班"中医妇科学"课程授课及临床见习、实习教学和带教工作。获得2018年度最佳授课教师、优秀教案奖等荣誉。

2020年7月起，我在科室领导的推荐下，加入医院后备人才团队，成为妇科副主任（后备）。有了这项职务后，对自己的要求可以说是跳跃式的提升。医院对于后备人才的培养十分重视，事无巨细。在2021年，我有幸加入医院运营管理员培训的项目，向华西医院的管理专家学习医务、人事、设备、成本等管理知识，运用所学的方法和理念，帮助提升科室的医疗质量和运营效率，做好主任的帮手，促进妇产科更快更好地发展。

十年，这里有工作的艰辛与压力，也有收获的喜悦与欣慰；有求索的痛苦，也有成长的快乐。感恩七院的培养，在前方为我指路；感恩身边的老师和伙伴，在奋斗的道路上给我引领，相互陪伴和促进。道阻且长，唯有保持初心不变，永远有前进的动力和勇气。大道如砥，大势如潮，我们作为社会浪潮中的一分子，坚守自己的岗位，从自身做起，脚踏实地，与医院的发展共同进步，不懈努力，向着更加开阔的天地进发！

（唐虹，妇产科主治医师，获2021年七院中医继承人人才培养计划）

徐伶俐：心有光芒，必有远芳

一个普通的工作日下午，我习惯性地打开微信，看到了各大工作群中发布的院级人才擂台讯息，绚丽的金色海报夺人眼球，铿锵有力的宣传语直击人心，"梦想有多大，舞台就有多大"，短短一句话，瞬间就激起了我心中的涟漪，也把我的思绪拉回到十年前。

2012年，七院创立了"七院三星"人才培养计划，其中的"七院新星"就是培养年轻骨干人才的蓄水池。当时凭着初生牛犊不怕虎的精神，我站上了医院人才选拔的舞台。虽然这是一次擂台赛，也是一次展示与锻炼自我的机会，但更像是对自己工作十年以来的回顾与总结。我是一名从急诊科成长起来的专科护士，毕业后一直在急诊科工作，急诊的工作虽然繁忙琐碎复杂，但临床一线的沉淀和阅历也练就了我眼观六路、耳听八方的敏捷思维。急诊科好比永不落幕的舞台，每天都在上演救死扶伤的生死较量，也好比没有硝烟的战场，急诊先锋时刻准备出征应战！在我踏上医院的大舞台之前，就是这样一颗在急诊的小舞台上不停旋转的"陀螺"。

在成功入选第一批"七院新星"之后，对着培养计划书，对着各项学习目标、科研指标，我开始重新规划自己的职业生涯。

2013年，医院打破论资排辈的人才选拔机制，我通过竞聘成为医院首批80后护士长。"思路决定出路、眼界决定境界"，王杰宁院长的一句话让我至今印象深刻。于是，在医院搭建的平台上，作为一名七院的年轻人，我获得了更多的机会：去了新加坡知名医院学习；去长海医院、仁济医院老牌三甲医院进修；参加国内、国际学术会议；参与大会发言、论文交流。这些经历让我提升了认知深度，也促使我将所见所闻化成所思所行，精于实践，精于细节。

作为急诊科护士长，面对急诊科危重患者最集中、病种最多、抢救和管理任务最重的特点，我参照国外先进经验和国内《急诊预检分诊分级标准》，带领团队在2017年实现了医院24小时急诊预检分级，按照患者的病情精准、快速地做到分级分科分区就诊，合理地运用了急诊医疗资源。在医院"三大中心"建设的过程中，我制订了相关急救护理流程、护理团队分工职责，定时进行桌面推演、参与医院质量持续改进工作，不断优化护理流程，缩短危重患者抢救室滞留时间，保证了急诊危重患者能够得到及时救治。担任护士长6年间，带领团队获得上海市"青年文明号"等多项市、区级荣誉。

没有白费的努力，也没有碰巧的成功。2019年，在医院推崇的"能者上、庸者下、平者让"的人才选拔机制下，我又被破格提拔为科护士长，工作岗位从门急诊系统换到了外科系统，而我的职业生涯也从此从A面翻到了B面。新岗位是一个新起点，也是一个新挑战。外科系统有医院的 ICU 病房，危急重症患者多，病情复杂变化快；也有手术科室，术前术后的护理工作既繁重又细致。如果说急诊工作经历塑造了我的"果断"，那病房工作经历就培养了我的"沉稳"。而 3 年后的今天更让我深切体会到了"只要开始，虽晚不迟"。

医院的人才培养机制给了我成长的机会与空间，让我狠狠逼了自己一把，对自己提出了更高的要求，也让我遇见了更好的自己。从投稿第一篇论文到发表第一篇核心论文、SCI 论文，从撰写第一份标书到立项第一个课题，从心肺复苏操作能手到 BLS 导师，从学历提升到职称提升，从入党积极分子到党支部副书记，从最年轻的护士长到最年轻的科护士长，如果说我比别人走得更快些，看得更远些，那是因为我幸运地站在了七院这个"巨人"的肩膀上。

成为七院人的第一个十年，我是一名风风火火的"急诊人"，第二个十年，我是一名雷厉风行的"管理者"，而今，我是站在"新十年"的跑道上接续奋斗、乘风破浪的"逐梦人"！

（徐伶俐，护理部副主任护师，2020 年获上海市浦东新区
卫健委面上项目、浦东新区医学会优秀护理工作者）

许璐育：做那束不一样的烟火

2017 年，我有幸加入了七院，从那一刻起，我进入了一段全新的人生历程，如果把工作经历比作一根线条，那之前是条高低弯曲的折线，有顶峰和低谷，有骄傲和失败。而 2017 年之后，折线变成了一个柔和的圆弧，有着固定圆心，收起所有锋芒，在学习、探索、吸收、进步中不断循环。在七院的近六年里，我就任过不同的工作岗位，但圆弧始终围绕着圆心，一直从新的起点，不断前进，扩大面积……

还记得 2017 年的新年刚过，略带犹豫的我踏入医院行政楼的时候还在担心：能不能适应事业单位的工作风格，领导好不好打交道……这时，我的直接领导陈娇花主任出现在我面前，年轻、热情、雷厉风行的她打消了我最后一丝顾虑，直接就带我进入了工作模式，她简短但清晰地跟我介绍了医院经历了转型发展的重要阶段，又刚刚度过"创三"的最艰难时期，现在正是步入正轨、飞速发展的阶段。

"我只告诉你要做什么，有需要我会配合你，至于怎么做你自己想，我只看结果。"在陈主任亦师亦友的陪伴下，我先后任职了党政办宣传专员、健康管理部市场拓展专员、医学美容部运营专员，直到现在医学美容科管理工作。

"让更多的人知道七院、了解七院、信任七院、喜欢七院"，这句话一直贯穿在我工作的整个历程中。

在党政办的宣传岗位中，从第一次执笔写稿的生涩到成为外宣内宣"熟练工"；在健康管理部市场拓展的岗位中，我先利用自身特长对健康管理部的整体环境和文化氛围进行了全面改造，同时在领导"健康管理全模式"的概念下，每天干劲十足地发展开拓更多相互合作的企事业单位、为客户进行健康管理的闭环维护。

2020年，领导安排我试着负责医学美容部的业务运营工作，希望我作为一个有企业和商业双重工作经验的运营专员，能够为医学美容部的业务工作带来新的成绩。

在这个全新的工作领域，我从学习别人的运营技巧，到治疗项目的改进优化，再到调整项目治疗价格和优惠套餐的制订，从环境和服务上让求美者更为舒适满意……每个月都进行运营总结，哪些看到了成效，哪些还需要改进，渐渐地，越来越多的求美者成了我们的忠实客户，我们的业务范围也更加广泛，一切都在慢慢地向前进。

王院长给我们分享过一个老鸭子带领一群小鸭子爬台阶的视频，他认为结合"老鸭子"（导师们）悉心的带领，"小鸭子"们（"三星"人才）自身的努力，才能让医院的人才尽快成长。

2021年，我也有幸加入了"七院新星"培养梯队，成为"小鸭子"们中的一员，医院提供了我各种机会，能让我接触到更多更全面的管理技能。

七院新星培养计划中，包括一项研究课题，作为当时的后备管理人才，我从医美的管理层面出发，思考如何利用各科室间的横向合作来打破目前的业务瓶颈，怎样发挥医院的中西医结合和MDT优势，来打造我们与众不同的医美特色。正巧医院和华西医院合作举办了第一届运营管理学习班，在班里小组课题也通过了我的想法，不同科室的小组成员们一起完善方案，加快执行力度，协作进行相关部门间的沟通合作，在共同努力下，课题顺利结题，科室合作打造医美特色项目也有了成效，特色业务板块逐渐清晰明朗，合作模式日益顺畅，未来可期。

2022年7月，我被正式任命为医学美容科的负责人，自那刻起，我又有了新的使命和挑战，从一个人的运营工作变成带领整个团队一起前进，我需要对领导负责，也需要对我的团队负责。

一切从头开始学习、反思、改进！挖掘员工能力，发挥大家特长，做好关键决策，坚持该有原则。现在我们的团队已经基本融为一体，能够互相配合，效率极高地进行科室日常工作，对于我的工作计划他们也能认同理解，管理工作逐步地开始有所进展、有所收获。

从刚进医院的一名科员成长为一名科室管理者的过程中，我要感谢院领导的鼓励支持，感动于陈娇花主任和好伙伴们的一路同行，感恩有科室同仁的信任配合，在这样一个极具冲劲的单位里工作，有这样的一群领导和同伴们，能通过自己的努力，为科室、为医院添砖加瓦，何等荣耀、何等自豪！

我也在心中立下一个小小目标：成为一个不是医疗专业的专业管理人才，加油！

（许璐育，医学美容科负责人，

获2021年七院"七院新星（管理类）"人才培养计划）

丁余武：十年奋进，筑基"医康融合"

时光荏苒，光阴似箭，转眼之间七院转型已十年。这十年是医院快速发展的十年，也是我个人不断成长的十年。

我于2014年毕业于徐州医科大学康复治疗专业，怀揣着一颗要扎根上海的心，加入了七院康复医学科。回想入职时的场景，王杰宁院长"给新员工的第一课"让我记忆犹新，其中的"桧木理论"和"高铁理论"更是令人热血沸腾，不禁让我对以后的工作充满了期待。但是，进入临床工作以后，发现事情并没有想象的那么美好，医院虽然挂了二级甲等中西医结合医院的牌子，但依旧是二级甲等综合性医院的底子。在临床方面，仍然以西医诊疗为主，缺少中医内涵；在教学方面，缺少与大学的基本联动，更是缺少开展临床教学的实力；在科研方面，许多科室是"三无产品"，即无学科建设、无人才培养项目、无科研成果。在这样的环境下，除了按部就班地完成临床工作，很难在教学和科研方面提升自己。

随着"创三"的尘埃落定，这种局面很快迎来了好转。为了全面提高全院人才培养质量，大力推进学科梯队建设，培养高素质科研创新人才，医院先后推出了"十三五""十四五"战略规划，其中包括"西学中""'三星'人才培养计划"，"后备医学（管理）人才培养计划""七院'工匠'人才培养计划"以及"运营质量管理人才培养计划"等。这一系列针对临床、科研、教学的人才培养计划，为全院员工特别是年轻人搭建了实现自我理想抱负的平台。如今十年过去了，作为这十年发展的亲历者，我见证了周边太多临床科室及同事的成长。以康复医学科为例，作为医院错位发展政策的直接受益者，十年时间里康复医学科由理疗科变成康复医学中心，科内成员由当时的10人左右变成如今的50多名正式员工，另有30多名规培生、实习生。临床医疗服务能力由以前的神经康复、肌骨康复发展为涵盖全院各临床科室的"大康复"服务体系；康复相关的科研与建设经费达6 000余万元，科室人员入选各级人才培养计划17人，共发表论文百余篇，其中近十年发表SCI论文20余篇。教学方面，先后成为上海中医药大学、上海健康医学院、上海杉达学院和大理大学等多所大学康复临床教学和实习基地。经过十年的发展，在"十三五""十四五"战略规划的推动下，催生了大批院内人才的快速成长，不论在临床技能、中西医结合内涵的提升方面，还是在学科梯队培育方面都取得了长足的成效。

作为一名七院人，与大多数年轻人一样，在经历了入职初期的迷茫与困惑后，很快找准了自己的目标——七院新星。参考七院新星的标准，从临床、科研、教学等方面严格要求自己。临床上强化康复治疗师专业技能，践行"大康复"理念；科研上从零开始，系统、全面地进行科研相关理论与思维逻辑的学习；教学上在履行临床实习生、规培生带教职责的同时，主动承担上海中医药大学等高校康复相关课堂授课任务。经过6年的学习与积累，终于在2020年达到了七院新星的入选标准，获得了七院新星人才培养项目的资助。此后，在七院新星人才项目的培养下，临床、科研、教学、管理等方面进一步提升，先后获得了"七院工匠"以及"后备医学（管理）人才"培养项目的资助。截至目前，入选各级人才培养项目5项，发表论文4篇，其中SCI 2篇，并以主编身份出版著作1部，申请新型实用性专利3项，多次获得"优秀员工"以及"首届七院培育工匠"称号。

转眼间十年已经过去，再次回看那个刚入职时迷茫、困惑的自己，此时的自己可以很有底气地告诉他"你的选择是对的，小伙子加油干吧"。"强院"的路还很长，还有更长远的规划等着我们，不要懈怠，相信未来的自己和七院将更加优秀！

（丁余武，康复治疗科康复治疗师，获2021年"七院新星"（综合类）人才培养计划及2021年七院培育"工匠"人才培养计划）

附录
上海市第七人民医院学科人才建设掠影

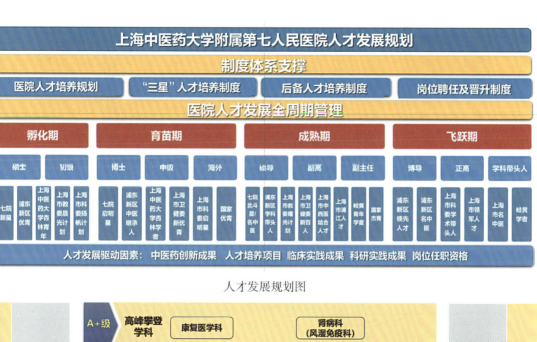

人才发展规划图

学科建设战略规划布局图（33个单元）

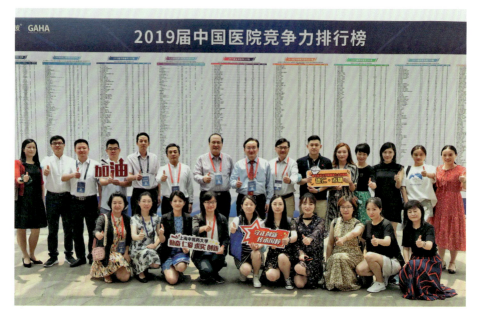

在艾力彼医院管理研究中心公布的"2019中医医院100强"榜单中，七院入围2019届
中国医院竞争力·中医医院100强，排名第90位

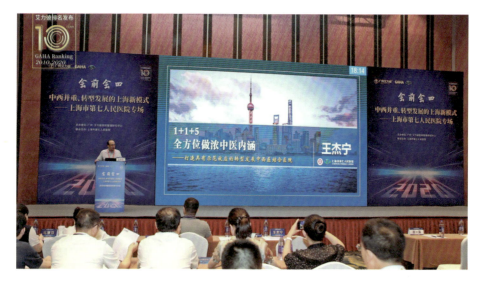

在2020中国医院竞争力大会上，上海市第七人民医院成功举办了"中西医并重，转型
发展的上海新模式"的专场论坛，王杰宁院长作主题报告。

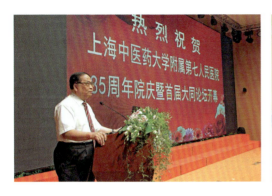
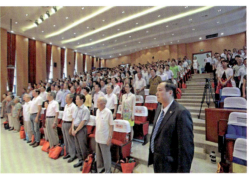

2016年举办主题为"中西融合、筑梦大同"的第一届大同论坛

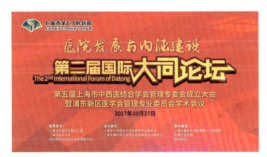
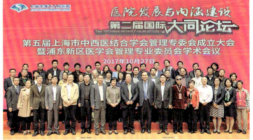

2017年举办主题为"医院发展与内涵建设"的第二届大同论坛

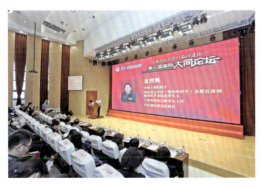
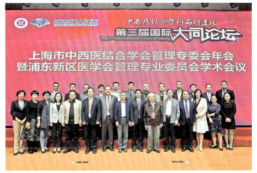

2018年举办主题为"中西医结合学科品牌建设"的第三届大同论坛

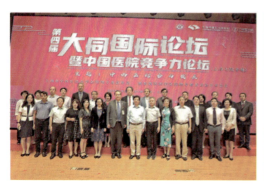
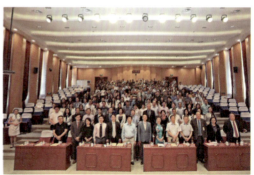

2019年举办主题为"中西医结合与发展"的第四届大同论坛

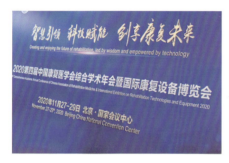
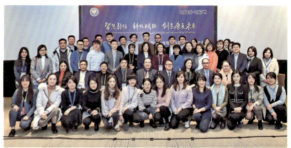

2020年在北京和上海两地同时举办主题为"智慧引领，科技赋能，创享康复未来"的第五届大同论坛

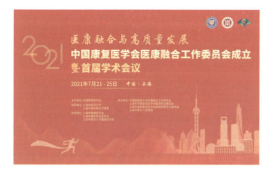
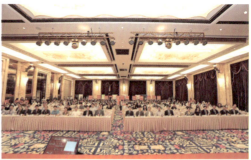

2021年举办主题为"医康融合与高质量发展"的第六届大同论坛

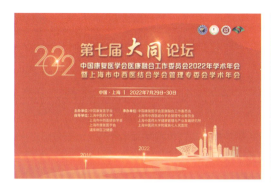
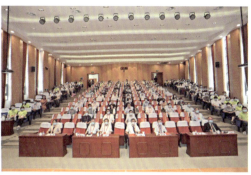

2022年举办主题为"医康融合增添新活力，健康管理赋予新使命"的第七届大同论坛

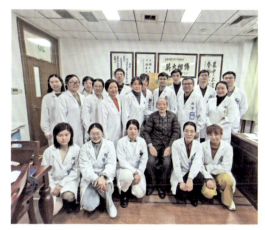
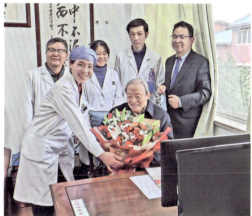

叶景华全国名老中医传承工作室例行活动

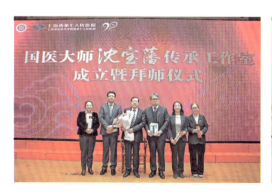
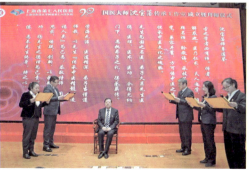

国医大师沈宝藩传承工作室成立及拜师仪式

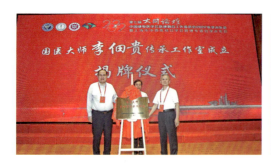
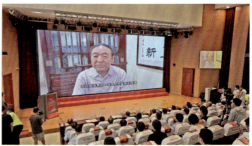

国医大师李佃贵传承工作室成立仪式及远程授课

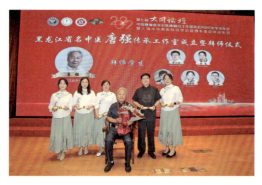
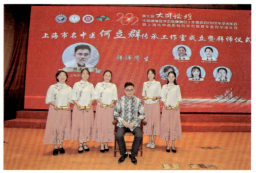

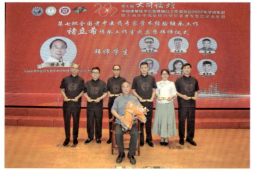

黑龙江名中医唐强、上海市名中医何立群、全国老中医药专家学术经验继承工作指导老师褚立希传承工作室成立及拜师仪式

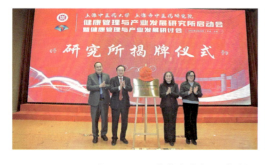
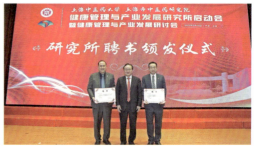

2022年2月，七院首个市级研究所——健康管理与产业发展研究所正式成立

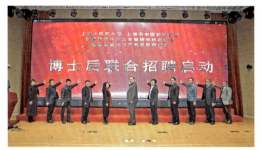
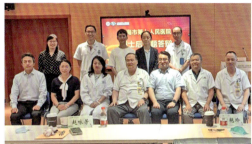

2022年2月，上海中医药大学与七院共同启动了博士后联合招聘，并于同年8月进站首批博士后

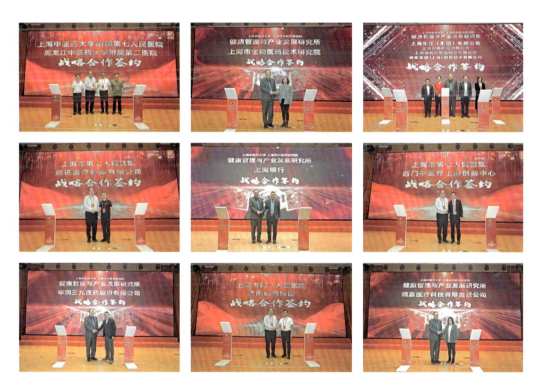

七院积极推进医工交叉平台建设，与多家企事业单位达成战略合作协议

致谢

　　十年春华秋实，十载砥砺奋进。《筑梦大同——上海市第七人民医院转型发展十年记》是总结上海市第七人民医院这十年来的发展经验，展现实践成果，特此编纂出版的一套精品图书。自2022年，中宣部连续召开"中国这十年"系列主题新闻发布会，总结自党的十八大以来以习近平同志为核心的党中央团结带领全国人民，在各行业十年来的发展变化成绩。同时，2022年也是上海市浦东新区开放第三十二年。作为全国改革开放的排头兵和先行者，近十年来，浦东新区发生了翻天覆地的变化，经济建设和民生事业实现高质量发展，尤其是医疗卫生事业跨越式加速前进，医疗改革大刀阔斧、破冰探路，浦东新区作为国家中医药发展综合改革试验区，在这十年里不断强化中医药医疗体系建设，推动中医药服务能力提升，开创中医药事业蓬勃发展的新局面。为响应国家号召，宣传医院的发展业绩，凝聚共识，鼓舞人心，在我的提议下，经过院领导班子研究同意，从2022年9月开始，上海市第七人民医院组织编纂本套图书。

　　十年来，七院完成了从二甲综合性医院到三甲中西医结合医院的转型升级，成了上海中医药大学附属医院，达到了医教研全面协调发展，中医内涵不断充实和提高，逐步形成了具有自身特色的中西医结合医院发展模式。不仅连续六年入围全国中医医院百强榜单，在国家三级公立中西医结合医院绩效考核中位列第一方阵，还入选首批"公立医院高质量发展辅导类试点单位"。深耕厚植、厚积薄发，每一次前进的背后都是"七院人"脚踏实地、勤勤勉勉的付出，每次取得新的突破，都是一个团队共同发挥智慧的成果。在此，我要特别感谢上级领导的关心与指导，兄弟单位的帮助和支持，以及七院同事们的理解和信任，十年来他们和我一起共同经历这段逆水行舟、奋楫勇进的岁月，力争不断地实现七院的改革创新与发展之梦，这套书和他们有着千丝万缕的关系，在一定程度上也是因他们而生。这一套书是七院发展历史长河中的沧海一粟，为了还原这十年来医院快速发展的真实面貌，尽管编委们秉着严谨细致的态度，但在编写过程中难免有一些疏漏，还望海涵。

本套书共4册，分别是《转型发展篇》《学科人才篇》《大同文化篇》《我知故我行》。套书中很多内容都是基于多维度的视角才得以提出构架并完善，因此这套书的完成需要的支持是全方位的。整套书的研究与编纂工作，从上海市卫健委领导、上海中医药大学领导、浦东新区领导，到上海市第七人民医院的老领导、行政领导班子、院内外专家、套书所有编辑包括在内，共有260多位同道深度参与其中。这些编纂人员的专业领域和学科背景分别涉及公共卫生管理、临床医学、卫生统计学、信息技术学、新闻学等多个学科，在撰写过程中，大家分工协作、共同努力，付出了大量的时间和精力，为套书提供了必要且可靠的历史事件真实数据以及经验总结，他们的专业能力以及昧旦晨兴勤勉工作的精神令我感动。在此，对参与这项工作的贡献者们以表感谢！

《转型发展篇》，讲述了七院在从二级综合医院转型发展成为三级甲等中西医结合医院的道路上医院科室开展重大专项工作的实践与体会，这是七院交给国家、上海市以及浦东新区的一份答卷。回看转型发展的道路，当年与七院所有员工共同"创三"的那一段岁月往事一幕幕浮现在我眼前。有以孙晓明、范金成、李荣华、李新明、顾建钧等局领导牵头的浦东新区卫生局"创三"领导小组；有上海中医药大学时任校长陈凯先、书记谢建群、副校长施建蓉等反复来院现场调研考察并给予指导；最令人敬佩的是时任上海市卫生局领导徐建光、沈远东、郑锦、张怀琼、胡鸿毅在政策上给予大力的支持和倾斜，协调支持我们"创三"，最令人难忘的是与我们朝夕相处、并肩作战的"战友们"，有当时以我和时任七院党委书记王山、徐玉英等为班长的领导班子，还有负责本册书编写的主编林研副院长、马慧芬主任、王晨副主任等，但奉献者们远远不止他们。碍于篇幅，我无法在此一一列举，如果没有他们辛劳付出，七院就不可能转型发展成功，更不可能获得如此多成绩和荣誉，在此，我要致以深深的谢意。

《学科人才篇》，介绍了七院近十年以来在"十二五""十三五"及"十四五"所做的工作，包括医院发展规划、学科体系建设、人才培养以及如何打造优势的学科集群与人才高地，并归纳总结了学科建设和人才培养的理论、规划、实践和成效。在这期间内，需要特别感谢我们分管学科人才建设的副院长刁枢、工会主席夏伟和人事处林鸣芳、陈奇处长，还有参与此书编写的科研处叶颖处长及其团队竭尽心力的付出，他们在整理、收集、汇总以及编撰这本书的相关内容方面做出的莫大帮助，感荷高情，非只语片言所能鸣谢。

《大同文化篇》，主要是邀请了上级领导、专家、职能部门、后备人才以及员工等从不同角度反映医院在这十年里，克服重重困难、勇于突破创新、凝聚而成的七院文化和精神风貌。在此，感谢医院的党委书记成就，党委副书记、副院长李剑，还要感谢历任党政办负责人的赵德明、陈娇花、邵红梅、胡聘，现任党政办负责人马慧芬、陈桂君、司春杰，以及主要供稿的科室主任、副主任、护士长、后备人才等，尤其令人感动的是，叶景华、李家顺两位荣誉员工，用笔底春风的文字赋予了七院辞喻横生的形态，还有七院一批批名誉专家：朱雪萍、叶玉妹、顾小华、张丽葳、施倩、宋黎涛、庄少伟、路建饶等不辞辛苦，是你们用生动地勾勒出七院这十年记忆里的一幅幅画面，让我们看到了七院别样的一面。

《我知故我行》，是我本人作为七院的院长，将这十年期间所学、所感、所悟的管理思路与方式方法进行的总结。希望这些想法与做法，能为有意在医院管理方向发展的同志们提供一些浅见和参考。同时需要特别鸣谢张国通老院长为我们"创三"打下的坚实基础，还有这些年来，与我攻坚奋战参与七院"创三"和转型发展的周一心、王澎、郝薇薇、李福伦、杨培民、刘忆菁、王德洪等时任院领导，以及时任党政办陈娇花主任、现任马慧芬主任以及卜建晨副主任等全体编委，是你们在编写期间克服诸多困难，才确保了本书的高质量编写，诸荷优通，再表谢忱。

落其实者思其树，饮其流者怀其源。在本套图书编纂期间，我们得到了领导们的全方位关心以及大力支持，其中包括本书的名誉顾问沈远东、郑锦、张怀琼、孙晓明、范金成、李新明、李荣华，名誉总主编徐建光、胡鸿毅、白云等专家教授。此外，我们要感谢七院的荣誉员工上海市名中医、时任七院副院长叶景华教授，原第二军医大学校长李家顺教授，感谢七院首席研究专家上海中医药大学陈跃来教授、单春雷教授、赵咏芳教授以及长海医院朱德增教授等朝乾夕惕辛苦付出。同时，为确保相关内容的真实性、专业性，我们还特别邀请了上海中医药大学杂志社常务主编白玉金教授对丛书进行了审核，他对本丛书的编纂以及定稿发挥了重要的作用，在此表示诚挚的感谢。最后，感谢世界图书出版上海有限公司，感谢负责本书的责任编辑胡青以及其他编辑在审校、排版、设计中精益求精地辛劳付出!

十年风雨,十年成长,十年的辛勤努力,化作一路芬芳。再次对所有参与本书指导、撰写和出版的工作人员表示深深的谢意!

上海市第七人民医院院长

癸卯年阳春书于申城